Manual de Masaje Holistico

De las manos al alma

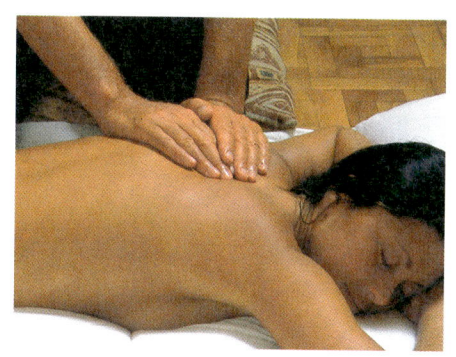

Guillermo Ferrara

Manual de Masaje Holístico

De las manos al alma

Masaje tántrico · Masaje sensitivo
Zen shiatzu · Reflexología

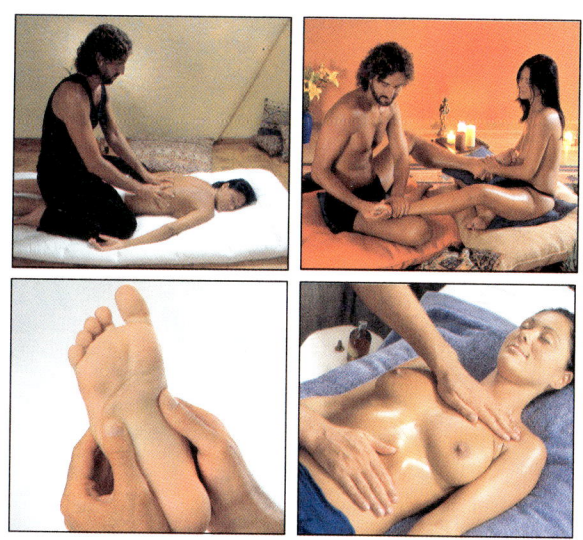

OCEANO AMBAR

*Dedicado con todo mi amor
a mi hijo, Simón,
por dejarme ver en sus ojos
los ojos de Dios.*

2.ª edición, febrero 2003

MANUAL DE MASAJE HOLÍSTICO
DE LAS MANOS AL ALMA

Escrito por GUILLERMO FERRARA
Fotografías: MONTAÑÉS & GEBBIA
Modelos: GUILLERMO FERRARA, ELIANA ALONSO
Edición: OCEANO ÁMBAR
Ilustraciones de interior: CARLES BARÒ, AGE, STOCK PHOTO, ARCHIVO OCÉANO
Diseño gráfico y maquetación: CARLES EDO
Portada: RODOLFO ROMÁN

© GUILLERMO FERRARA, 2001

© Editorial Océano, S. L., 2003 - Grupo Océano
Milanesat 21-23 EDIFICIO OCEANO – 08017 Barcelona
Tel: 93 280 20 20 – Fax: 93 203 17 91
www.oceano.com

Reservados todos los derechos.
Ninguna parte de esta publicación puede ser reproducida
almacenada o transmitida por ningún medio sin permiso del editor.

ISBN: 84-7556-264-7 – Depósito legal: B-8944-XLVI
Impreso en España - *Printed in Spain*
00122033

ÍNDICE

Prólogo................9

PARTE TEÓRICA

Psicología del masaje holístico
Los siete cuerpos 13
Esencia y existencia 15
Los siete chakras: los disquetes
    de la conciencia 18
Los siete chakras....................21
Cómo se somatizan los problemas
    energéticos 25
El dolor en el cuerpo: puente
    hacia el encuentro de la causa 25
Principios de la energía 26
El tacto 27
El cuerpo: la mágica creación 28
El sistema óseo 29
El sistema circulatorio 30
El sistema nervioso..................31
El sistema muscular 32
Las vísceras 33

Principios de cada método
Shiatsu............................35
Masaje tántrico......................37
Reflexología 40
Masaje sensitivo 42
¿Qué aporta cada uno
    y en qué se diferencian?................43
Cómo trabajar con el masaje holístico......44

Formación y sabiduría del terapeuta
Programa de purificación
    holística para terapeutas 47
Secuencia de asanas de yoga 51

Los seis aspectos de un buen terapeuta......59
Meditación en pareja 60
Principiantes y profesionales 60
Apertura espiritual....................60
Do-in: el automasaje...................61

Elementos para un masaje
Comodidad del cuerpo 65
El ambiente: estímulo de los seis sentidos...65
Aceites específicos...................65
Principales trastornos y su tratamiento......68

PARTE PRÁCTICA

Zen shiatsu
La energía *kí* 74
Kyo y *jitsu*: falta o exceso de kí 75
Formas de presionar.................76
Los cinco elementos 76
Técnicas básicas de shiatsu..........77
Técnicas para el sacro y el ciático 95
Trilogía antidolor 101
Puntos de zen shiatsu para trabajar
    problemas específicos 102
El hara: centro de la energía vital 103
Shiatsu en la cara y en la cabeza 104
Llaves de zen shiatsu 110
Trabajo sobre los puntos de la espalda alta..118
Los meridianos y sus puntos 119

Masaje tántrico
El Big Bang: lluvia de luz en las células ...133
Los siete principios del masaje tántrico ...133
1. El principio del cuerpo 134
2. El principio del movimiento
    y de la danza......................142

3. El principio de la respiración 144
4. El principio del fuego
 y de la excitación 146
5. El principio del placer y del amor 148
6. El principio de la unión
 de Shiva y Shakti 149
7. El principio del silencio, del éxtasis
 y de la unidad 152
Armonización de los chakras 154
Masaje de los chakras desde los pies 162
Masaje tántrico para parejas 170
Puntos específicos del cuerpo
 para cada chakra 177

Reflexología
Los beneficios de la reflexología
 en el cuerpo 179
Mapa del pie. 184
Las técnicas del masaje podal 185
Consejos para antes
 y después de la sesión 187

Masaje sensitivo
Bases del masaje sensitivo 190
El masaje sensitivo para diferentes
 tipos de persona. 191
Técnicas para los diferentes
 tipos de persona. 195

Epílogo 215

Prólogo

Completar este libro me satisface plenamente. Es una obra que contiene nueve años de aprendizaje, estudio y, después, enseñanza del arte del masaje.

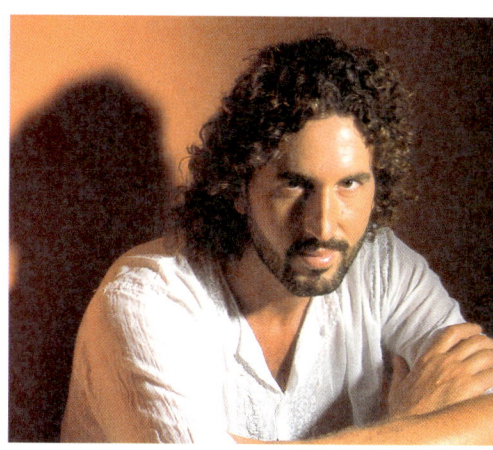

En una época donde el cuerpo se encuentra sometido a tensiones, malas posturas y desarreglos, este manual ofrece una perspectiva sabia e inteligente para cuidar nuestro vehículo físico. Es tanto para el neófito, quien se encontrará frente a un valioso conocimiento, como también para el profesional avanzado, quien podrá reforzar y aprender nuevas metodologías de trabajo y sanación.

Este masaje puede ser enfocado como un camino de vida, donde la vida es orientada al placer, al confort y a la salud como estado natural.

Es un masaje que apunta a descubrir que dentro del cuerpo hay órganos, músculos, huesos y demás; pero también emociones y sentimientos, pensamientos e ideas, anhelos y deseos de vida. Es un masaje que nos ofrece sentir más que pensar, cambiar el intelecto por la vivencia directa, la mente por la piel, la palabra por el silencio.

En este libro aprenderás importantes secretos sobre el ser humano en profundidad y podrás luego combinar amor y técnica, energía y sabiduría. Es un recorrido por todo el concepto holístico que nos envuelve: cuerpo, energía, emociones, pensamientos y percepciones espirituales. Es para trabajar con las manos y los chakras, con la respiración y el alma, donde el receptor y el dador son instrumentos para que lo divino se manifieste.

Creo que hoy en día existe una difusión masiva sobre caminos espirituales, sobre terapias naturales y sobre técnicas de autoconocimiento, resultando muy útil sumar un aporte más para dar el primer paso hacia tu evolución personal o dar unos cuantos más si ya has empezado a transitar.

A lo largo de mi carrera y viajes enseñando diversos caminos de crecimiento personal (tales como el yoga, el tantra, el masaje y la meditación), el masaje ha resultado ser la terapia por la que más interés muestra la gente. Y no es para menos: muchas generaciones han sido obligadas a no aprender por el tacto cuando se es niño (y los mayores contribuyen diciendo "no toques eso"), así que ahora es el tiempo de tocar, sentir, percibir y despertar.

El masaje es un contacto de cuerpo y alma, es un viaje de transformación del estado tenso que pueda experimentar un individuo a un estado de completa relajación y, en algunos casos, desprendimientos astrales y energetización de los chakras.

Espero que disfrutes de lo que estas páginas ofrecen; es un placer compartir estos conocimientos y difundirlos para que enriquezcan tu vida y la de todos los que dan y reciben un masaje.

Que sea una invitación para viajar de las manos al alma...

Guillermo Ferrara, Barcelona, 2001

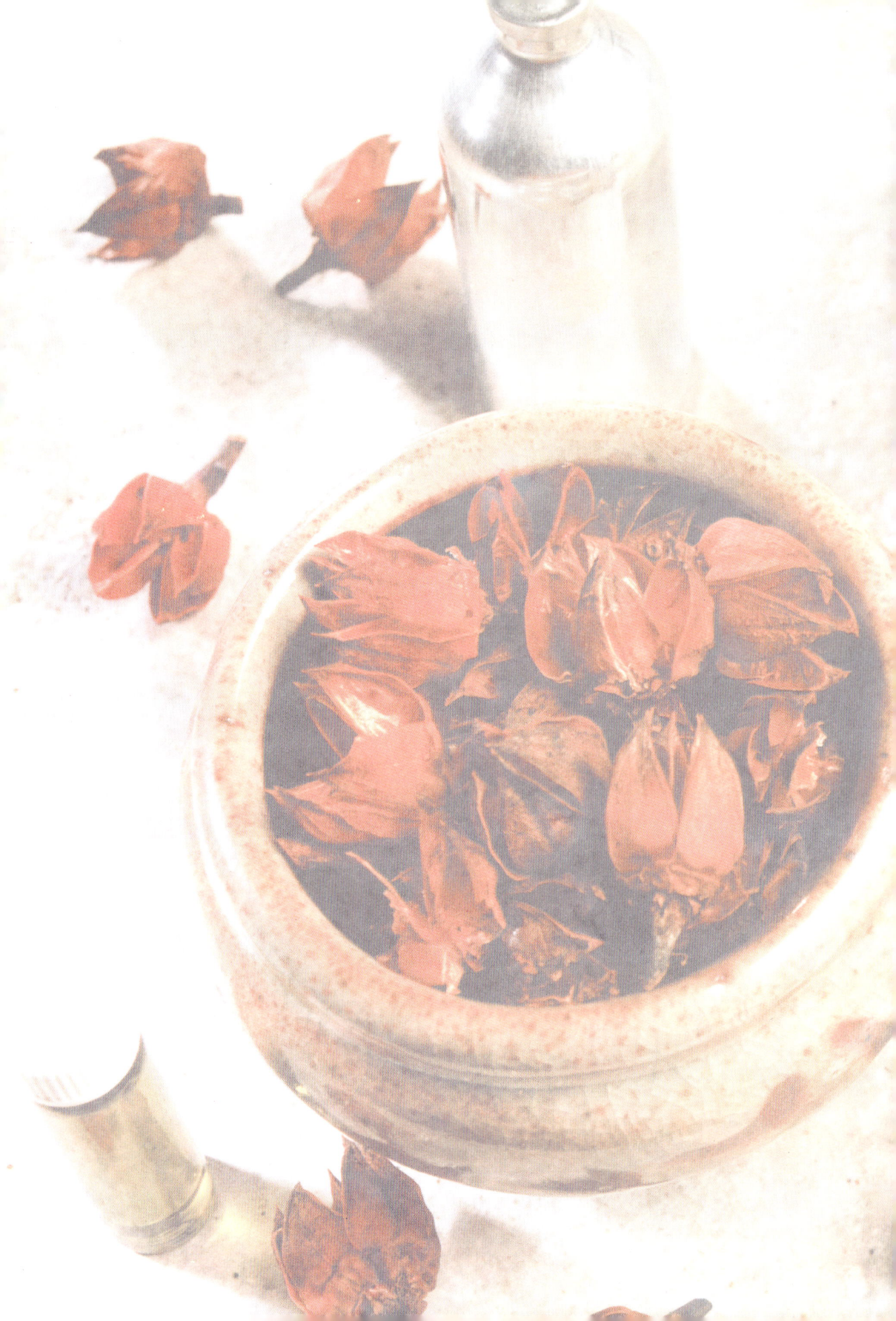

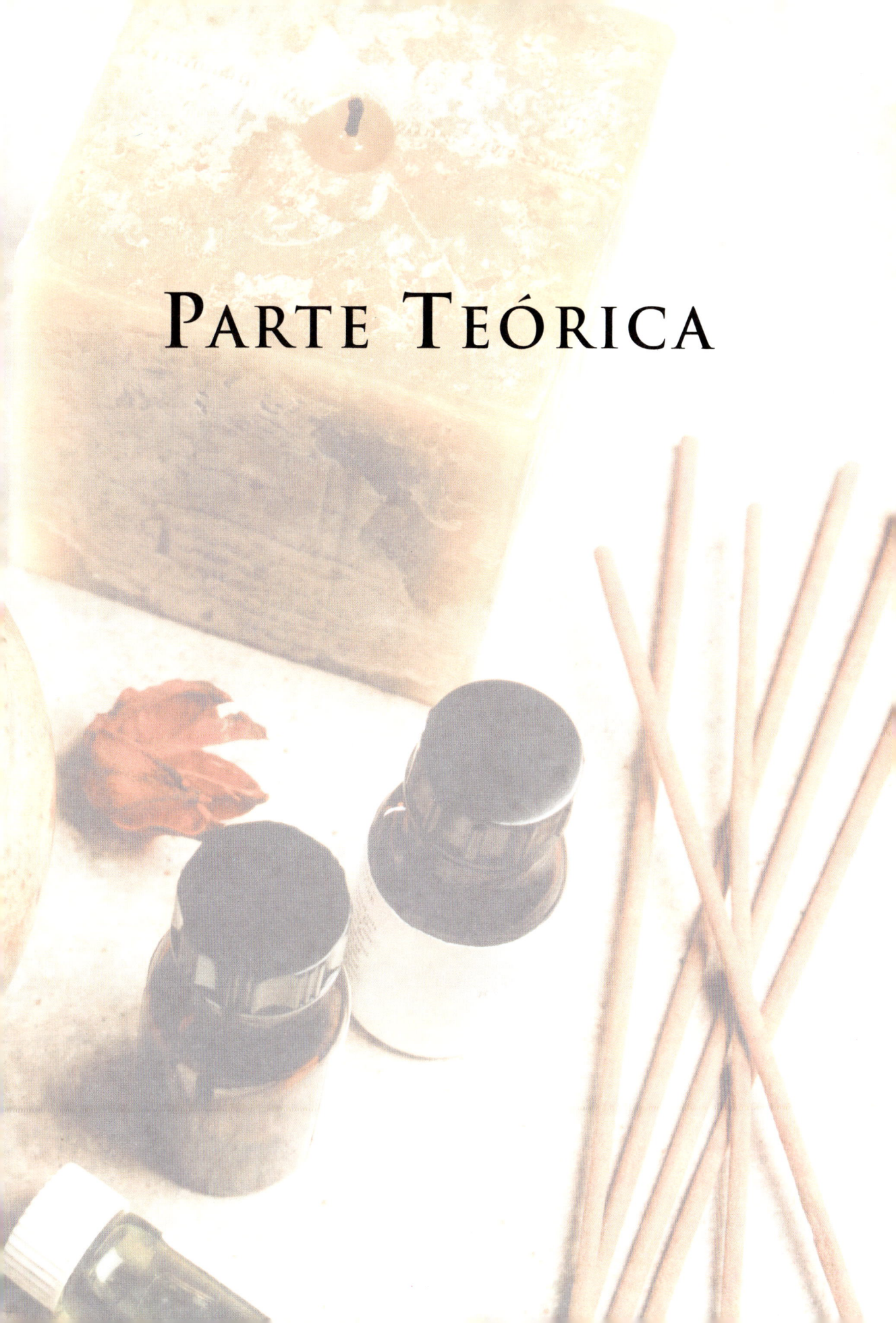

Parte Teórica

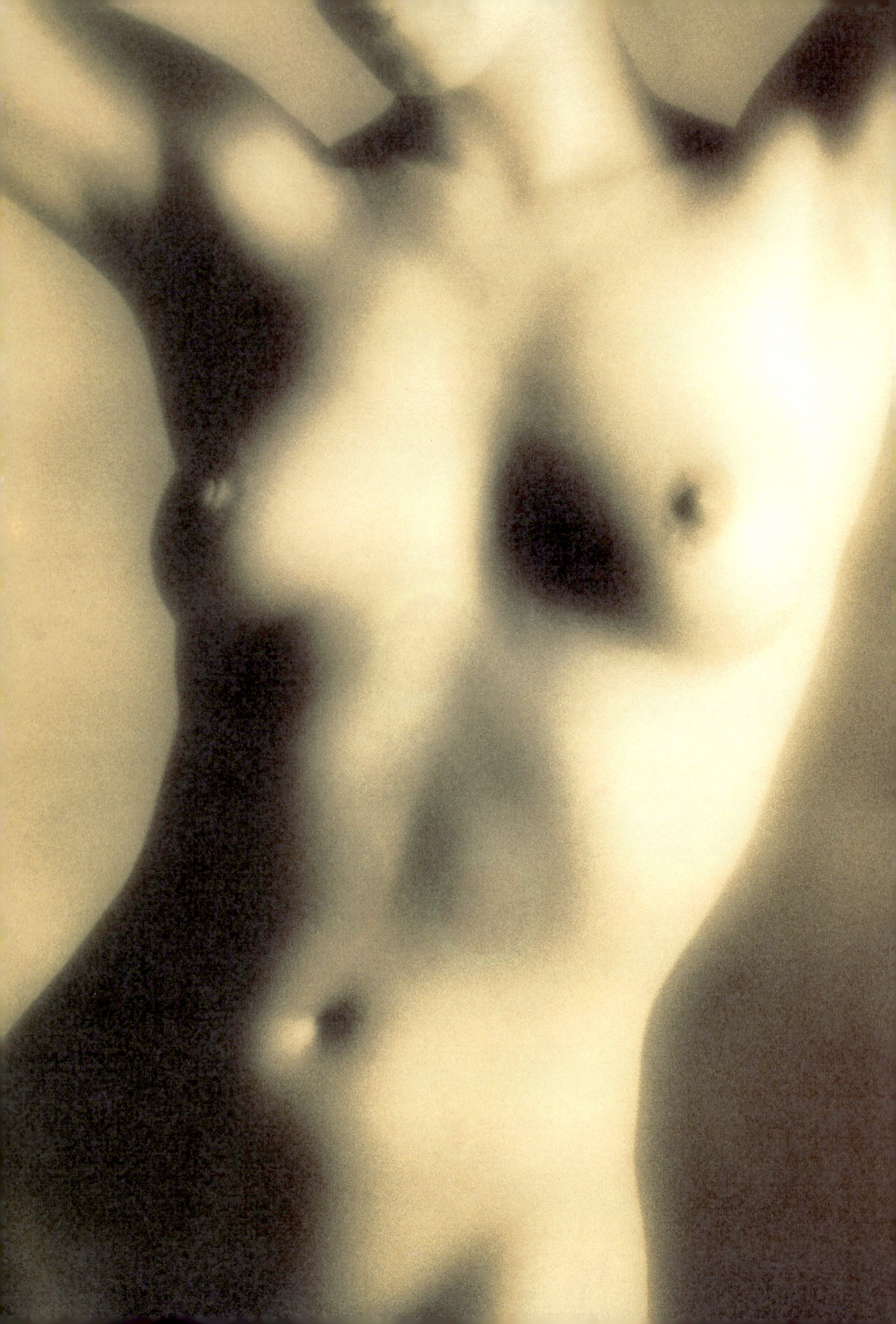

Psicología del masaje holístico

El masaje holístico es la unión de cuatro métodos (masaje shiatsu, masaje tántrico, reflexología y masaje sensitivo) que apuntan al equilibrio del ser humano en todos sus aspectos.

Este masaje busca fundamentalmente que el individuo se vea estimulado tanto en su zona física como en la energética, la emocional, la mental y la espiritual, pues todo está eslabonado. De hecho, holístico proviene de *holos*, que significa «total».

Esta efectiva terapia posibilita tratar cualquier tipo de problema, ya que se centra directamente en la energía. Somos energía en varios estados y cuando esta energía vital no fluye con armonía surge el dolor corporal. La energía vital, llamada *kí* para los japoneses, *chi* para los chinos o *prana* en la India, es lo que mantiene vivo a todos los seres sobre el planeta. Sin embargo, puede bloquearse debido a múltiples factores, tales como el estrés, una mala alimentación, las emociones negativas, los miedos, unos hábitos inadecuados, etc.

Mediante el masaje holístico se puede reactivar el fluido energético, proporcionando equilibrio, armonía, salud y bienestar integral.

Esta modalidad de masaje no es muscular (si bien se trabaja sobre el cuerpo), sino que su enfoque son las causas psicoemocionales que afectan primero a la energía y después al cuerpo físico. Toda enfermedad, dolor o malestar tiene una causa que puede ser meramente física o mucho más profunda, situándose así en las zonas emocionales o mentales. Y gracias al masaje holístico podemos aliviar y armonizar, viendo más allá de los síntomas que presente el paciente en su cuerpo físico.

Cuando se estudia al ser humano en su plenitud, se comienza a descubrir lo maravilloso que resulta el cuerpo y sus funciones, los ríos de energía que lo alimentan, el mundo de las emociones, los laberintos de la mente y los anhelos del alma. Desde que se toca con las propias manos al paciente se produce una conexión que va mucho más allá de lo físico, transportándose ambos a un estado espiritual, silencioso y meditativo.

La base de la psicología de mi trabajo con el masaje holístico la describiré a continuación y, sobre ella, se podrá conocer qué problemas puede tener el receptor y cómo darle una solución precisa.

LOS SIETE CUERPOS

El ser humano no es sólo un cuerpo físico, sino que existen siete cuerpos con funciones específicas. Estos cuerpos son energía, conciencia en diferente vibración, y trabajan en equipo: se entretejen como las capas de una cebolla, intercambiando la conciencia diariamente de uno a otro.

Los siete cuerpos tienen una función determinada, aceptándose que son los siguientes: el cuerpo físico, el cuerpo energético, el emocional o astral, el mental o causal, el espiritual, el cósmico y, por último, el nirvánico.

1. *El cuerpo físico*

Es el que realiza las acciones, la ACCIÓN. También constituye el más denso de todos y, por ello, resulta visible al ojo humano.

Mucha gente no conoce la maravilla del cuerpo físico por más que lo observe. No sabe cuántas vértebras tiene, cuántas veces respira por minuto, cuántos litros de sangre lo recorren, cuántos kilómetros de venas tiene...

El cuerpo físico es una creación perfecta. Su estado natural es la salud y la flexibilidad, pero eso sucede (en general) sólo durante la infancia, porque luego se torna rígido y susceptible a enfermedades debido a una falta de «mantenimiento».

2. *El cuerpo energético*

Es el cuerpo que contiene los 72.000 conductos energéticos llamados *nadis* o meridianos. Así como la sangre fluye por las venas en el cuerpo físico, la ENERGÍA recorre los meridianos en el cuerpo energético.

Los meridianos principales son 12 (6 yin y 6 yang), aunque existen otros dos extraordinarios (vaso concepción y vaso gobernador) que conforman la órbita microcósmica y constituyen reservas de energía.

Este cuerpo tiene como función mantener al cuerpo físico con energía vital (*prana*) y para ello absorbe energía del Sol y de la Tierra.

3. *El cuerpo emocional o astral*

Este cuerpo se alcanza con el SENTIMIENTO. Aquí están los siete chakras, que tienen conexión con las glándulas del sistema endocrino del cuerpo físico y que son la base de la psique.

Cada chakra tiene una función y genera un deseo básico: el deseo material, el sexual, el alimenticio, el emocional, el creativo, el intuitivo e intelectual, y el deseo espiritual de unidad con lo divino.

Cuando uno de estos deseos está en desarmonía o no se satisface, la energía se sobrecarga más en un chakra que en otro y comienza el desequilibrio. Por ejemplo, una persona quiere comprarse una casa (deseo material), pero como todavía no puede porque tiene que esperar, come por ansiedad (deseo alimenticio).

A diario podemos ver cómo se recarga más la función de un chakra porque el deseo que genera otro no puede ser satisfecho. Hablaremos sobre los chakras más adelante (ver a partir de la página 18).

4. *El cuerpo mental*

Aquí están los pensamientos, las ideas, las proyecciones del futuro o los recuerdos del pasado, los cálculos, el intelecto, las creencias, etc.

La mente, que se alcanza con el PENSAMIENTO, es un gran misterio con mucho potencial a desarrollar y, como el resto de cuerpos, difiere de una persona a otra. Precisamente por tener ideas diferentes se han iniciado guerras y matado a muchas personas.

La mente es un impedimento para que la gente se relacione en la armonía del alma, ya que las creencias provocan que la persona reaccione de acuerdo a ellas en vez de responder por conciencia o por experiencia personal. La mente mal usada separa a las personas ya que distancia al propio individuo de sí mismo. ¿Cuántas veces una persona siente una cosa y piensa otra? Si pensamos de forma distinta a como sentimos, la acción no se realiza en el cuerpo físico y surge el conflicto interior. Y el conflicto de energías de los cuerpos es lo que genera el dolor y la enfermedad. Si la gente escuchara su alma y actuara de acuerdo a ella, si se expresara libremente el espíritu y la mente estuviese al servicio del ser, no habría ni enfermedades ni ansiedad.

La mente ha sido cargada de creencias antinaturales; el espíritu, de culpas y sufrimiento; y el cuerpo ha sido flagelado en nombre del espíritu. Necesitamos vaciarnos de todo ello, y el masaje lo posibilita con un contacto silencioso; con una meditación de unidad donde se silencia la mente, se abre el corazón y la emoción, y se relaja profundamente el cuerpo físico, aumentando así la energía vital. Con el masaje holístico restablecemos el fluido energético, armonizando la energía, equilibrando los cuerpos y conociendo la causa real del problema.

5. *El cuerpo espiritual*

La humanidad avanza muy lentamente debido al conflicto entre la mente y las emociones. Se insiste en satisfacer los requerimientos de la mente (con toda la carga de estereotipos que la publicidad ofrece), cuando el cuerpo espiritual se puede abrir a un inmenso campo de percepciones y facultades.

El espíritu es un plano de PERCEPCIÓN y, como «cáscara» del alma, se manifiesta con una gran fuerza durante una sesión de masaje, una meditación profunda o mientras dormimos, proyectando entonces al individuo hacia nuevas etapas del conocimiento interior.

6. *El cuerpo cósmico*

Es un plano mucho más elevado, aunque en estado potencial. De hecho, estos tres últimos cuerpos hay que crearlos, puesto que son como semillas que necesitamos cuidar para que florezcan en la tierra del alma.

El cuerpo cósmico fusiona al individuo con la divinidad, permitiendo su acceso al mundo real, holístico, donde desaparecen las fronteras duales. No hay «allí» y «aquí», sino que la conciencia lo capta todo como Uno.

7. *El cuerpo nirvánico*

Este estadio supone la desaparición del yo ordinario en la conciencia infinita. Es la iluminación de la conciencia, el regreso al hogar.

El juego del alma (*Lilah*) se proyecta ahora hacia lo eterno. El aprendizaje en este plano ha concluido. En palabras de Jesús: «Mi Padre y Yo somos Uno y lo mismo».

Conclusión

- Los diferentes cuerpos tienen una función particular y están conectados entre sí.
- Los sentimientos y los pensamientos han de funcionar en armonía para que se actúe en equilibrio. La mayoría de los problemas o enfermedades surge del conflicto entre ambos.
- Cuando existe la armonización también existe la posibilidad de ascenso de la conciencia a niveles de percepción más profundos.
- El masaje es una herramienta de acceso a un abanico holístico de energías que se unen en el campo físico.
- El ser humano tiene que ser visto con ojos totales, para determinar cómo está energética, emocional, mental y espiritualmente.

ESENCIA Y EXISTENCIA

Todo el mundo tiene un alma o esencia; una chispa divina que nos ha regalado Dios. Somos una célula de un gran cuerpo llamado universo, cosmos, vida, tao o Dios. Nuestra esencia es igual en todos, variando el cuerpo, las emociones, los pensamientos, los actos y la individualidad de cada uno; esta es nuestra existencia. Nuestra existencia es una aventura diferente, es un modo de expresar la esencia.

Jesús, Sócrates, Buda, Mozart, Einstein, Osho, Dalí, Gaudí, Beethoven, Vivaldi, los Bee Gees o Nino Bravo han hecho de su existencia física una manifestación bellísima de la esencia universal, han florecido y han dejado un gran legado de creatividad.

Nuestra esencia es la misma chispa de un gran fuego, la misma gota de un ilimitado océano, un regalo, y cada uno tiene que devolver personalmente ese regalo de su existencia personal con la aportación de algo creativo a la vida, al plan divino, a la evolución de la especie.

Muchas personas, sin embargo, no se hacen cargo de su existencia (que es una responsabilidad individual) y en vez de tejer una bella historia personal se vuelven perezosas y olvidan que tienen un don.

Cada uno tiene una misión particular y cuando se sale de su camino comienzan los problemas en la vida. No importa lo que se haga, siempre que se sienta y se goce con el corazón.

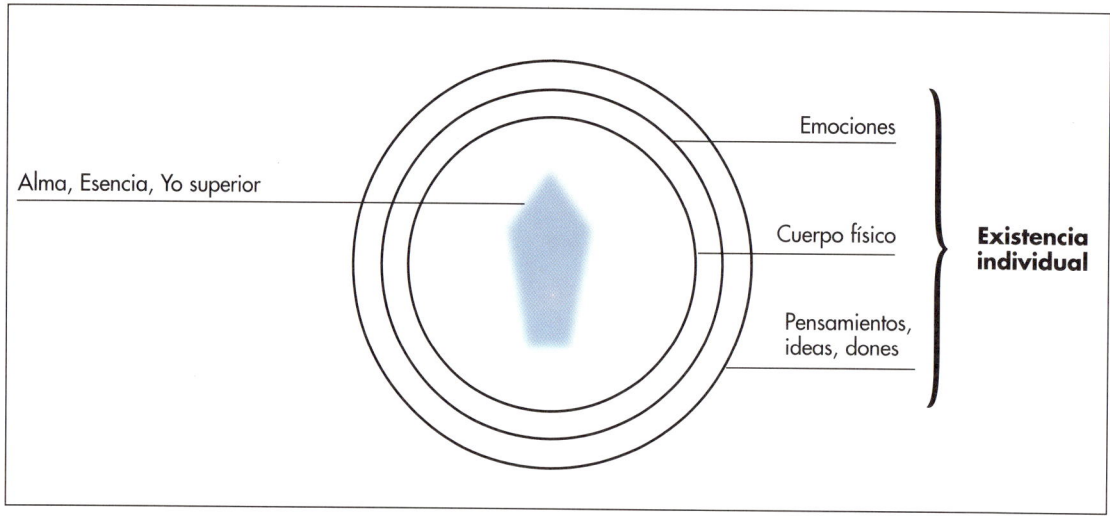

A lo largo de la historia conocemos las trayectorias individuales de personas que dejaron un mensaje; una marca que aporta belleza, placer y transformación. Asimismo, también ha habido quienes han cumplido un papel negativo. Es tu decisión usar tus dones para el Bien o perderte en la noche oscura del alma. El alma es la materia prima. La existencia es tu historia personal.

La esencia necesita un cuerpo físico donde expresar su potencial. Un cuerpo que junto a las emociones, los dones, la forma de pensar y los hábitos conforma la existencia desde la particularidad de cada persona.

Siente en todo momento que eres un alma y que tienes un cuerpo donde manifestarte.

Origen de los conflictos interiores: ¿sentir o pensar?

Los cuatro cuerpos que están desarrollados en el ser humano son el físico, el energético, el emocional y el mental. Los tres restantes están en forma de semilla, latentes.

Si el cuerpo físico actúa, el energético toma prana, el astral siente y el mental piensa, ¿qué sucede cuando se siente una cosa y se piensa otra? Pues que tenemos un conflicto, y este conflicto genera dolores en el cuerpo físico (por energía bloqueada) y más tarde enfermedades.

Hay que tener en cuenta algo muy importante: todo ser humano tiene deseos. De hecho, éste es un mundo de deseos y por eso lo llaman en la India *Kamaloka*, palabra que proviene de «kama» (deseo) y «loka» (mundo).

Cuando se desea algo con el corazón o con la mente, se busca el camino para hacerlo real; para materializarlo en el plano físico. Cuando se logra, se obtiene una satisfacción; de lo contrario, queda dentro la ansiedad o la angustia.

Las personas se encuentran en medio de un conflicto cuando surge un desacuerdo entre lo que sienten (que viene del corazón) y lo que piensan (que viene de la mente). Sienten algo profundo, lleno de sentimiento que les haría crecer, pero su mente les bloquea con mil y un argumentos.

La mente en su fase negativa es un receptáculo lleno de represiones, miedos, ideas, creencias, falsos mitos, pensamientos negativos, etc.

Cuando la mente funciona mal (en su aspecto crítico en vez de en el creativo) censura todo lo que quiere expresar el corazón. Es obvio que la mente tiene sus funciones positivas, pero supongamos que alguien ejerce el rol de barrera o censor. Esta persona se hallaría en una encrucijada porque surgiría un enfrentamiento no sólo entre lo que siente y lo que piensa, sino entre la voluntad de llevar a cabo el sentimiento y la duda, el miedo o la pereza de la mente a la hora de hacerlo.

Por ejemplo: amas a alguien y no se lo demuestras; quieres seguir una carrera pero tu mente prefiere lo contrario; tienes una emoción pero la ocultas tras una falsa moral; quieres tener sexo con alguien pero hasta que tu mente no se entregue no lo harás...

El mundo se ha llenado de gente reprimida y un corazón que reprime lo que siente es un espíritu que no puede reír, saltar, danzar o festejar. La gente se ha enfermado de seriedad, cuando ser alegre no significa ser un irresponsable. Y en pos de la seriedad han surgido numerosas enfermedades y personalidades rígidas.

La mente y el pensamiento no deben bloquear el espíritu; no deben acallar la voz del corazón, ya que la gente que escucha y actúa desde su corazón, como un río que fluye sin cesar o una flauta que permite que el aire pase para que surja la melodía, consigue ser feliz. Pero, ¿qué sucede si la mente tapa los agujeros de la flauta que todos somos con represiones y miedos? Pues que no hay sonido, música ni alegría en nuestras vidas.

Con el masaje holístico estarás atento a cada persona. Sabrás si tiene cerrado su corazón (si es muy mental, no sabe expresarse o postrega su destino) y harás un análisis personal cubriendo y atendiendo a las respuestas que dé tu paciente.

Es fantástico crear un puente entre el sentimiento y el pensamiento; entre el amor y la inteligencia. El amor es energía y viene del corazón; mientras que la inteligencia es también energía pero viene de la mente. El amor no es ciego, sino que es energía que circula en todo momento, y se suspende cuando aparece la mente. Con el masaje, la mente desaparece para que el individuo se reconozca; para que se sienta como alma, como amor, como energía inteligente sin fronteras ni corazas.

Tendrás pacientes muy mentales, atados a sus censuras, prejuicios, tradiciones, conceptos rígidos e ideas de moral. Los individuos que viven analizándolo todo; que son muy mentales, muy analíticos y poco intuitivos, no sólo no son felices sino que no son libres. Y el cuerpo físico lo demostrará con tensión, estrés, contracturas, bloqueo del flujo energético, etc.

Buda dijo: «sean una lámpara en sí mismos» y la terapia de masaje holístico intenta precisamente enriquecer a las personas para que sintonicen con su esencia en un momento de quietud, de recepción de energía, donde las fronteras de la mente se disuelven y se vuelve a sentir la vida y la plenitud para realizar la existencia.

El masaje es un impulso para que te animes a expresar lo que sientes; para no condenarte y expresar tus deseos creativos. Así podrás escalar un nuevo estado de conciencia que está más allá del sentimiento y del pensamiento: el estado de ser, de existir; de tomar conciencia de que estás vivo, respirando, atento a todas las maravillas que la naturaleza te ofrece momento a momento.

Todo el trabajo de este libro es un trabajo de libre espiritualidad para pulir el corazón; para silenciar la mente y trascender todo lo que ata al ser humano. No hay que permitir que ningún mito o paradigma social bloquee tu ser. Estás hecho para realizarte, para florecer como individuo, para realizar tu destino. Y en este contexto, el masaje holístico sirve para quitar las represiones; para liberar tanto el cuerpo como el espíritu. Por eso, ya desde el inicio de la sesión el paciente estará desnudo; y no sólo en cuerpo, sino que también dejará a su alma viajar internamente por cielos de libertad, placer y expansión.

Por ejemplo:

Sentimiento A: Una persona siente amor hacia alguien y se lo quiere demostrar con un regalo (unas flores, por ejemplo).

Pensamiento B: Ese alguien no le corresponde, no se fija en él o en ella, tiene una forma diferente de vivir, etc. La mente inventará excusas para negar el sentimiento A.

Consecuencia: Bajará la energía y la acción no se realizará (no regalará las flores).

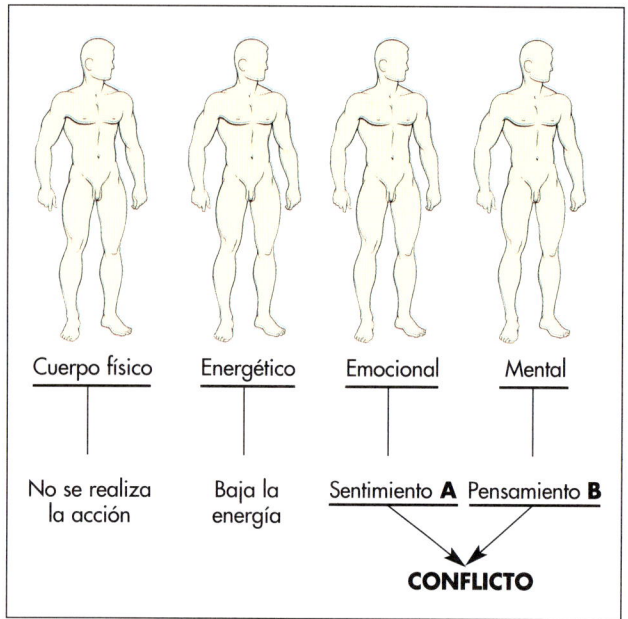

Éste es un caso muy simple y superficial, pero que muestra perfectamente el mecanismo. Más allá, hay personas que reprimen aspectos más profundos; que «cierran» su corazón y luego tienen problemas mayores.

Por ejemplo, si alguien quería cantar desde pequeño y no le dejaron seguir esa carrera, es probable que en el futuro tenga problemas con su garganta, su glándula tiroides y su expresión total con la vida.

Paso a paso conocerás ejemplos de personas que han reprimido lo que sienten y que han acabado con poca energía, baja autoestima y desinterés por vivir.

LOS SIETE CHAKRAS: LOS DISQUETES DE LA CONCIENCIA

De acuerdo con la sabiduría tradicional hindú, los chakras son los centros de la energía, el conocimiento y la potencialidad que componen la conciencia del individuo.

El término chakra significa en sánscrito "rueda" ya que la energía, al girar en cada uno de los siete puntos, tiene la apariencia de los radios de una rueda. También se representan como flores de loto de distinto número de pétalos (pues la velocidad que adquiere la energía es distinta en cada chakra).

Los cinco primeros chakras se encuentran a lo largo de la columna vertebral, a nivel astral, y funcionan a través de la energía de vida llamada *kundalini*. Según la tradición, ésta se encuentra en el primer chakra (en la zona genital) o un pulgar por debajo del ombligo, en el espacio entre las vértebras. Es una energía psicosexual, generadora de todo movimiento de vida. No existe vida en el cuerpo humano sin esta energía, que fluye por el conducto central (*sushumna*) alimentando los centros de la conciencia.

Cuando la energía está en un chakra concreto, la persona se caracteriza por tener inclinaciones en su conducta más propensas a las cualidades que dicho chakra posee.

Los chakras generan siete deseos básicos, además de poseer cualidades (positivas y negativas) de la personalidad.

Sin embargo, cuando no funcionan correctamente se ven afectados por bloqueos energéticos, pensamientos negativos, bajas emociones y malas posturas físicas.

Los siete deseos

Los siete deseos básicos generados por los diferentes chakras son:

1. Chakra Muladhara: Deseo de supervivencia.
2. Chakra Swadisthana: Deseo sexual.
3. Chakra Manipura: Deseo alimenticio.
4. Chakra Anahatta: Deseo de amar.
5. Chakra Vishudda: Deseo de crear y expresarse.
6. Chakra Ajña: Deseo de conocimiento.
7. Chakra Sahasrara: Deseo espiritual.

Los tres primeros chakras pertenecen al reino animal, ya que están relacionados con la supervivencia, el sexo y la comida.

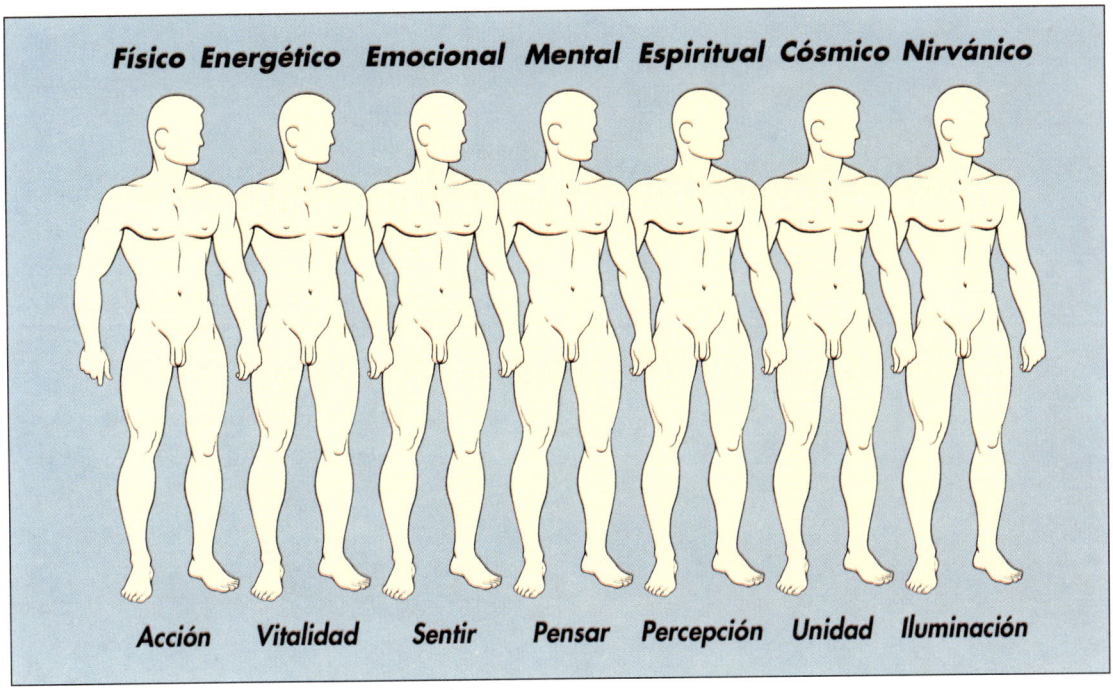

NOTA: *Los cuerpos no están distanciados en la realidad, sino que se entretejen uno encima de otro.*

Los dos siguientes son relativos al reino humano: aquí la persona ama, es amada y puede expresarse artísticamente.

Y los dos últimos pertenecen al reino divino: el uso de la intuición, el intelecto y la imaginación como medio de conocimiento y anhelo espiritual.

De todo ello se deduce que somos animales convertidos en seres humanos por medio del amor; con potencial para tomar conciencia de nuestra esencia divina.

La conciencia de una persona se ve afectada cuando un chakra no funciona bien. Por ejemplo, si una persona siente el deseo de amar a alguien y no es correspondido, se generará en ella ansiedad y como resultado sobrecargará el chakra alimenticio comiendo en abundancia o perdiendo el apetito. Cuando no podemos satisfacer un deseo inmediato lo suplimos llevando esa energía a otro. Allí se produce un desorden energético que comenzará a afectar el campo de energía, y si esto continúa podrá afectar el funcionamiento de una glándula u órgano en particular.

Con el masaje tántrico trabajaremos sobre los chakras, armonizando el fluido de energía para luego potenciarlo.

Si una persona tiene la mayor cantidad de su energía en el primer chakra tenderá a llevar su conciencia a todo lo material: hablará de automóviles, de casas, de bienes materiales...

Si por el contrario, tiene su energía en el segundo, toda su psique estará enfocada en el sexo y verá todo a través de la óptica sexual.

Si está en el tercero, será la típica persona que no deja nunca de pensar en la comida: en cuanto haya almorzado comenzará a pensar qué va a comer para cenar.

Si tiene la energía en el cuarto chakra (en el cardíaco) será una persona compasiva, amorosa, dulce, que se preocupará por los demás.

Si la energía está en el quinto chakra, se tratará de un ser creativo, expresivo, artista, que se expresará desde el alma.

En el sexto chakra (el tercer ojo) la persona puede verse inclinada a lo intelectual, a escuchar su intuición o a ser un individuo altamente imaginativo. Con su percepción interior creará un campo muy sensible de intuición.

En el séptimo chakra (encima de la cabeza) será un ser iluminado, conectado conscientemente a las fuerzas superiores y unido al universo.

Este último chakra significa la extinción de la dualidad, ya que cuando este centro se despierta amplía la conciencia, significando la unión del ser finito con el infinito.

Según el Yoga, es la décima apertura por la que el alma asciende al Nirvana al morir el individuo de forma consciente. Su glándula segrera serotina, un agente que abre la mente a otras realidades o a la experiencia mística.

El destino espiritual de todo individuo consiste en llevar la energía de los chakras bajos a lo alto de la cabeza, elevando la conciencia a través de los tres primeros: de lo animal a lo humano y de aquí a lo divino para iluminar la conciencia.

Sin embargo, cuando los chakras no se encuentran en armonía surgen problemas en los diferentes cuerpos: desciende el nivel de energía y se originan dolores y enfermedades en el cuerpo físico.

A continuación, en la siguiente tabla, muestro las particularidades de cada chakra para que puedas tener un concepto profundo de cada uno y, de esta forma, te adentres en su conocimiento.

Es importante para todo terapeuta conocer los síntomas por desequilibrio o por exceso de funcionamiento de un chakra, para así diferenciar qué clase de masaje necesita cada persona en particular.

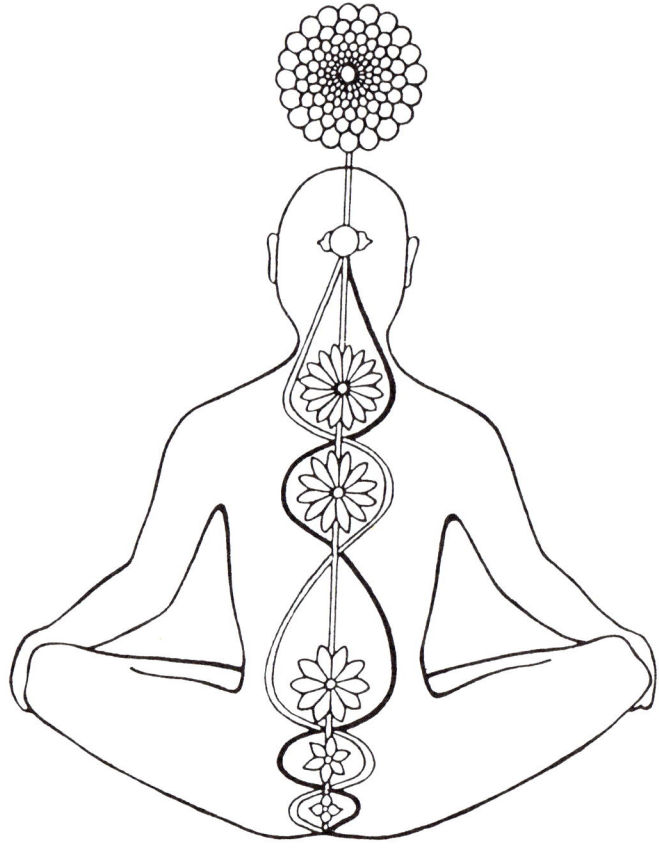

LOS SIETE CHAKRAS

PRIMER CHAKRA: Raíz
Derecho a Tener

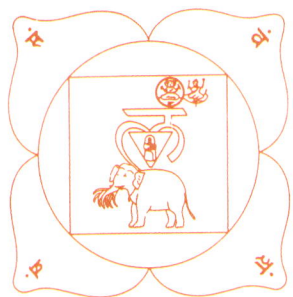

NOMBRE: Muladhara.
ELEMENTO: Tierra.
SIGNOS INFLUENCIADOS: Tauro, Virgo y Capricornio.
PERSONALIDAD: Terrestre.
PLEXO: Coccígeo.
UBICACIÓN: Base de la columna, entre el ano y los genitales.
GLÁNDULA DEL SISTEMA ENDOCRINO: Genitales (testículos u ovarios).
COLOR: Rojo espiritual intenso.
GEMAS: Granate, turmalina negra, piedras rojas.
DESEO QUE GENERA: Supervivencia, confort, bienestar económico, relación con la tierra.
FINALIDAD DEL CHAKRA: Prosperidad, abundancia, vida confortable, estabilidad económica.

Este chakra manifiesta el derecho a la supervivencia. Abarca el dinero, las propiedades y todo lo relacionado con lo terrenal.

SÍNTOMAS DE EQUILIBRIO PSICOLÓGICO: Seguridad en sí mismo, dominio del deseo.
SÍNTOMAS POR DESEQUILIBRIO: Egocentrismo, depresión, inestabilidad, no poder ahorrar, timidez y tendencia a la distracción.
SÍNTOMAS POR EXCESO DE FUNCIONAMIENTO: Miedo al cambio, obsesión por lo material, sobrepeso.
SOMATIZA EN EL CUERPO: Hemorroides, ciático, estreñimiento, problemas en las rodillas, mala circulación en las piernas, problemas óseos.

SEGUNDO CHAKRA: Sexual
Derecho a Sentir

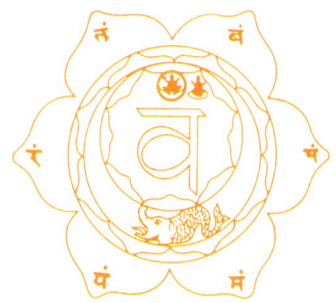

NOMBRE: Swadisthana.
ELEMENTO: Agua.
SIGNOS INFLUENCIADOS: Cáncer, Escorpio y Piscis.
PERSONALIDAD: Acuática, móvil, voluble.
PLEXO: Esplénico.
UBICACIÓN: Ocho centímetros aproximadamente debajo del ombligo.
GLÁNDULA DEL SISTEMA ENDOCRINO: Suprarrenales.
COLOR: Naranja vital.
GEMAS: Coral, piedra naranja.
DESEO QUE GENERA: Sexual, unidad de los opuestos: yin y yang, Shiva y Shakti, femenino y masculino.
FINALIDAD DEL CHAKRA: Placer, conquista, apertura y manejo de la energía sexual.

Manifiesta la libre expresión de la sensibilidad, la sensualidad y la sexualidad. Es un chakra motor de la función más importante de la energía: la energía sexual.

SÍNTOMAS DE EQUILIBRIO PSICOLÓGICO: Resistencia, paciencia, confianza, sabiduría del deseo sexual.
SÍNTOMAS POR DESEQUILIBRIO: Ansiedad, miedo, rigidez, frigidez, impotencia sexual, inestabilidad, embotamiento de las emociones, rechazo al placer, falta de sensibilidad, hablar mucho sin sentido (la lengua está conectada al centro sexual).
SÍNTOMAS POR EXCESO DE FUNCIONAMIENTO: Adicción sexual, ansiedad por el placer.
SOMATIZA EN EL CUERPO: Riñones y vejiga, próstata, órganos sexuales.

LOS SIETE CHAKRAS

TERCER CHAKRA: Alimenticio
Derecho a Obrar

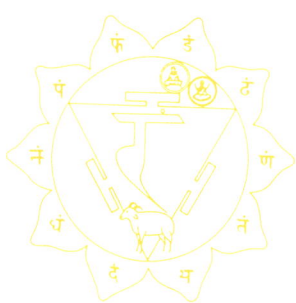

NOMBRE: Manipura.
ELEMENTO: Fuego.
SIGNOS INFLUENCIADOS: Aries, Leo y Sagitario.
PERSONALIDAD: Fogosa, enérgica.
PLEXO: Solar.
UBICACIÓN: En el ombligo.
GLÁNDULA DEL SISTEMA ENDOCRINO: Páncreas.
COLOR: Amarillo soleado.
GEMAS: Citrino, topacio, ambar.
DESEO QUE GENERA: Alimenticio.
FINALIDAD DEL CHAKRA: Aportar vitalidad, fuerza de voluntad inquebrantable, otorgar poder interior, motivación para actuar.

Está relacionado con la voluntad, la vitalidad, el poder personal, la autoestima y todas las emociones bajas no elaboradas (miedo, ira, enojo, ansiedad) que quedan estancadas en los órganos alterando su funcionamiento.

SÍNTOMAS DE EQUILIBRIO PSICOLÓGICO: Poder personal, determinación, acciones justas.
SÍNTOMAS POR DESEQUILIBRIO: Duda, timidez, baja energía, fatiga, problemas digestivos, sumisión, obesidad.
SÍNTOMAS POR EXCESO DE FUNCIONAMIENTO: Actitudes precipitadas, querer dominar a los otros, enojo y broncas frecuentes, úlceras.
SOMATIZA EN EL CUERPO: Úlceras en el estómago, hepatitis, cálculos biliares, exceso de peso en la zona del vientre.

CUARTO CHAKRA: Cardíaco
Derecho a Amar y ser amado

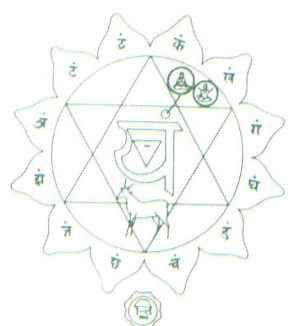

NOMBRE: Anahatta.
ELEMENTO: Aire.
SIGNOS INFLUENCIADOS: Géminis, Libra y Acuario.
PERSONALIDAD: Amorosa, sensible, solidaria.
PLEXO: Cardíaco.
UBICACIÓN: En el centro del pecho.
GLÁNDULA DEL SISTEMA ENDOCRINO: Timo.
COLOR: Verde vida.
GEMAS: Cuarzo verde, esmeralda y cuarzo rosa.
DESEO QUE GENERA: Amar y ser amado.
FINALIDAD DEL CHAKRA: Equilibrio en las relaciones y vínculos con los demás y con sí mismo.

Vinculado con todo lo afectivo. Representa el deseo de unidad emocional, amorosa y de fraternidad. Se manifiesta a través de los afectos, la compasión, el amor, la ternura y la solidaridad.

SÍNTOMAS DE EQUILIBRIO PSICOLÓGICO: Compasión, aceptación de la realidad y gran apertura de las emociones.
SÍNTOMAS POR DESEQUILIBRIO: Inestabilidad, cierre de las emociones, soledad, tristeza y melancolía, pasividad, baja aceptación de sí mismo, pecho hundido, respiración superficial.
SÍNTOMAS POR EXCESO DE FUNCIONAMIENTO: Situaciones que lo llevan a depender de los demás, apego excesivo o desprendimiento exagerado.
SOMATIZA EN EL CUERPO: Problemas cardíacos y respiratorios. Hipertensión arterial.

QUINTO CHAKRA: Laríngeo
Derecho a Decir y expresarse

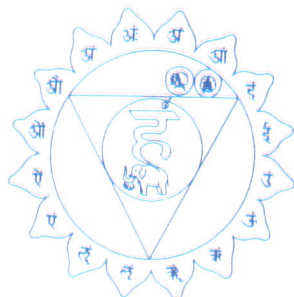

NOMBRE: Vishudda.
ELEMENTO: Éter
PERSONALIDAD: Móvil.
PLEXO: Laríngeo.
UBICACIÓN: En la garganta.
GLÁNDULA DEL SISTEMA ENDOCRINO: Tiroides.
COLOR: Azul lavanda.
GEMAS: Aguamarina, turquesa.
DESEO QUE GENERA: Comunicarse, expresarse.
FINALIDAD DEL CHAKRA: Expresarse en armonía con el interior hacia los demás, uso de la energía en forma creativa.

Este centro manifiesta en el individuo la capacidad de comunicación, de expresión artística, de expresar la propia verdad. Puede comunicar, expresar y crear en sintonía con la Creación Universal siempre que esté en equilibrio y armonía.

SÍNTOMAS DE EQUILIBRIO PSICOLÓGICO: Desarrollo artístico creativo, elevación espiritual.
SÍNTOMAS POR DESEQUILIBRIO: Estancamiento, obsesión, represión de lo que se quiere decir, incapacidad de soltarse, creatividad bloqueada. Afonía, tortícolis, agarrotamiento de los hombros.
SÍNTOMAS POR EXCESO DE FUNCIONAMIENTO: Hablar mucho y decir poco, gritar.
SOMATIZA EN EL CUERPO: Dolor de garganta, problemas vocales, hipo e hipertiroidismo, gripe.

SEXTO CHAKRA: Tercer Ojo
Derecho a Ver claramente

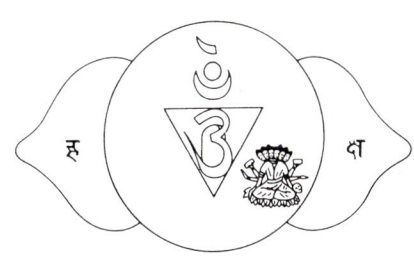

NOMBRE: Ajña.
ELEMENTO: Pensamiento.
PERSONALIDAD: Intuitiva, imaginativa.
PLEXO: Frontal.
UBICACIÓN: Entre las cejas.
GLÁNDULA DEL SISTEMA ENDOCRINO: Pituitaria.
COLOR: Blanco-luz.
GEMAS: Lapizlázuli, cuarzo blanco.
DESEO QUE GENERA: Poder a través del conocimiento interior.
FINALIDAD DEL CHAKRA: Otorgar la visión clara de los acontecimientos, conocer por intuición, despertar el sexto sentido.

Es el encargado de manifestar en el individuo la capacidad de ver claras las cosas que suceden a través de la intuición. También ejerce la imaginación y el intelecto. Activado despierta las capacidades extrasensoriales.

SÍNTOMAS DE EQUILIBRIO PSICOLÓGICO: Desarrollo psíquico, intelecto lúcido, percepción extrasensorial.
SÍNTOMAS POR DESEQUILIBRIO: Insensibilidad, incapacidad para crear nuevas ideas y utilizar la intuición, incredulidad ante los sueños. Deficiencia para visualizar, estancamiento intelectual.
SÍNTOMAS POR EXCESO DE FUNCIONAMIENTO: Fantasías paranoides, pesadillas, alucinaciones.
SOMATIZA EN EL CUERPO: Dolores de cabeza, pensamientos confusos.

LOS SIETE CHAKRAS

SÉPTIMO CHAKRA: Coronario
Derecho a Saber

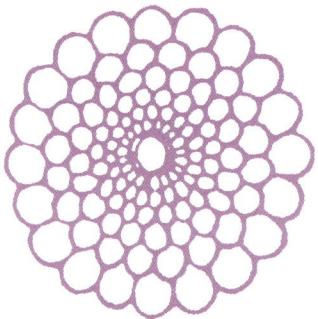

NOMBRE: Sahasrara.
ELEMENTO: Luz.
PERSONALIDAD: Traspasa las fronteras de lo personal, uniendose a lo espiritual.
PLEXO: Coronario.
UBICACIÓN: Encima de la cabeza.
GLÁNDULA DEL SISTEMA ENDOCRINO: Pineal.
COLOR: Violeta.
GEMAS: Amatista, diamante, cuarzo blanco.
DESEO QUE GENERA: Espiritualidad, unión mística.
FINALIDAD DEL CHAKRA: Expandir la conciencia.

Es la flor de loto en lo alto de la cabeza que recibe la energía divina y el regalo de la vida; un sol espiritual que conecta al individuo con Dios. Esta flor es tan hermosa que tiene 1.000 pétalos y contiene todos los sonidos del sánscrito.

SÍNTOMAS DE EQUILIBRIO PSICOLÓGICO: Conciencia cósmica, inspiración, iluminación.
SÍNTOMAS POR DESEQUILIBRIO: Depresión, locura, psicosis, confusión, lentitud de la mente. Preocupación, rigidez con las creencias personales, poca apertura de la mente a lo nuevo.
SÍNTOMAS POR EXCESO DE FUNCIONAMIENTO: Personas que creen saberlo todo o que quieren siempre tener la razón. Elitismo espiritual o intelectual. Despertar del más peligroso de los egos personales, aislamiento, disociación.
SOMATIZA EN EL CUERPO: Tumores; presión en el cráneo.

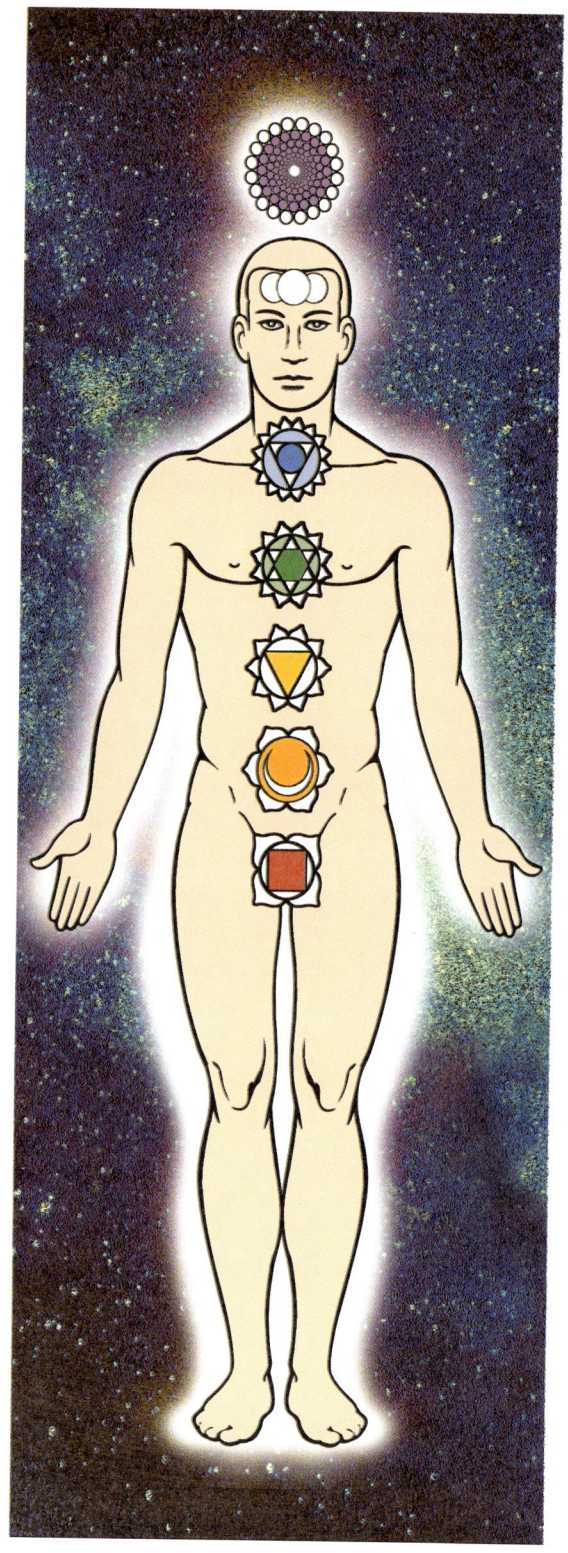

CÓMO SE SOMATIZAN LOS PROBLEMAS ENERGÉTICOS

El cuerpo físico, como todo en la Tierra, contiene dos energías o polaridades: la energía femenina o yin (la Shakti para el tantra) y la energía masculina o yang (Shiva): la Luna y el Sol, el invierno y el verano, la noche y el día, el frío y el calor, etc.

Si trazamos una línea divisoria en el cuerpo, la parte femenina corresponderá a la izquierda, mientras que la masculina es la derecha. De esta manera tendremos dos pares de opuestos en casi todo: dos hemisferios cerebrales, dos ojos, dos orejas, dos brazos, dos pulmones, dos ovarios o testículos, dos piernas... Este equilibrio perfecto que nos ofrece la naturaleza es el secreto de la salud. Fundamentalmente las dos fosas nasales, la izquierda fría y la derecha caliente, son las que regulan la temperatura corporal. Además, como la ciencia del yoga conoce desde hace miles de años, respiramos alternativamente durante 48 minutos por una y luego por la otra. Algunas actividades es mejor realizarlas cuando respiramos por la derecha, como correr, ejercer fuerza o hacer actividades dinámicas; mientras que si respiramos por la izquierda es aconsejable leer, analizar, usar el intelecto o componer canciones, por ejemplo. Sólo durante 10 minutos respiramos por las dos.

El problema se origina cuando el individuo vive estresado, emocionalmente desequilibrado, con pensamientos confusos y negativos o durmiendo mal. Aquí comienzan los desequilibrios; primero energéticos y más tarde somatizados en el físico.

Para determinar cuál es la causa de un problema necesitamos ver a la persona como energía. Primero trazaremos una línea vertical imaginaria que divida la mitad el cuerpo (ying / yang) y más tarde, una línea horizontal bajo la garganta, otra bajo el ombligo y una tercera desde la zona sexual hasta los pies. De esta manera, el cuerpo quedaría dividido en tres grandes zonas:

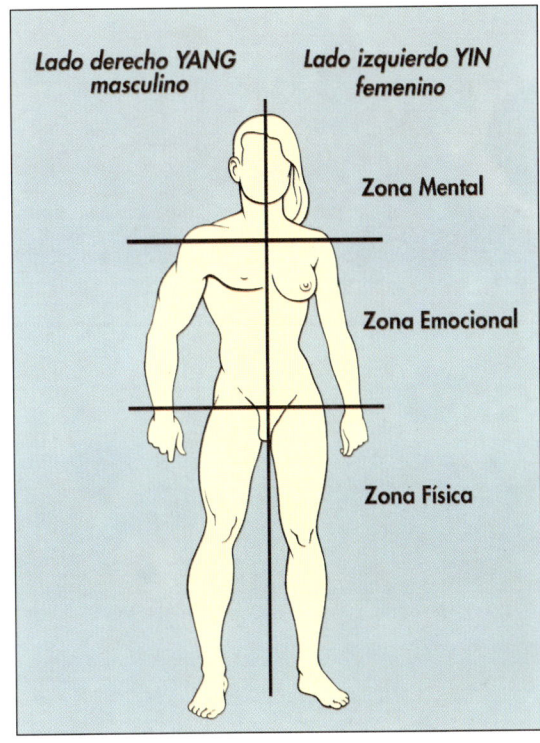

- **Zona Mental:** Cabeza, cuello y los trapecios.
- **Zona Emocional:** El pecho, la espalda, los omoplatos y el hara.
- **Zona Física:** Los genitales, el sacro, las piernas, rodillas y pies.

EL DOLOR EN EL CUERPO: PUENTE HACIA EL ENCUENTRO DE LA CAUSA

Como terapeutas debemos fijarnos siempre en el dolor. Observando al paciente a través del ojo energético nos detendremos en la zona específica que lo siente.

Primeramente, tendremos que analizar si el dolor tiene unicamente una causa física. Por ejemplo, el paciente es carpintero y al realizar el trabajo usando más el brazo y el hombro derechos tiene un dolor agudo en la zona de los trapecios. Diremos, pues, que la causa aparente del dolor es el trabajo excesivo, pero también puede suceder que el mismo dolor indique que está

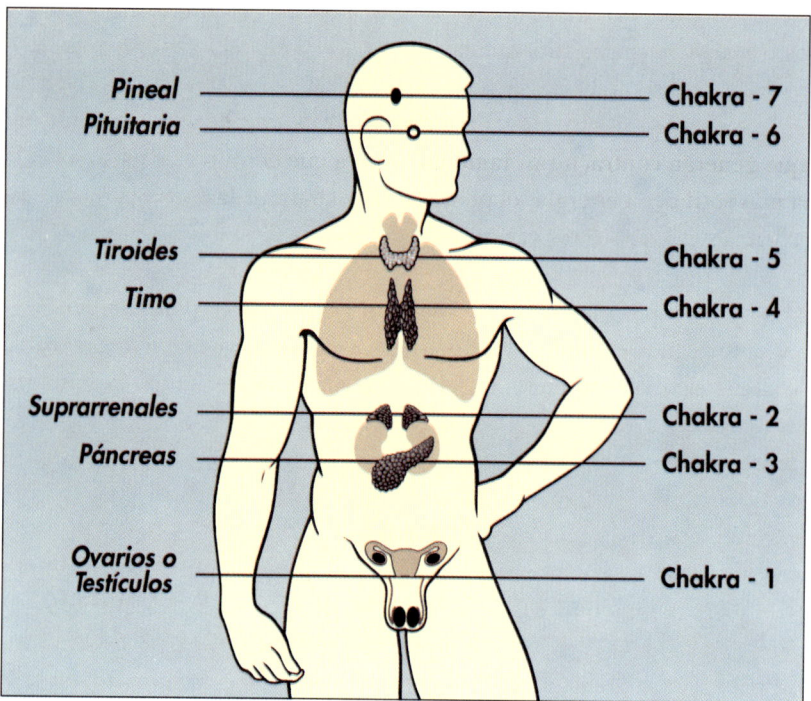

Relación entre las glándulas del sistema endocrino y los chakras.

muy preocupado (aspecto mental) por el hijo varón, su padre o algún amigo: al tener una preocupación mental masculina somatizará el lado derecho.

Veamos otro caso: una mujer tiene una ruptura amorosa con su amante y como consecuencia desarrolla dolor a nivel emocional (en la zona del pecho), un nudo en la garganta y en el estómago y, además, no puede respirar bien. Esto es típico de un conflicto emocional, porque como dice la ley fundamental de la energía: «Todo dolor es energía bloqueada»; o lo que es lo mismo: cuando existe un dolor en el cuerpo es una clara señal de que la energía vital no está fluyendo en armonía.

Por otro lado, si una persona sufre dolor en el ciático puede deberse a una pequeña herida en la zona del talón (causa física), pero también a que esté muy preocupado por su situación económica (elemento tierra – primer chakra: causa psicoemocional): a causa de esta preocupación mental bajarán sus defensas energéticas y somatizará un dolor a lo largo de todo el nervio ciático.

La relación holística se establece asociando el mal funcionamiento del chakra (causa) a la zona del cuerpo donde reside el dolor (efecto).

PRINCIPIOS DE LA ENERGÍA

Sabemos que la existencia es energía; por tanto, el ser humano es energía luminosa en esencia. Sin embargo, a medida que crece, sufre, fracasa en sus proyectos, se excede en el trabajo, se llena la mente y se sobrecarga, baja su nivel energético.

Conocer algunos principios de energía es útil para efectuar un masaje a nivel profundo:

- Todo es energía.
- La energía sigue al pensamiento.
- Ninguna energía se pierde, sino que se transforma.
- Cuando una energía llega a su máxima expresión, se transforma en el opuesto.
- Todo dolor es energía bloqueada.
- Hay zonas por donde sale y entra energía.

Desde la roca al pensamiento existe, en un baño de luz cósmica, una marea energética que fluye y refluye, sube y baja, viene y se retira. Así como hay actos dinámicos y violentos que son energía desplegada y que generan contracturas, también existe la forma más sutil de la energía: el pensamiento. Una cadena de pensamientos se transforma en una sola idea y ésta, a su vez, llega a ser tomada como verdad y se transforma en creencia. Si la creencia no es natural (por ejemplo, «los hombres no lloran») puede desembocar en un problema respiratorio, asma, un ataque al corazón, depresión, pena, hastío, sumisión, etc.

La energía de la emoción (literalmente, «movimiento de energía de adentro hacia afuera») es completamente dañina si no se expresa. Pero a través de los años, el ser humano ha sido condenado a reprimir sus emociones.

Cabe recordar que en una determinada época a las mujeres mágicas y sabias se las tomaba por brujas y se las quemaba; y que de Cristóbal Colón se reían al pensar que la Tierra era redonda. Muchas veces es más fácil acoplarse a un pensamiento ajeno que elaborar uno propio.

Por otro lado, vigilar los pensamientos impone disciplina, gimnasia mental y conciencia observadora, ya que un pensamiento tiene mucho poder. De acuerdo a la naturaleza del pensamiento atraeremos energía creativa o generaremos enfermedades y problemas.

Al conocer que la energía se transforma en su opuesto se nos ofrece la posibilidad de cambiar la tensión en relajación, el estrés en descanso. Por ejemplo, una contractura muscular a nivel de los trapecios u omóplatos es energía reprimida que genera dolor; como una piedra que tapa el cauce normal de la energía. Si consideramos que la contractura es un pequeño puño cerrado (energía yang) y lo trabajamos con mucha fuerza, el yang (tensión) dará paso al yin (relajación), como si el puño se abriese. Y de hecho, esto es lo que sucede con una contractura: transformarse de tensión a relajación.

Podemos sacar la energía a través de las manos, de los *pozos* del hombro (en la zona de las clavículas), de los cabellos, de la exhalación, de los pies y de los bordes de los omóplatos; de la misma manera que entra por el plexo solar, la cabeza (séptimo chakra), la inhalación, la comida sana y la planta de los pies.

Liberar la energía bloqueada genera dolor, ya que es un proceso de cambio. Por eso, con aquellas personas que tienen contraída su energía desde hace mucho tiempo quizás necesitaremos más sesiones.

EL TACTO

Sin duda, el más olvidado de los sentidos humanos es el tacto. Y no podía ser menos cuando, desde niño, uno escucha «¡no toques eso!» y se le impide explorar el mundo a través del tacto. Son años básicos en que la falta de intelecto se suple con el conocimiento que proporcionan las manos. Con ellas se explora absolutamente todo, incluido el cuerpo y los genitales, y este hecho dará lugar a la primera represión por parte de la madre.

En la actualidad se evita el roce, los abrazos e incluso la mirada... Se ha educado para reprimir los sentimientos. Llorar, por ejemplo, es considerado un signo de debilidad en vez de sensibilidad y el tacto es sinónimo de «manoseo» en lugar de experiencia interna, placer y relajación del cuerpo. Al abrazar, mimar, tocar o deslizar las manos suavemente uno puede encender la piel, la emoción, el corazón y sentirse conectado a sí mismo.

Lo que sucede es que la pseudoeducación occidental ha sido orientada a la competitividad y se ha olvidado la sensibilidad. Un hombre o una mujer extremadamente competitivos se estresan, pierden el pelo, deterioran el funcionamiento de sus glándulas, fuman, engordan, pierden flexibilidad, se tornan rígidos, llenan de dolor sus músculos, hipotecan su corazón...

El masaje holístico es un pasaje de regreso al hogar interno; de placer, gozo, sensibilidad, armonía y relajación del sistema nervioso. Es la herramienta contemporánea para recuperar el tacto, el sentimiento y profundizar en el estado meditativo. Así se consigue hacer con-tacto con zonas más profundas y ricas.

El tacto es un bálsamo, un hermoso alivio... Recuerdo cuando era pequeño y llegaba cansado de jugar al baloncesto y mi abuela me hacía masajes en los pies y en la espalda. Aunque ella no sabía de técnicas, su mano, llena de amor, me aliviaba los dolores.

Y es que el masaje permite sentirse tocado, querido y llevado desde la frialdad hasta la temperatura que todo cuerpo y alma necesitan: la calidez del afecto.

EL CUERPO: LA MÁGICA CREACIÓN

Muy poca gente toma conciencia de que el cuerpo físico es un préstamo.

Partiendo de la base de que el latido del corazón es un milagro (nadie hace latir al corazón conscientemente; es un misterio energético de la vida), pregúntate a ti mismo cuántos litros de sangre recorren tus venas; cuántas vertebras sostienen tu cuerpo, tu Árbol de la Vida; cuántos músculos o huesos tienes; cuántas veces respiras por minuto.

Y es que en realidad desconocemos la casa que, como alma, habitamos.

Para el tantra, el cuerpo es una reserva de poderes, el templo del alma en la Tierra; por lo que todo camino espiritual debe comenzar en el conocimiento de sus funciones, sistemas, reacciones, capacidades, flexibilidad, fuerza y, en general, de todo el misterio que encierra.

¿Has pensado alguna vez que un día abandonarás el cuerpo? ¿O que éste vive más tiempo si uno le brinda cuidados y placer? ¿Cuánto hace que no te regalas un masaje; que no disfrutas de un baño de inmersión o que no sales a correr, a caminar, a hacer yoga o a bailar?

Muy curiosamente, sólo prestamos atención al cuerpo cuando siente dolor o está enfermo; no somos conscientes de él cuando está sano o vital. Deberíamos ser más amorosos con él, y una buena forma de hacerlo sería proporcionándole un masaje; un hermoso regalo que mantiene el cuerpo físico en armonía con los demás cuerpos y que en su facultad terapéutica más profunda, lo sana.

En el masaje apuntamos, en primer lugar, a conocer el cuerpo: si la columna está flexible; si el sistema digestivo funciona bien; dónde existen dolores; cómo están los músculos; cómo se duerme, etc.

El cuerpo es una maravillosa creación. Funciona con su propia sabiduría de vida: se sana cuando se lastima, oxigena el cerebro, hace los procesos digestivos, genera hormonas, reacciona a los estímulos, hace fluir la sangre... Como dice el proverbio: «Cuando tocas el cuerpo humano, tocas el cielo».

Durante el masaje, la primera lectura que hacemos es la del cuerpo físico: saber cuándo una persona está a la defensiva (con las piernas y brazos cruzados); cuándo siente admiración (mira con la cabeza inclinada al costado); cuándo siente placer (su rostro ofrece una sonrisa); cuándo está deprimida (hunde el pecho y respira superficialmente); etcétera.

Leer el cuerpo es un don que el terapeuta tiene que cultivar para poder tener el conocimiento del tipo de masaje que necesita cada individuo.

EL SISTEMA ÓSEO

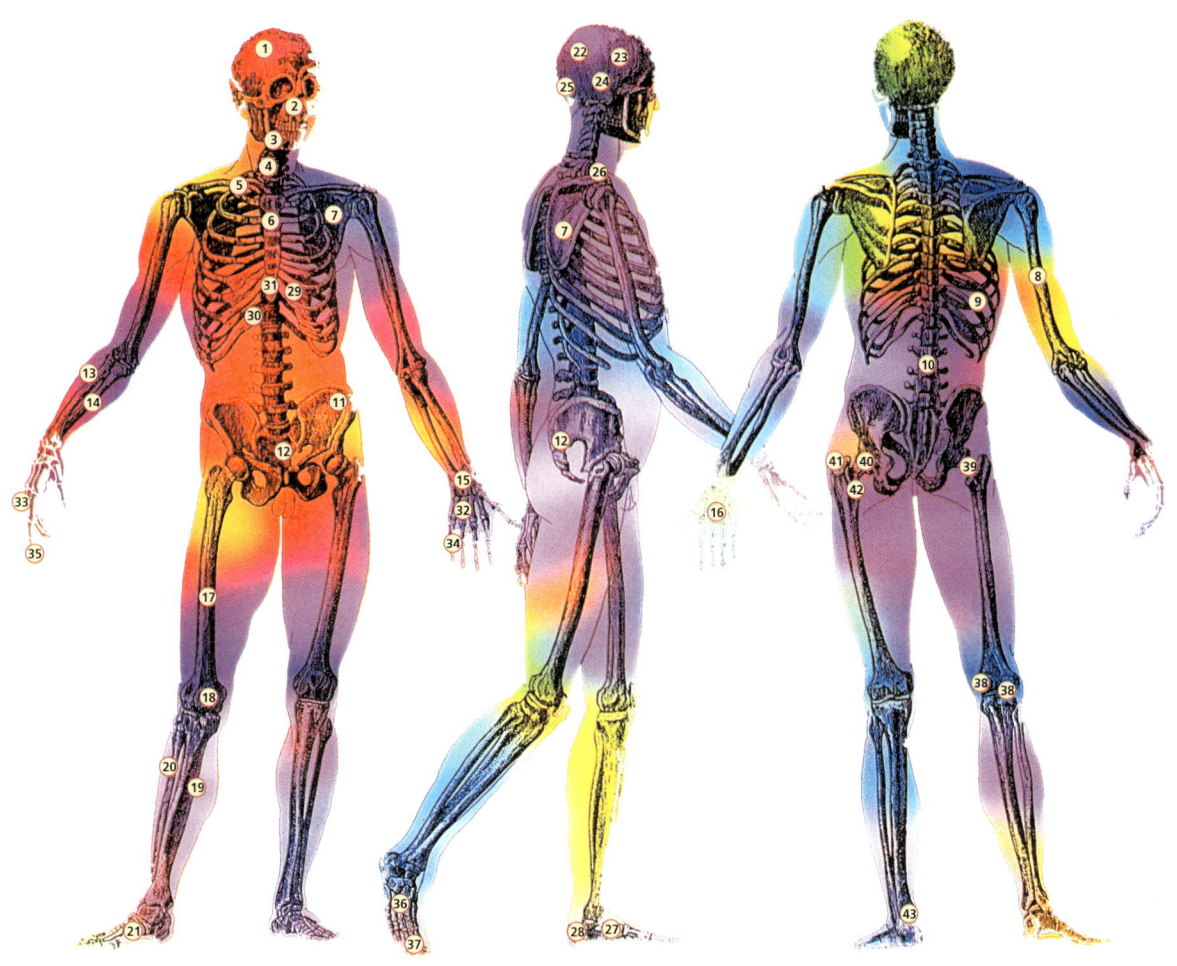

1. Cráneo; **2.** maxilar superior; **3.** maxilar inferior; **4.** vértebras cervicales; **5.** clavícula; **6.** esternón; **7.** escápula; **8.** húmero; **9.** costillas; **10.** vértebras lumbares; **11.** coxal; **12.** sacro; **13.** radio; **14.** cúbito; **15.** huesos de la muñeca; **16.** huesos de la mano; **17.** fémur; **18.** rótula; **19.** tibia; **20.** peroné: **21.** huesos del pie; **22.** parietal; **23.** frontal; **24.** temporal; **25.** occipital; **26.** clavícula (vista lateral); **27.** astrágalo; **28.** calcáneo; **29.** cartílagos costales; **30.** costillas flotantes; **31.** apéndice xifoides; **32.** metacarpianos; **33.** primeras falanges; **34.** segundas falanges; **35.** terceras falanges; **36.** metatarsianos; **37.** falanges; **38.** cóndilos femorales; **39.** cuello femoral; **40.** cabeza femoral; **41.** trocánter mayor; **42.** trocánter menor; **43.** apófisis estiloides.

EL SISTEMA CIRCULATORIO

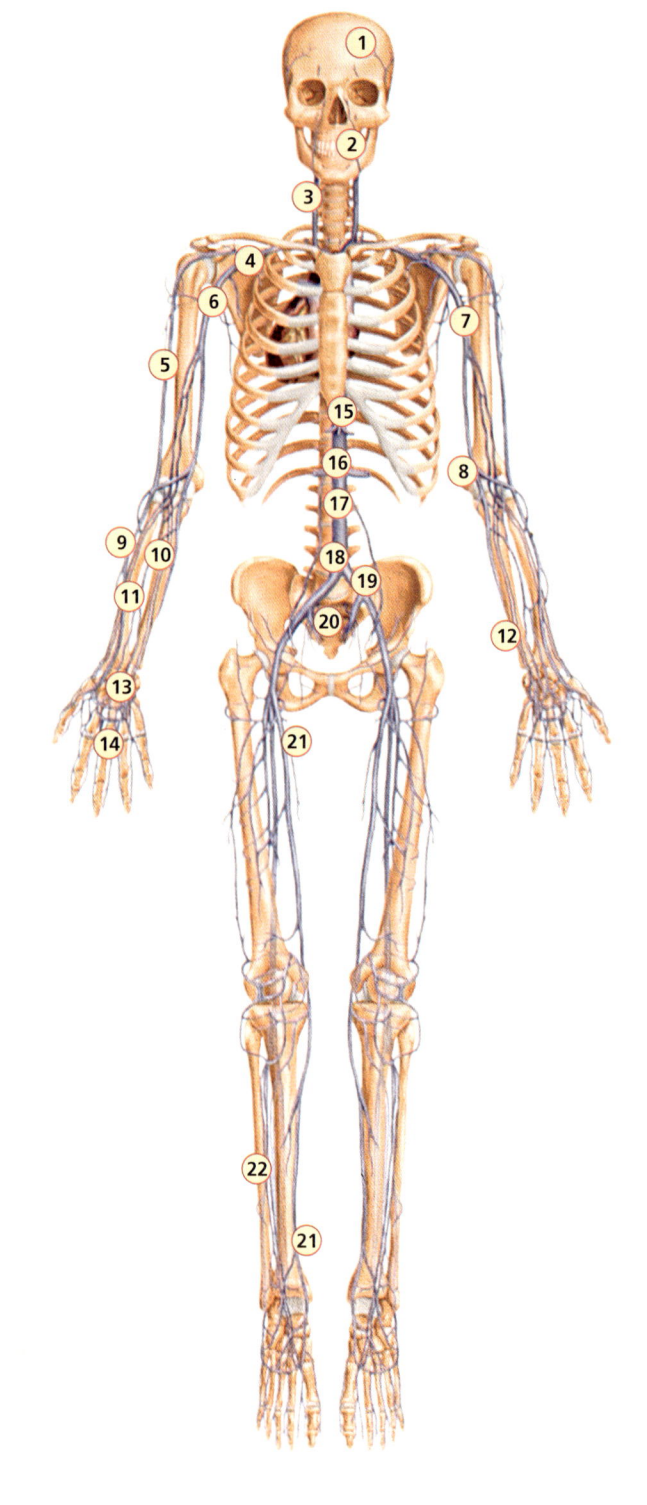

1. *Arteria temporal superficial;*
2. *arteria facial (maxilar externa);*
3. *vena yugular externa;*
4. *vena subclavia;*
5. *vena cefálica;* 6. *vena axilar;*
7. *vena humeral;* 8. *vena basílica;*
9. *vena cefálica;*
10. *vena mediana antebraquial;*
11. *arteria radial;* 12. *arteria cubital;*
13. *arteria arco palmar profundo;*
14. *arteria arco palmar superficial;*
15. *vena hepática;* 16. *vena renal;*
17. *arteria aorta;* 18. *vena cava inferior;*
19. *arteria ilíaca primitiva;*
20. *vena ilíaca interna;*
21. *vena safena interna;*
22. *arteria tibial anterior.*

EL SISTEMA NERVIOSO

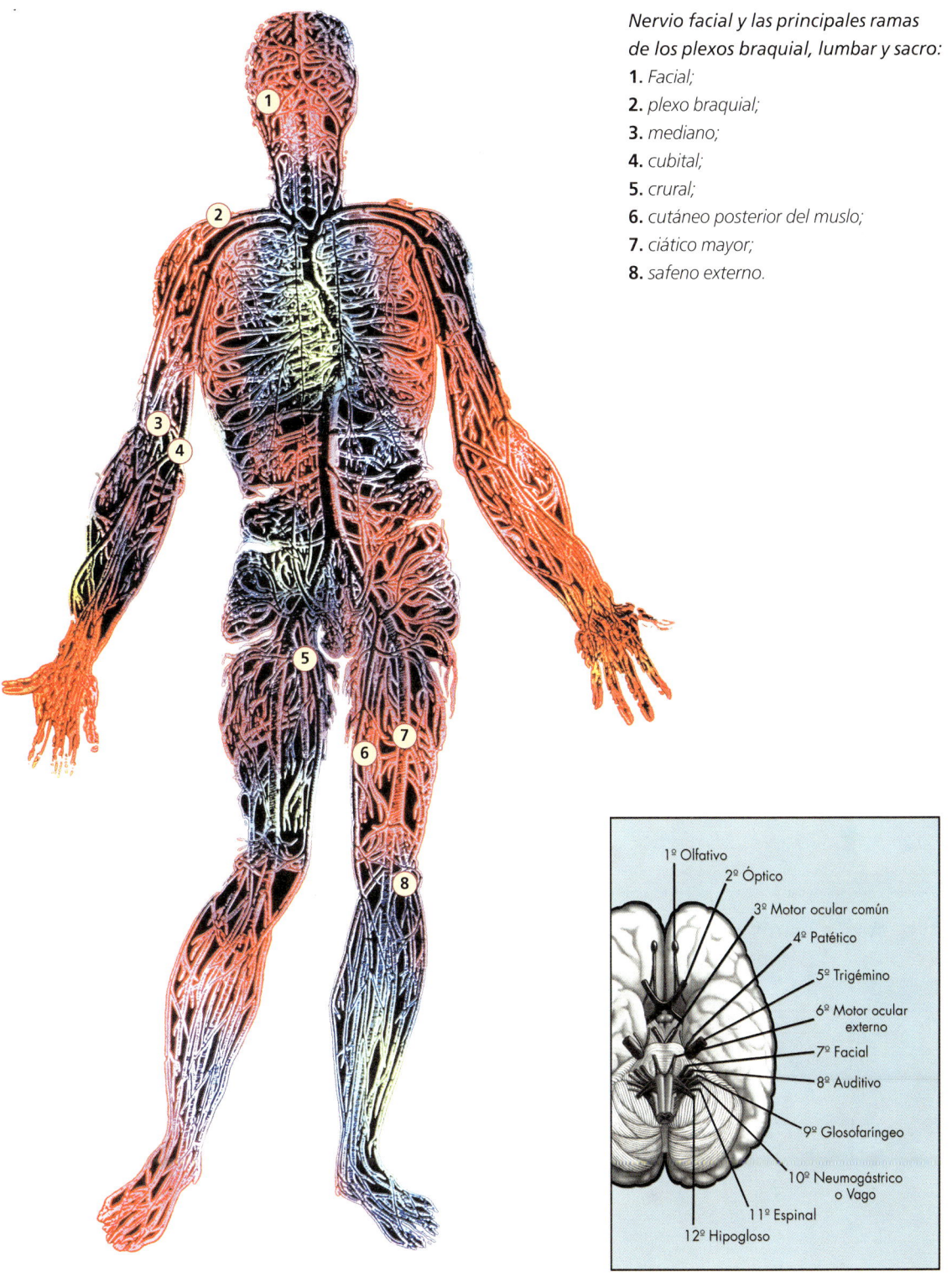

Nervio facial y las principales ramas de los plexos braquial, lumbar y sacro:
1. *Facial;*
2. *plexo braquial;*
3. *mediano;*
4. *cubital;*
5. *crural;*
6. *cutáneo posterior del muslo;*
7. *ciático mayor;*
8. *safeno externo.*

EL SISTEMA MUSCULAR

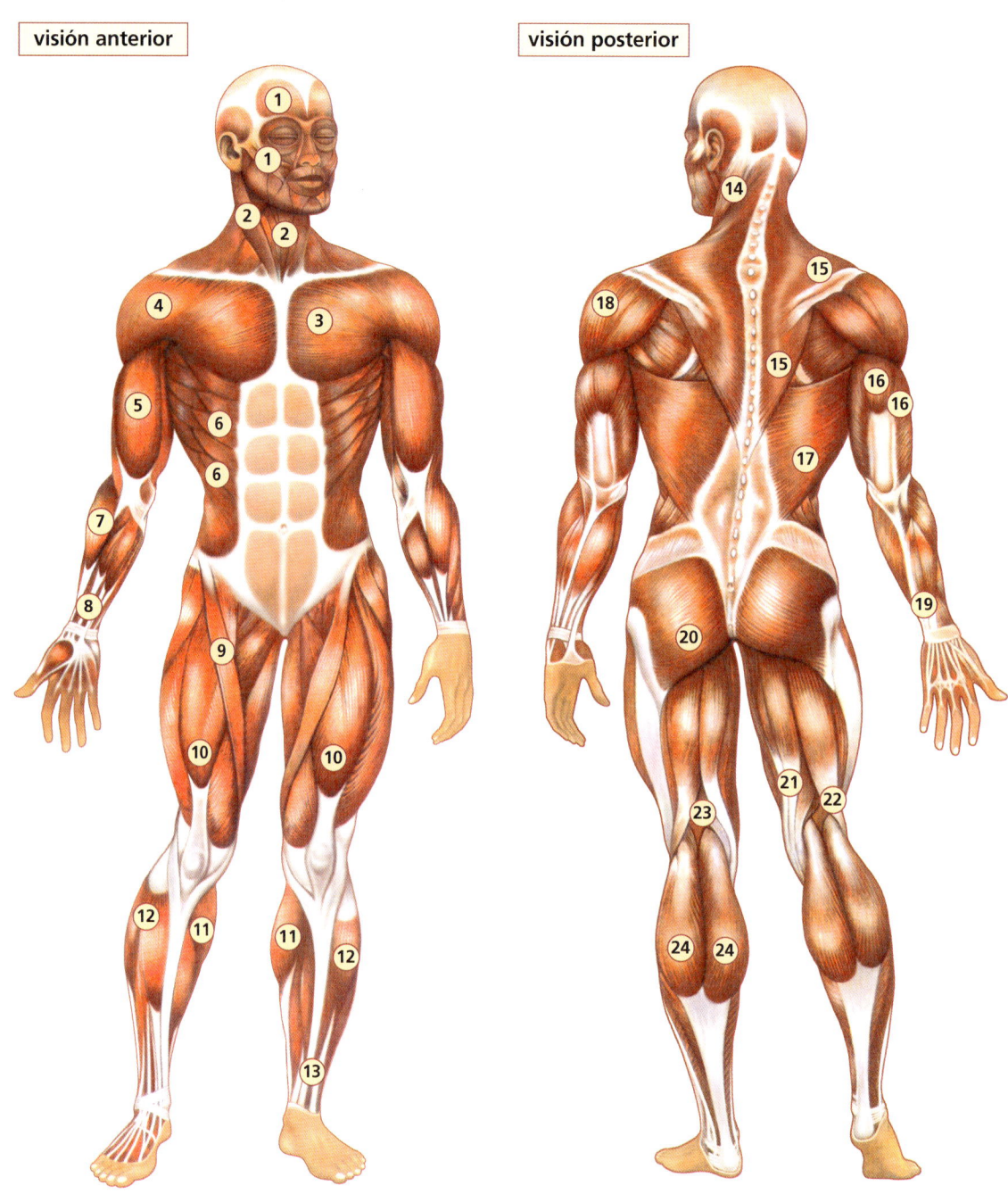

Visión anterior: **1.** *músculos de la cara;* **2.** *musculatura cervical;* **3.** *pectoral mayor;* **4.** *deltoides;* **5.** *bíceps;* **6.** *oblicuo mayor;* **7.** *músculos del antebrazo;* **8.** *flexores de la mano;* **9.** *sartorio;* **10.** *cuadríceps;* **11.** *gemelos;* **12.** *tibial anterior;* **13.** *extensor de los dedos.*
Visión posterior: **14.** *esternocleidomastoideo;* **15.** *trapecio;* **16.** *tríceps;* **17.** *dorsal ancho;* **18.** *deltoides;* **19.** *extensores de la mano;* **20.** *glúteo mayor;* **21.** *semimembranoso;* **22.** *bíceps crural;* **23.** *semitendinoso;* **24.** *gemelos.*

LAS VÍSCERAS

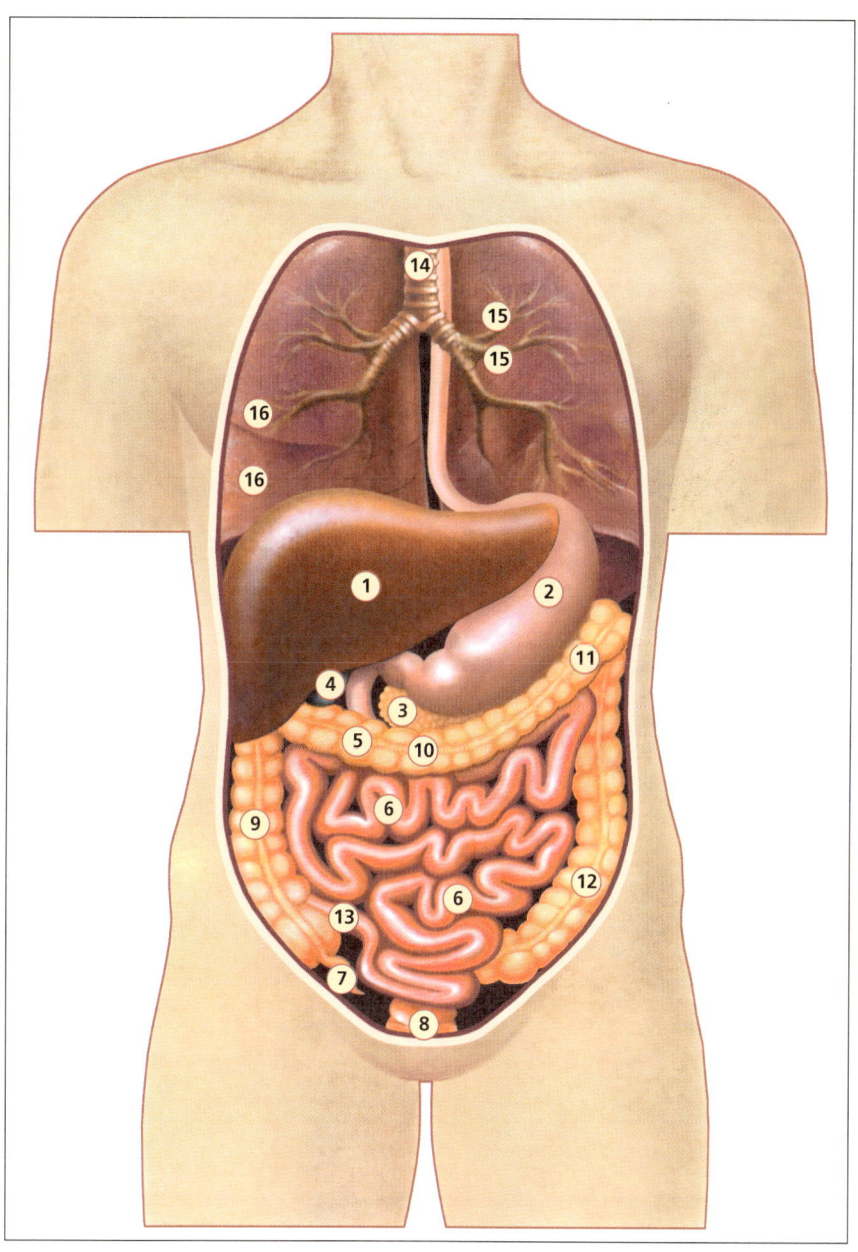

1. *Hígado;* **2**. *estómago;* **3.** *páncreas;* **4.** *vesícula biliar;* **5.** *intestino grueso;* **6.** *intestino delgado;* **7.** *apéndice;* **8.** *recto;* **9.** *colon ascendente;* **10.** *colon transverso;* **11.** *cintillas longitudinales;* **12.** *colon descendente;* **13.** *íleon terminal;* **14.** *tráquea;* **15.** *árbol bronquial;* **16.** *lóbulos pulmonares.*

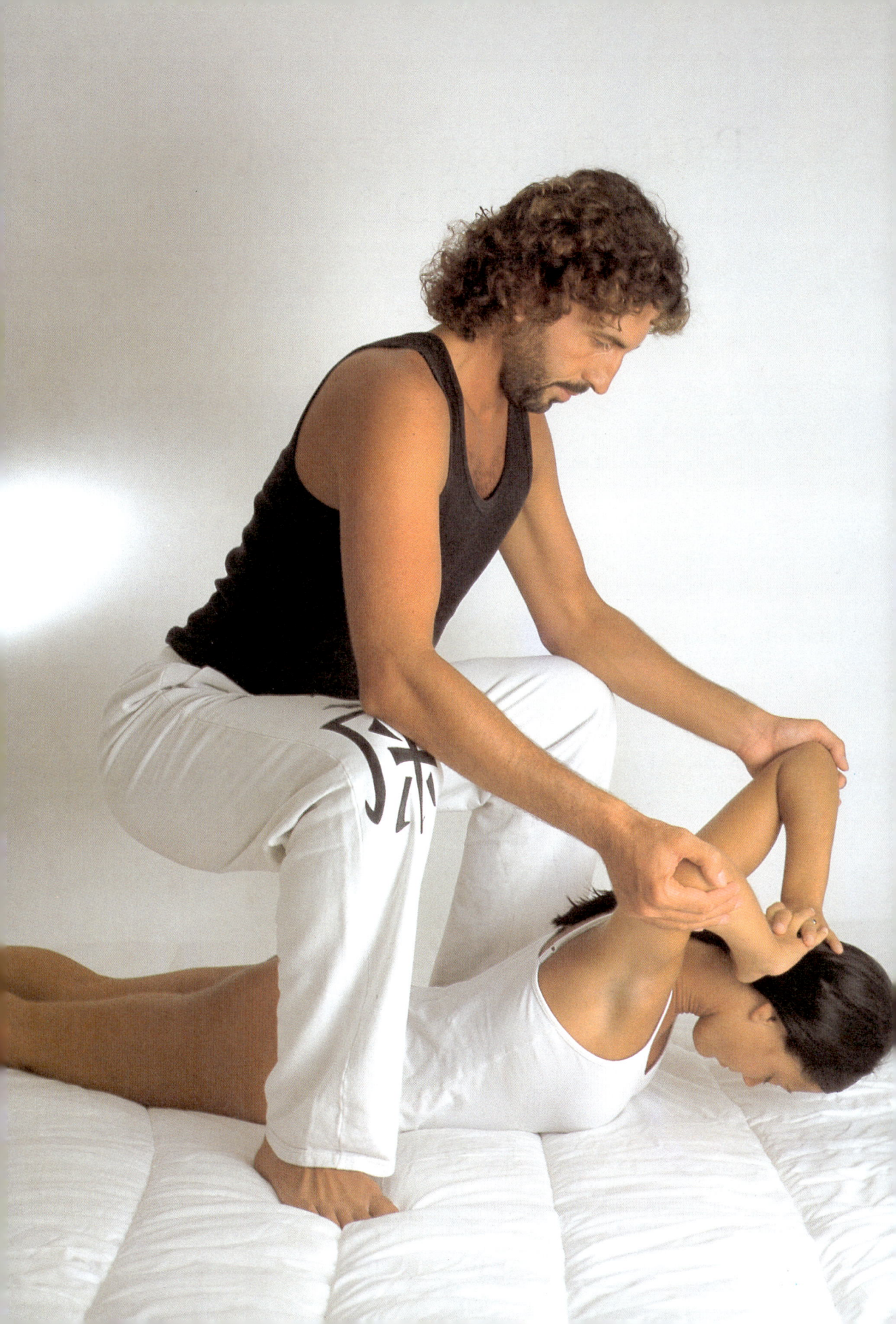

Principios de cada método

SHIATSU

Este método de masaje japonés tiene sus fuentes en el masaje tradicional chino, la acupuntura, el *do in* y la milenaria medicina oriental.

Se basa en la certeza de que el cuerpo es animado por la energía vital *kí*, que circula por los ríos energéticos o meridianos (seis yin y seis yang) interactuando en completo equilibrio.

El shiatsu tiene su etimología en la unión de las palabras *shia* (pulgar) y *tsu* (presión), ya que este masaje parte de la presión con los pulgares, aunque también utiliza codos, manos, llaves, fricciones y frotamientos.

El objetivo del shiatsu es tonificar cuando falta energía y sedar cuando sobra (*kyo* y *jitsu*), para así mantener un flujo correcto de la vitalidad por los meridianos. Da mucho énfasis a las emociones que pueden afectar la salud, sosteniendo que la ira daña el hígado; la tristeza, los pulmones; la apatía, el corazón; el miedo, la vejiga y el riñón; y las preocupaciones, el bazo.

Cuando un órgano no funciona correctamente el terapeuta debe buscar el recorrido del meridiano correspondiente a dicho órgano o función, y sedarlo o tonificarlo según corresponda.

Aunque está comprobado el origen histórico y científico del shiatsu hace miles de años, en el recuadro muestro una bonita leyenda al respecto.

Objetivos

Restablecer o mantener en equilibrio el funcionamiento energético que fluye por los meridianos,

---

Cuenta la leyenda que en Japón vivía una hermosa joven llamada Shia Tsu, quien no se llevaba bien con su suegra ya que ésta estaba celosa porque se había llevado a su hijo, pero también por su juventud y energía.

Un día, la joven Shia Tsu fue a consultar a un viejo sabio del bosque. Le relató su problema y le pidió un veneno para matar a su suegra. El sabio le entregó un veneno que tardaba tres meses en hacer efecto y le dió la siguiente recomendación: «Con la excusa de ir a tomar el té todas las tardes, le colocarás dos gotitas del veneno en su taza. Para que nadie recele, le darás una sesión de masaje después de tomar el té. No tardará en morir sin que nadie se dé cuenta de que fuiste tú.»

Shia Tsu se fue a su casa y, al día siguiente, inició su plan. Como le había dicho el sabio, fue a tomar el té y después le realizó los masajes. Y así lo hizo todos los días. Entretanto, la joven y su suegra sufrieron un cambio: a medida que charlaban se conocieron cada vez más y no sólo dejaron de sentirse rivales, sino que se hicieron amigas.

Continuó el ritual del té y de los masajes hasta que sólo quedó veneno en el frasco para un día. Shia Tsu sintió que su suegra no era tan mala y que había demostrado ser una mujer con unos malos hábitos que ya no tenía.

La joven fue a ver al sabio y le dijo exaltada: «No sé qué ha pasado. He hecho lo que me dijo durante los tres meses, pero en lugar de sentirse cada vez peor y morir, se ha vuelto buena y amable. ¡Ahora no quiero que muera! ¡La extrañaría mucho! ¡Por favor, deme un antídoto!» El sabio sonrió y le dijo: «Lo que ha pasado es natural. Lo que te dí en el frasco no era veneno, sino agua de rosas. El masaje ha sido lo que os ha hermanado.»

Shia Tsu quedó tan encantada con el poder de las técnicas de masaje que se encargó de difundirlo por todo el mundo.

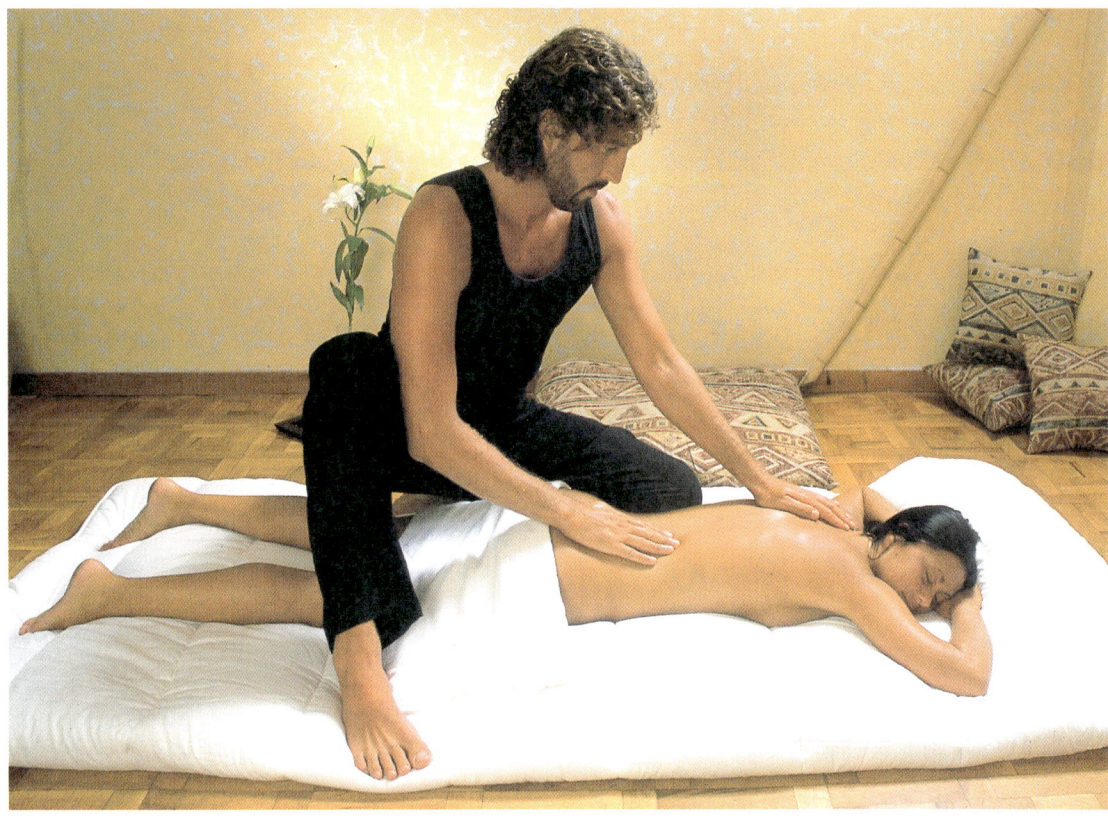

sedando o estimulando dicha energía a fin de conseguir un perfecto estado de homeostasis. Igual que la sangre fluye por las venas, la energía *ki* fluye por los meridianos del cuerpo energético.

Beneficios
- Descomprime las energías bloqueadas por la tensión mental o emocional.
- Alivia el dolor.
- Activa la circulación sanguínea y energética.
- Otorga sensación de liviandad.
- Abre los canales energéticos (meridianos) y los puntos de digitopuntura (tubos).
- Provee una sensación de bienestar y relajación.
- Elimina la energía densa y restaura la entrada de nueva energía.

Contraindicaciones
- Mujeres con más de seis meses de embarazo.
- Después de un largo viaje.
- Hipertensos.
- Operados recientes del corazón.
- Mujeres con el período menstrual.

Forma de trabajo
- Presionar con los pulgares los puntos y sedarlos o estimularlos según corresponda.
  Para sedar se efectuarán giros en sentido opuesto al de las agujas del reloj; mientras que si queremos tonificar un punto giraremos en sentido horario.
- Los puntos son como la cabeza de un alfiler.
- Las llaves de zen shiatsu apuntan a desbloquear todo el cuerpo por medio de estiramientos.
- Las presiones estimulan la circulación sanguínea y la energética.
- Los amasamientos contribuyen a mejorar la musculación para que los puntos contraídos (a veces muy antiguos y profundos) salgan a la superficie de la piel.

MASAJE TÁNTRICO

Este sistema científico, espiritual y artístico se fundamenta en la alineación y estímulo de los siete chakras de la psicología animal, humana y divina que cada persona posee.

El masaje tántrico proviene de la rica experiencia del tantra y su origen se remonta a la edad de oro de la India.

El tantra es un sendero natural que se orienta hacia el placer, el gozo, la conciencia, el amor, la inteligencia y el uso creativo de la energía. No es una religión, sino un camino consciente y libre. Se enfoca hacia el desarrollo de un sistema energético que sirva para que todo individuo se conecte al universo y al maestro interior.

El tantra usa el masaje como una meditación en pareja, donde ambos son llevados hacia un estado interior de fusión y unidad.

Contiene además danzas, meditaciones, ejercicios específicos de respiración, estímulo de los chakras, mantras y mudras, y técnicas para elevar la energía sexual a la espiritualidad a través del ritual *maithuna*.

El masaje tántrico ofrece a quien lo recibe la posibilidad de trascender las fronteras de la conciencia ordinaria hacia un pleno y profundo estado de autoconocimiento.

Al enfocar la energía en los chakras, este delicado masaje abre la fragancia luminosa que cada ser tiene dentro. Existe un profundo respeto por el otro porque en él se ve a uno mismo, a Dios y a toda la Creación.

Al trabajar los chakras, la persona experimenta el viaje interior de su conciencia, desde la raíz de la columna hasta lo alto de la cabeza, y espiritualiza su materia vibrando como esencia de luz.

El tantra es una corriente vivencial que busca la libertad del individuo en todas sus facetas. Su origen es matriarcal y hace énfasis en la facultad femenina de lo divino, por lo que no condena a la mujer como los sistemas masculinos. Tampoco condena el placer, el sexo y el alimento, que utiliza como herramienta para evolucionar.

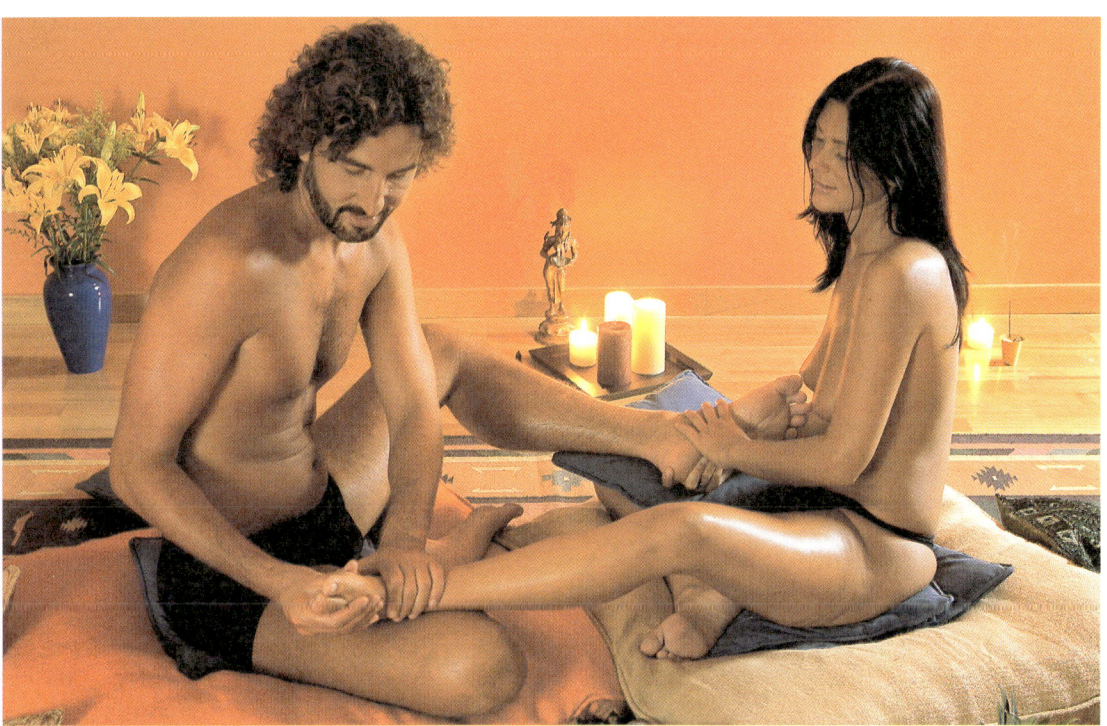

Es una ciencia espiritual y mística, no una religión afirmando que no estamos separados de nada. Todo es una unidad y por lo tanto no hace falta religar al ser humano, sino hacerle tomar conciencia de que Dios está en todo, que es todo.

El tantra se sumerge en la vida, en armonía con las leyes naturales, sin atarse a ningún libro sagrado (aunque existen cuatro textos tántricos fundamentales). Invita a entrar de lleno en la vida con la mente en unidad y no cree en el Bien y el Mal, sino en lo justo. No hace discursos filosóficos, sino que trata de inducir al individuo a la liberación de su personalidad.

Etimológicamente, tantra significa «tejido que expande la conciencia», y para ello se sirve de múltiples técnicas en el arte, la ciencia, la mística, el yoga, el masaje, la espiritualidad y la psicología. Precisamente su psicología es actuar, sentir y pensar desde la conciencia interna en paralela frecuencia con lo sublime, creando a cada momento la posibilidad de conexión.

Hoy día se ha convertido en un camino pragmático y accesible al hombre y a la mujer modernos, ya que permite disfrutar de todo apegándose lo menos posible. Como dijo Osho, maestro tántrico: «Ya eres perfecto, no quieras luchar por ser alguien. No hace falta crear conflictos».

El trabajo consiste en desprenderse de la oscuridad mediante transformaciones internas que lleven de la depresión a la celebración; de lo rígido a lo flexible; de la crítica a la creatividad; del impulso a la conciencia. A través de la práctica diaria se va cambiando y evolucionando porque la perfección ni tiene límites ni es estática. Para más información, puedes leer mi libro de tantra de esta misma editorial.

El tantra no dice que te perfecciones, sino que utilices tu capacidad interna espiritual (que ya es perfecta) por ser el lugar de contacto con Dios. Apunta a la completa conciencia libre y para ello no rechaza el mundo, sino que lo toma como escuela de vida.

El masaje tántrico encamina al ser humano a recuperar el equilibrio energético; a alinear sus chakras, emociones y psique, y a otorgar placer y una profunda relajación al cuerpo.

Con el tantra aceptas el deseo sin reprimirlo; lo realizas y lo trasciendes como un testigo conscien-

LOS PRINCIPIOS DEL TANTRA

- No crear conflictos.
- Vivir espontáneamente.
- Ser flexibles.
- No dividir sino unificar.
- No estancarse sino fluir.
- Liberarse del control.
- Estar centrado.
- Sentir la perfección en todo.
- Estar conscientes, alertas.
- Aceptar la realidad.
- No ser moralistas ni críticos.
- No buscar la seguridad.
- Ser receptivos, estar abiertos.
- Ser simple y natural.
- No apegarse.
- Entregarse a la vida.
- Aceptar el deseo sin identificarse.
- No reprimirse.
- Enfocar la mente en el presente.
- Amar toda manifestación de vida.
- Ser creativos.
- Elevar la energía del sacro a la coronilla.
- Celebrar la existencia.
- No crear tensiones internas.
- Usar la energía sexual como combustible.
- Eliminar la posesión y los celos.
- Armonizar con el silencio.
- Danzar y celebrar la música.

PRINCIPIOS DE CADA MÉTODO

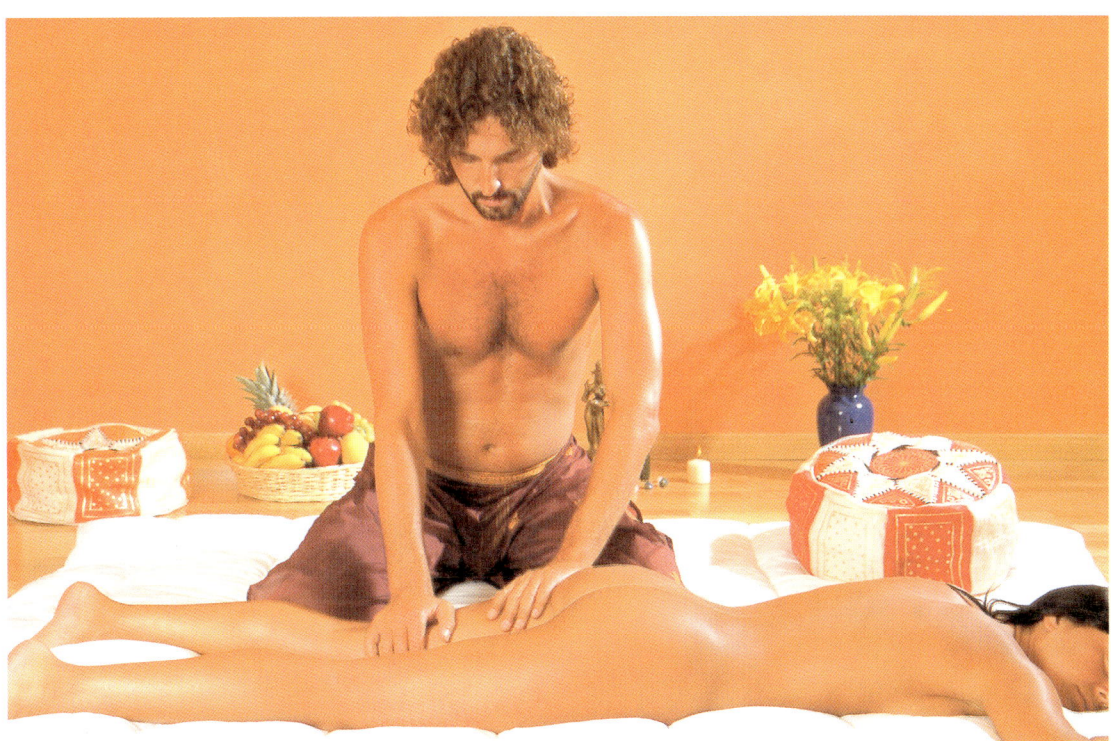

te de que eres el dueño de tu vida. Del mismo modo, también te lleva a disfrutar de todas las funciones de tu energía.

La fórmula consiste en relacionar conciencia y energía; sexo y meditación; amor e inteligencia; creatividad y sensibilidad; percepción interna y festejo; masaje y actividad.

Objetivos
- Desarrollar la fluidez energética por los conductos de la columna.
- Limpiar, activar y equilibrar los chakras.
- Profundizar el estado de conciencia.

Beneficios
- Elimina el sentimiento de división o separación.
- Elimina el miedo.
- Activa todas las potencialidades creativas de la persona.
- Conecta al ser humano con su zona espiritual.
- Silencia la mente.
- Otorga la experiencia de sentir un gozo oceánico.
- Libera los tabúes y la vergüenza por el cuerpo.
- Permite sentir el movimiento de la energía y las emociones.
- Genera paz interior.
- Trasmuta la energía densa.
- Libera represiones emotivas, mentales y sexuales.
- Aumenta el grado de conciencia.
- Desarrolla la sabiduría y el uso inteligente de la energía vital.

Contraindicaciones
- Mujeres embarazadas o con período menstrual.
- Personas con problemas mentales.
- Operados recientes del corazón.

Forma de trabajo
- Directamente sobre los chakras, desde la columna, la zona delantera y la planta de los pies.
- Uso de la respiración consciente: respiración de limpieza y respiración circular.
- Visualizaciones en los chakras.
- Uso de colores.

- Uso de aceites especiales para cada chakra.
- Sonidos para los chakras.
- Afirmaciones y meditaciones para activar la potencialidad interna.
- Estímulo del olfato a través de aromas y esencias.
- Uso de gemas.

REFLEXOLOGÍA

Desde hace unos treinta y cinco años la reflexología se ha popularizado en Occidente, pero los egipcios fueron los primeros en conocer los beneficios y el placer que brinda. Los numerosos papiros y relieves hallados hacen suponer que eran expertos hacedores de masajes en los pies.

Esta antigua y efectiva técnica basa su tratamiento en la planta de los pies, estimulando desde allí los puntos nerviosos que activan o sedan todas las funciones del cuerpo humano.

Es muy benéfico y pueden tratarse tanto problemas del aparato digestivo o respiratorio como dolores de cabeza, de columna o del nervio ciático; así como todos los órganos y vísceras, desde el riñón al hígado, etc.

Al estimular los puntos reflejos se detectan, en caso de mal funcionamiento, lo que llamamos «cristales»; una especie de diminutas bolas que son formaciones de ácido úrico. Estas toxinas se van acumulando y, como consecuencia, pueden producir dolores. Es muy notorio cómo se sienten estos cristales cuando deslizamos los pulgares por el pie.

La forma de eliminar estos residuos del organismo es a través de la orina, pero el paciente ha de iniciar un tratamiento de masaje para poder componer y armonizar su problema particular.

Tanto los pies como la columna son las dos áreas del cuerpo humano que menos atención reciben por parte de la mayoría de personas y, sin embargo, son las que ejercen un mayor esfuerzo. Tanto unos como otra soportan continuamente el peso del cuerpo, pero a diferencia de la columna vertebral, nuestros pies han de hacerlo muchas veces con calzado de mala calidad.

Una buena salud de los pies es fundamental para tener en buen estado el resto del organismo, tanto física como psicológicamente.

Es curioso observar cómo camina la gente en los talleres de yoga: mientras que unos apoyan todo el pie con fuerza, otros lo hacen tímidamente con la punta... También están los que caminan mecánicamente, los que taconean, etc. Y conociendo a los alumnos se puede comprobar que su forma de caminar coincide con su forma de ser: los que caminan apurados son activos; los que apoyan sólo la punta del pie son tímidos, etc. Los pies nos brindan un auténtico mapa para conocer a una persona y darle la terapia que necesita.

También es importante, desde el punto de vista reflexológico, observar detenidamente el estado de los pies. Los callos, las ampollas, los lunares o los dedos, por ejemplo, nos van a determinar cómo se encuentran las glándulas o los órganos del paciente. Por ejemplo, si la persona tiene juanetes o callos que se correspondan con la zona de la gar-

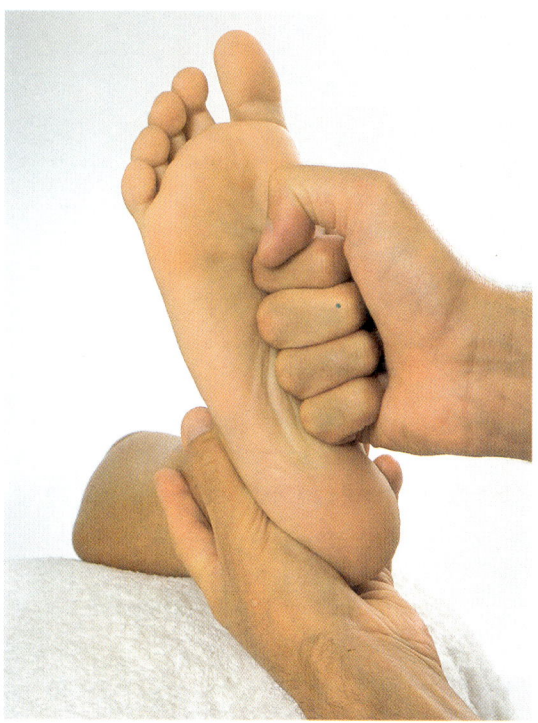

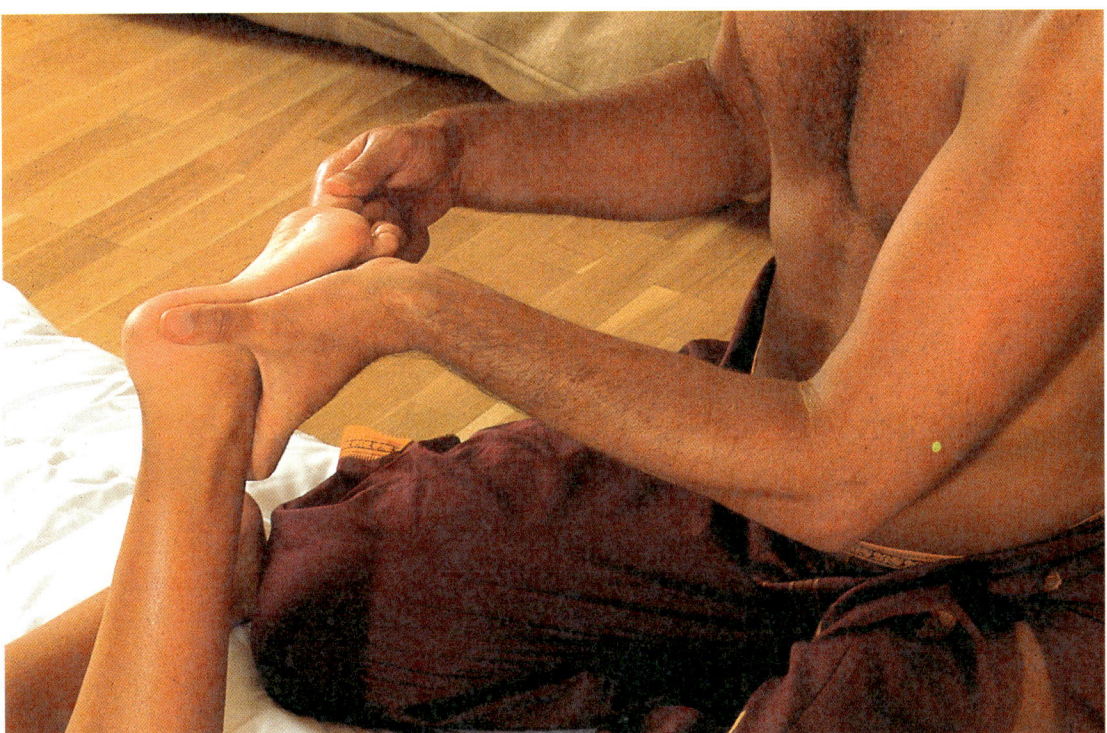

ganta, es probable que tenga dificultades para expresarse. Por otro lado, si existen cicatrices, operaciones o deformaciones, afectarán al resto de aspectos del funcionamiento del cuerpo.

La importancia del pie también se da en el hecho de que recibimos dos energías: el *prana* o *kí* (la energía vital del Sol) y el *apana* (la energía vital de la Tierra), que el ser humano recibe como una antena desde abajo y desde arriba. La Tierra es energía yin y la del Sol yang. Como podemos ver, la naturaleza no deja nada al azar, sino que cumple siempre la ley del equilibrio.

Es muy aconsejable caminar descalzo cada día durante cierto tiempo para recibir dicha energía y también como descarga. Muchas personas tienen sus pies aprisionados durante largas horas sin saber que ello equivale a encarcelar todo el cuerpo.

En una sesión de reflexología (ideal para personas estresadas o muy cansadas) el paciente puede experimentar una profunda relajación, así como una mezcla de dolor y placer, cosquillas, llanto, risa, ganas de orinar y otras sensaciones. A veces incluso se desbloquean emociones y contracturas que se han ido acumulando a lo largo de meses o años.

Los pies servirán al terapeuta como un ordenador, ya que cada punto específico será como una tecla que permita ver el contenido del organismo entero.

Objetivos
- Liberar el ácido úrico y las toxinas, proporcionando una profunda limpieza.
- Equilibrar las funciones y sistemas del cuerpo.
- Movilizar viejas estructuras y malos hábitos.
- Eliminar deshechos.
- Estimular y corregir las funciones y sistemas del cuerpo.
- Eliminar dolores del pie y de otras zonas.
- Desbloquear tanto los problemas musculares como los energéticos.

Contraindicaciones
- Mujeres embarazadas o con la menstruación.
- Hipertensos.

Forma de trabajo

- Se trabaja cada punto de 1 a 3 minutos mediante cinco técnicas diferentes, que son las siguientes:
  — Presionando y sacando el pulgar del punto o zona.
  — Subiendo y bajando ambos pulgares alternativamente, como una escalerita.
  — Rotando el pulgar en sentido horario para tonificar, o antihorario para sedar.
  — Deslizando el nudillo por la planta del pie en vaivén.
  — Mediante estrujamientos y amasamientos.
- El número de sesiones se determinan de acuerdo a las necesidades y reacciones del paciente.

MASAJE SENSITIVO

El masaje sensitivo o «californiano» pone el énfasis en el desarrollo de la sensibilidad, en el poder curativo del tacto y en la unidad que existe entre cuerpo y alma.

Estimula suavemente todo el cuerpo para que el paciente perciba desde la piel hasta los músculos un profundo estado de relajación.

Al abordar el cuerpo en su totalidad (la mayoría de las veces completamente desnudo) el receptor experimenta la posibilidad de sentirse «natural» de nuevo. Y es que si no es en la ducha o en una playa nudista, el cuerpo no puede percibir completamente el aire, el sol, el agua o la tierra. Y si además lo agredimos constantemente con ropas incómodas, zapatos apretados o corbatas, nos alejamos de nuestra libertad primitiva.

Con el masaje sensitivo devolvemos al cuerpo la sensación de conexión; de unidad física y energética.

Esta terapia manual valora, en primer lugar, el sagrado hogar que es nuestro cuerpo, y mediante el tacto transporta tanto al receptor como al terapeuta a un mundo de sensibilidad y de placer.

Es conocido el efecto beneficioso que tienen las caricias y los abrazos entre las personas. Así, por ejemplo, se han hecho investigaciones con bebés que recibían cariño y eran tocados, por una parte, y con otros que no, y se ha determinado no sólo que los primeros son más sociables y alegres, sino que los que no eran tocados y mimados lloran y se mantienen irritados.

Sin embargo, no hace falta ninguna estadística para saber del placentero y dulce gozo que se experimenta con el masaje sensitivo; con el afecto y el toque amoroso por parte de otra persona.

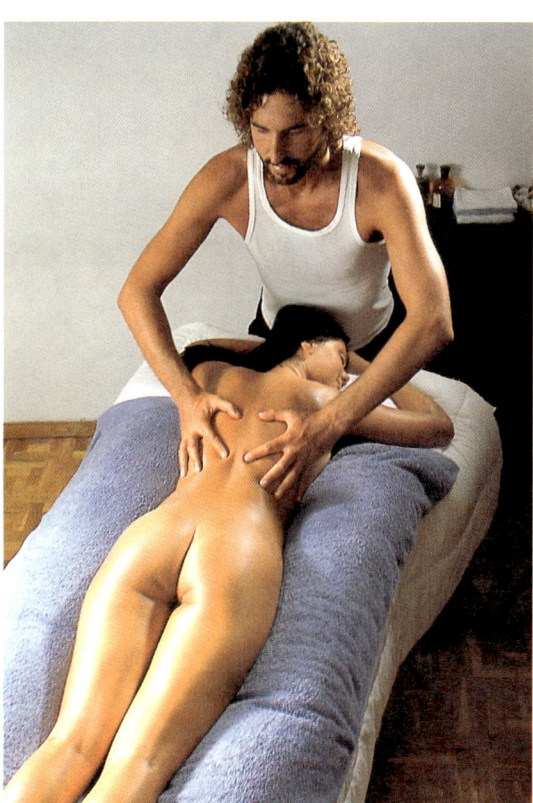

Objetivos

- Restablecer el contacto profundo entre cuerpo y alma.
- Conseguir un estado de silencio mental para lograr una apertura al placer y al gozo.
- Enfocar al individuo para que se encuentre en armonía con su zona más profunda.
- Liberar corazas emocionales.
- Flexibilizar aspectos de la personalidad.

PRINCIPIOS DE CADA MÉTODO

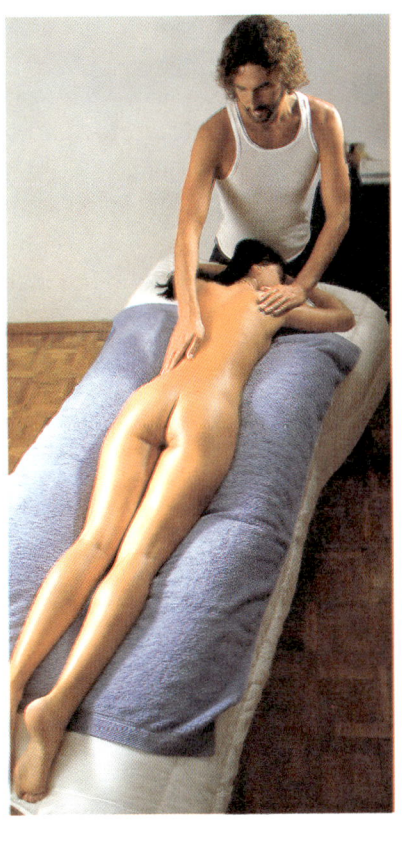
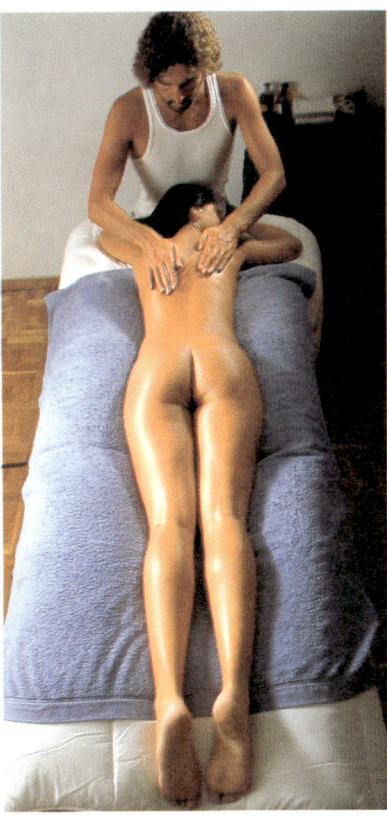
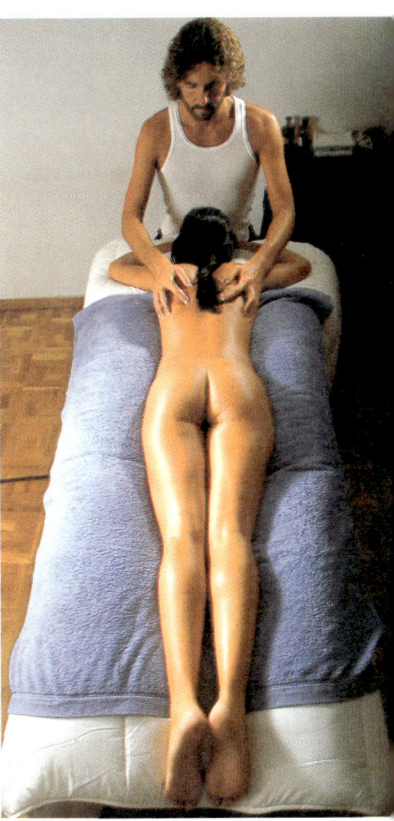

Beneficios
- Relajación profunda del cuerpo físico, sobre todo de la musculatura.
- Equilibra las corrientes de energía vital.
- Serena el sistema nervioso en profundidad.
- Clarifica y detiene los procesos mentales descontrolados.
- Incentiva el estado de meditación.
- Activa la circulación de la sangre.
- Unifica todas las «partes» del cuerpo.
- Libera energías acumuladas.
- Activa el tacto y el contacto humano.

Contraindicaciones
No tiene ninguna, ya que es en verdad un masaje suave y relajante.

Forma de trabajo
- Debe enfocarse sobre las personalidades básicas del ser humano.

¿QUÉ APORTA CADA UNO Y EN QUÉ SE DIFERENCIAN?

Aunque se realizan mediante técnicas diferentes, los cuatro métodos apuntan a una integración holística del individuo. Trabajan el cuerpo, la energía vital, la mente, las emociones y la apertura personal hacia una espiritualidad libre.

El **Shiatsu** hace mayor hincapié en el equilibrio de la energía *kí*, a través de presiones, estiramientos y frotaciones en puntos particulares de los meridianos para que se restablezca su orden por el cuerpo entero. Para el shiatsu, la salud es el armónico ciclo de entrada y salida de energía yin y yang, que partiendo de las fosas nasales va hasta los lados derecho e izquierdo del cuerpo.

El **masaje tántrico**, en cambio, considera primordial el trabajo sobre los siete chakras principales en busca de su limpieza, equilibrio y activación. Para ello, hace uso de diferentes movimientos manuales y se apoya en técnicas respiratorias, así como en el uso de gemas y aceites esenciales, visualizaciones y meditaciones específicas.

Busca entrar en lo profundo del subconsciente y llevar un rayo de luz a cada función específica. Para ello, analiza las inquietudes y los deseos de la persona, y elimina el conflicto, la inquietud y la insatisfacción de su vida personal.

La **reflexología**, por su parte, se centra en el estímulo de los puntos reflejos de los pies para sanar y equilibrar el funcionamiento de los órganos y sistemas del cuerpo físico.

Y por último, el **masaje sensitivo** aporta un importante caudal de técnicas para enriquecer la sensibilidad potencial de cada individuo e influir positivamente en sus aspectos personales.

Cada uno de los cuatro métodos es autosuficiente por sí mismo; sin embargo, la combinación de los cuatro potencia su efecto y permite trabajar desde una sencilla molestia física hasta una disfunción orgánica o desequilibrio del sistema de chakras. No hay problema que no pueda ser tratado uniendo estos cuatro métodos, por lo que su aplicación sólo depende del tiempo de restablecimiento de la energía de cada individuo; de su apertura al placer; de su sensibilidad y de su interés por profundizar en su espiritualidad.

Recomendaciones

- Haz una lectura integral de tu paciente para saber qué técnica le conviene más.
- Trata a cada paciente como si fueras tú mismo.
- Observa sus reacciones ante una técnica particular: si da muestras de dolor, cámbiala por otra. Tendrás cientos de caminos para que obtenga lo que busca.
- Protege siempre tu energía vital visualizando antes de comenzar cada sesión un círculo azul de protección que te rodea y un fuego terapéutico en tus manos.
- Guía siempre tanto tu ritmo respiratorio como el de tu paciente.
- Cuida tu postura física (sobre todo la columna) repartiendo de forma equilibrada el peso de tu cuerpo.
- No dejes nunca de tocar al receptor durante toda la sesión.
- Prepara un ambiente tranquilo donde ambos os sintáis a gusto.
- No hables demasiado durante la sesión, y mucho menos de trivialidades. Si preguntas algo, que sea respecto a la sesión de masaje.
- Deja siempre los últimos minutos para que goce del efecto de la sesión.
- Haz del masaje un arte; como si en cada encuentro pintases un cuadro diferente.
- Conéctate con la energía vital que entra por tu cabeza y sale por tus manos, manteniendo siempre un nivel elevado por medio de la respiración.
- Mantente siempre sano y vital con un programa de purificación que atienda todos los aspectos de tu ser.

No fumes, no consumas alimentos tamásicos o pesados, y no pierdas energía en cosas que no merecen la pena. (En el próximo capítulo tienes un programa de purificación holística para terapeutas).

CÓMO TRABAJAR CON EL MASAJE HOLÍSTICO

Es necesario sacar una primera impresión del paciente: la postura de su cuerpo, si camina erguido, si tiene tics nerviosos, si desvía la mirada, si se cruza de brazos, si es hablador, etc.

Del mismo modo, tenemos que averiguar la característica predominante de su personalidad: si es cerebral, sumisa, dominante, agresiva, tensa, etc. De esta manera podremos determinar qué método y ritmo de masaje efectuaremos.

Dado que no suele ser posible trabajar con todos los métodos en una sola sesión por cuestión de tiempo, usaremos llaves terapéuticas para los problemas específicos.

Llamaremos «masaje básico» al conjunto de técnicas de zen shiatsu y sensitivo que aporta un tratamiento general, y «masaje específico» al tratamiento para cada problema particular.

Podemos realizar una sesión de treinta minutos de masaje básico y treinta más de masaje específico; o bien ir variando de acuerdo a las necesidades del paciente, teniendo en cuenta que en el masaje básico las técnicas son siempre las mismas y que lo único que varía es el ritmo (que puede ser *yin* o *yang*).

> **FACTORES A TENER EN CUENTA PARA EFECTUAR UN DIAGNÓSTICO**
>
> 1. La causa física.
> 2. La causa psicoemocional.
> 3. El estado de su energía.
> 4. Sus preocupaciones.
> 5. El lado izquierdo o derecho de su cuerpo (yin o yang) donde existe un dolor.
> 6. La asociación psicológica del mal funcionamiento con uno o más chakras.
> 7. Su ritmo de vida (sano o con malos hábitos).
> 8. Su personalidad.
> 9. Su forma física.
> 10. Los puntos de shiatsu bloqueados.
> 11. Su relación con su propio cuerpo.
> 12. Su relación con la vida.
> 13. Su alimentación.

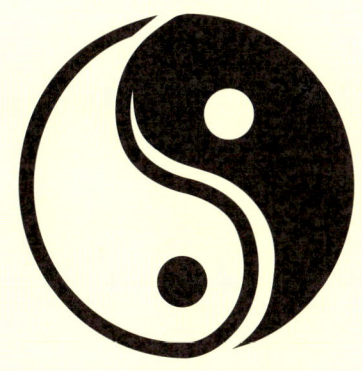

Ritmo yin: Lento y profundo para personas yang (estresadas y tensas).

Ritmo yang: Dinámico, superficial e intenso para personas yin (anémicas, depresivas o bajas de energía).

Cada persona es un mundo: no sólo cada cuerpo es diferente, sino que alberga ideas y sentimientos propios. Como terapeutas, debemos tener esto presente para saber qué terapia aplicar a cada persona. En la página 66 puedes consultar los principales trastornos, sus causas y los tratamientos posibles.

Por tanto este manual ofrece un sistema de trabajo muy efectivo, profundo y certero para encontrar las causas energéticas y psicoemocionales de los problemas del paciente a través de sus síntomas corporales.

Ejemplo 1:
Persona con dolor en el ciático, insomnio, problemas económicos y preocupación por su hermano.

En primer lugar preguntaremos si ha sufrido algún golpe en la planta del pie; si duerme en un colchón hundido o si existe alguna otra causa física para su dolor.

Es importante observar por qué zona del cuerpo comenzamos el masaje. Aunque generalmente lo iniciamos por la espalda, si la persona es muy mental lo haremos por la cabeza para que la energía acumulada en esta zona comience a movilizarse por el resto del cuerpo y se dirija a los puntos de salida.

Si la persona está baja de energía podemos comenzar por los pies e ir subiendo. Si en cambio se encuentra desorientada, descentrada o confusa, haremos un masaje global que integre todas las zonas del cuerpo y que le haga experimentar un estado de unidad física y espiritual.

Si no es el caso, lo empezaremos a relacionar con su parte psicoemocional y el funcionamiento del chakra; en este caso el primer chakra y la zona posterior de la pierna hasta el talón.

La característica del primer chakra es la supervivencia material, económica, por lo que la primera causa de sus problemas la podríamos encontrar precisamente ahí.

El paciente nos informa de que está preocupado por la salud de su hermano (aspecto yang, lado derecho del cuerpo), por lo que deducimos que el insomnio le viene dado porque su energía mental está demasiado desordenada por esta preocupación. Haremos, pues, un masaje yin que sea sedante en la zona de las piernas (masaje zen shiatsu) y que comience en la espalda y siga por el sacro para fortalecer y energizar desde el primer chakra hacia arriba por toda la columna (masaje tántrico). Luego trabajaremos los pies con reflexología para asentar el contacto con lo material y por último, la cabeza, brazos y cara para que la mente quede en silencio.

Ejemplo 2:
Persona con depresión, cansancio, falta de energía, dolor en el pecho y problemas con su hija porque se ha ido a estudiar a otro país.

Esta persona se encuentra excedida de energía yin, por lo que tiene un problema de baja energía; bloqueo en la zona del pecho por emociones reprimidas y desgaste en el lado izquierdo (yin, femenino) porque la hija se ha ido de su lado.

Necesitamos equilibrar su parte izquierda y derecha. Para ello, podemos comenzar con el pie izquierdo (reflexología) e ir subiendo por el mismo lado mediante el masaje tántrico. Luego, bajaremos por el lado derecho con un masaje tántrico y terminaremos en el pie derecho utilizando la reflexología.

Posteriormente, con técnicas respiratorias de masaje tántrico, trabajaremos en la apertura y liberación del chakra cardíaco (emociones bloqueadas) y consiguiendo definitivamente la limpieza que necesita su sistema.

Formación y sabiduría del terapeuta

Cuando un alumno decide entrar en el camino de la energía a través de una disciplina como el masaje, debe tener especial cuidado con su cuerpo y su nivel energético.

La naturaleza brinda a través del Sol, los alimentos, el aire, el agua y la tierra una cuota de energía diaria para que vivamos. Si te formas como terapeuta (o ya lo eres) y trabajas aportando energía, no tienes por qué darla de esta cuota que la naturaleza te ofrece, sino que has de convertirte en un canal receptivo de energía que fluya de ti a tu paciente. Para que esto suceda, tienes que purificarte.

La purificación o catarsis deberá cubrir todos los aspectos del ser; desde el físico (flexibilidad, fortalecimiento o eliminación de toxinas), hasta el energético, con la entrada de energía vital (*kí*) a través de ejercicios de respiración. El cuerpo astral o emocional se trabajará a través de las meditaciones adecuadas para cada chakra; y la integridad del ser, mediante un programa basado en diversas clases de yoga.

1. **Purificación del cuerpo físico:** Alimentación, buen descanso y ejercicios de yoga.
2. **Purificación del cuerpo energético:** Técnicas respiratorias (*pranayamas*).
3. **Purificación del cuerpo emocional:** Meditación sobre los chakras.
4. **Purificación del cuerpo mental:** Métodos de yoga y una actitud mental positiva.

Este programa puede ser modificado y flexibilizado para que no se convierta en una disciplina forzada, sino en un acto consciente capaz de brindarte placer y energía.

PROGRAMA DE PURIFICACIÓN HOLÍSTICA PARA TERAPEUTAS

1. *Limpieza física*

ALIMENTOS RECOMENDADOS: Cereales, frutas frescas y secas, miel, pastas integrales, legumbres, verduras, pescados, té depurativo, ajos y lácteos.

A EVITAR: Carne, fritos, picantes, cigarrillos, azúcar, harinas blancas y embutidos.

IMPORTANTE: Comer cada 3 horas.

AYUNO: Es aconsejable realizar un ayuno cuando sientas que tu cuerpo lo necesita. La frecuencia del mismo dependerá de ti. El ayuno no sólo limpiará tu cuerpo de toxinas, sino también tu mente. Y no tiene que ser algo forzado sino consciente. Durante el ayuno no sentirás ansiedad ni apetito

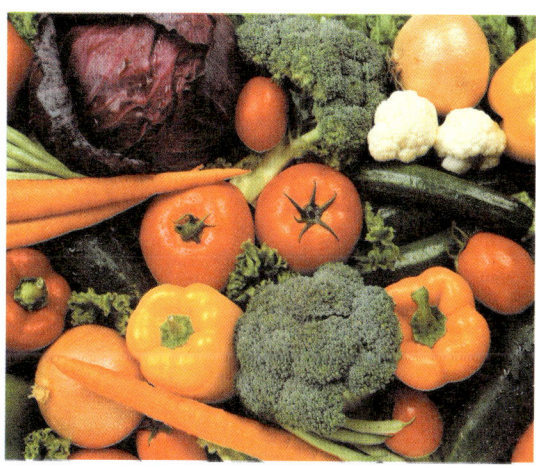

porque realizarás ejercicios de respiración, lo que te permitirá alimentarte de kí. Durante las 24 a 36 horas que dure tu ayuno bebe de 3 a 4 litros de agua diarios.

ACTIVIDADES RECOMENDADAS: Baños de inmersión con sales minerales, automasaje, caminar al aire libre (siempre que sea posible, descalzo para tomar contacto con la tierra), yoga, tai-chi y danza.

2. *Limpieza energética*

PRANAYAMAS, TÉCNICAS RESPIRATORIAS: «Prana» significa energía y «yama», absorción. Son, pues, ejercicios de respiración para la absorción de la energía. Esta ciencia permite nutrir y beneficiar al ser humano con un enorme potencial de vitalidad.

El mismo estado de sentirse inspirado y creativo tiene que ver con la «inspiración» de energía vital. Y es que cuando tienes energía y la armonizas, te vuelves creativo.

Éste es un trabajo específico sobre el cuerpo energético por lo que es importante realizarlo todos los días.

RESPIRACIONES:

- **Polarizada (7 ciclos):** Consiste en respirar alternativamente por una fosa nasal mientras se tapa la otra.

  En primer lugar, se tapará la fosa nasal derecha con el pulgar (de la mano derecha) y se inhalará por la izquierda; después, taparemos la izquierda con el índice de la misma mano y exhalaremos por la derecha. Inhalaremos por la derecha con la izquierda tapada y, por último, exhalaremos por la izquierda tapando la derecha.

  Esto es un ciclo y deberás hacer siete en total.

- **Fuelle (3 ciclos de 50):** Esta respiración es muy energizante y aviva el fuego espiritual de la misma manera que el fuego real se aviva con el aire. Se realiza respirando rápidamente por las fosas nasales imitando un fuelle. Así, la entrada y salida del aire se produce vigorosamente.

  Teniendo en cuenta que una inhalación y una exhalación se cuentan como una, realizaremos cincuenta. Puede suceder que te marees por el aumento de oxígeno en el cerebro; no te preocupes, es pasajero. Detente y realízalo al cabo de unos minutos, o merma las repeticiones a treinta.

  Ni los hipertensos ni los operados recientes del corazón deben realizar esta técnica.

- **Completa (21 ciclos):** Inhalaremos suavemente por la nariz, reteniendo el aire de 5 a 10 segundos mientras nos concentramos en los chakras. Exhalaremos de abajo a lo alto de la cabeza para volver a iniciar el proceso.

  Al inhalar has de tomar conciencia de que entra energía fresca y renovada. Cuando la retienes, esta energía queda almacenada en tu interior y, cuando la exhalas, la distribuyes por tus chakras hacia la cúspide, serenando el sistema nervioso y permitiendo que la energía *kundalini* alimente desde tus células a tus órganos y chakras.

Cuando completes el programa de respiraciones, túmbate en el suelo y respira libremente para distribuir la energía por todo el cuerpo. Recuerda que una ley importante de la energía establece que «la energía sigue a lo que piensas».

---

3. *Limpieza de los chakras*

El tercer cuerpo, el emocional, se purifica por medio de la meditación y la danza.

Cada chakra, como he dicho en el capítulo anterior, tiene aspectos de buen y mal funcionamiento. El énfasis tántrico consiste en acrecentar las cualidades positivas que nos sirven, pero debilitando todo aquello que impide nuestra evolución. Así, no haremos hincapié en eliminar el miedo, sino en aumentar el amor; no buscaremos eliminar la ira, sino cultivar la serenidad.

MEDITACIÓN:

- **Danza meditativa:** Con el cuerpo relajado y desnudo, cierra las puertas de tu sala de meditación y enciende tu incienso favorito.

  Haz sonar música rítmica (de tambores) para que el cuerpo se fusione con el compás y danza libremente.

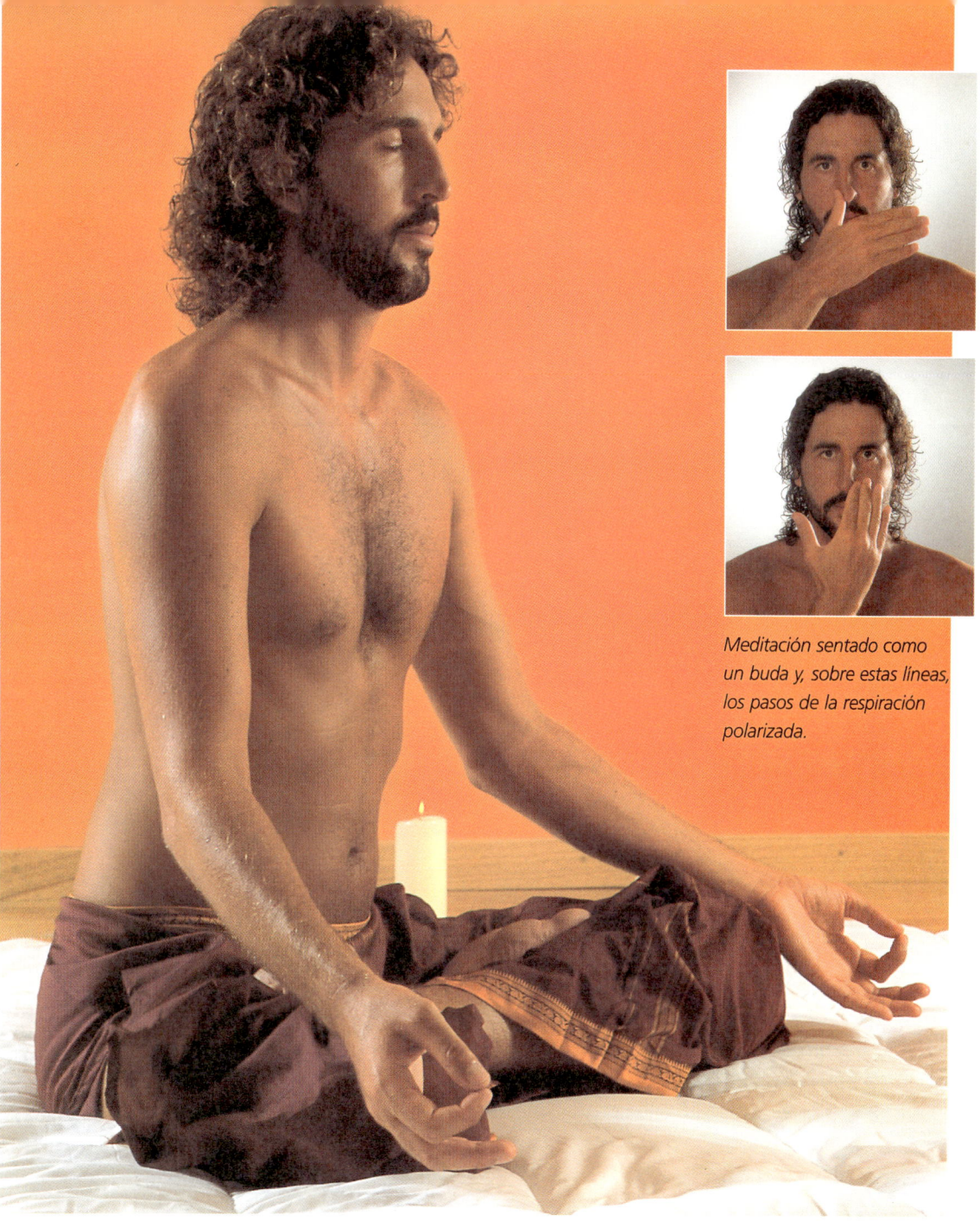

Meditación sentado como un buda y, sobre estas líneas, los pasos de la respiración polarizada.

La danza tántrica tiene tres pilares fundamentales: la respiración consciente; el cuerpo liberado y los ojos cerrados al mundo mediante la desconexión de la mente. Esto movilizará corazas, bloqueos o dolores que tengas en cualquier zona de tu cuerpo (sobre todo en caderas, cabeza, hombros, cuello y pelvis) y hará que la energía se movilice con la ayuda de una respiración profunda de limpieza, consistente en inhalar por la nariz y exhalar por la boca serenamente.

La energía *kundalini* se desenrollará del primer chakra y energizará todo tu sistema. Deja salir todo lo que sientas; el fundamento es el movimiento libre, la respiración y la percepción. Y el tiempo de la meditación, entre 15 y 45 minutos.

CARACTERÍSTICAS DE LOS CHAKRAS		
CHAKRA	**VIRTUD QUE ESTIMULA**	**EMOCIÓN QUE ELIMINA**
Muladhara	Abundancia	Apego
Swadisthana	Energía sexual	Represión, rigidez
Manipura	Poder personal, salud	Enojo, ira
Anahatta	Amor y devoción	Miedo, insensibilidad y dureza
Vishudda	Creatividad	Critica, culpa
Ajña	Intuición, imaginación positiva	Depresión, confusión
Sahasrara	Libertad de espíritu	Egoísmo

- **Sentado silenciosamente como un buda:** Tras la danza, siéntate con la espalda recta y siente que eres un buda, un imán de luz. Percibe la abundancia en tu primer chakra; la energía sexual en el segundo; el poder interior en el tercero; el amor y la compasión en el centro del pecho; la creatividad en el quinto; la claridad interior en el tercer ojo; y tu libertad y conexión con el universo en lo alto de la cabeza.

Dedica unos minutos a cada uno y visualízate en unidad con lo divino; hasta que poco a poco las fronteras de tu conciencia individual se fusionen con la conciencia universal. De esta manera, sentirás que tu campo de percepción se amplía.

4. *Limpieza mental*

El trabajo de purificación de la mente lo realizaremos con asanas de yoga, las cuales estimularán los siete chakras y contribuirán al beneficio de tu estado mental.

La práctica de los diferentes caminos de yoga te enriquecerá de varias maneras:

- **Hatha yoga:** Mejorará tu cuerpo y tu mente a través de las *asanas* y *pranayamas*.
- **Tantra yoga:** Mejorará tu sexualidad a través del acto sexual consciente (*maithuna*), las danzas y las meditaciones en pareja.
- **Karma yoga:** Mejorará tu acción a través de actividades conscientes en la vida.
- **Bakthi yoga:** Despertará tu amor y compasión a través del cultivo del estado interior amoroso.
- **Mantra yoga:** Aumentará tu creatividad a través del canto de mantras o de tu canción favorita.
- **Gñana yoga:** Aportará claridad de visión interior e intuición a través del conocimiento del alma.
- **Raja yoga:** Te conectará con el cosmos a través de la meditación profunda.

Durante la realización de las posturas respira suave y delicadamente por la nariz. No fuerces tu cuerpo, ya que no tienes que «llegar» a ningún lado; ni tampoco te obsesiones si tienes poca flexibilidad. De la misma manera que el árbol tarda años en crecer y dar frutos, tu cuerpo necesita tiempo, práctica y cuidados para aumentar su flexibilidad.

Secuencia de asanas de yoga

Realizarás cada asana concentrándote en la zona del cuerpo que quieres estimular; en los chakras que se activan y en una respiración suave y consciente. Recuerda realizarlas sintiendo placer; sin competir ni sentir dolor.

Respeta el orden de la secuencia si te estás iniciando, puesto que están ubicadas para no lesionar tu cuerpo y equilibrar perfectamente el trabajo de la columna. Mantén cada asana de 30 segundos a 3 minutos. Antes de realizar la secuencia es muy importante que hagas 15 minutos de danza libre para entrar en calor y hacer fluir la energía.

SECUENCIA DE ASANAS DE YOGA

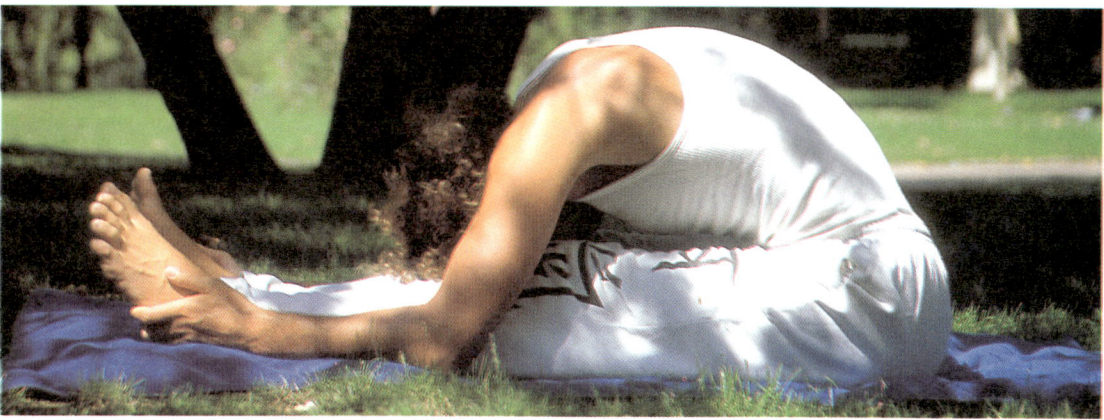

1. Pinza: *Beneficia los riñones y las suprarrenales. La columna adquiere una gran elasticidad. Masajea el estómago y las vísceras. Estira las piernas, eliminando el cansancio, los meridianos, mejorando el flujo de ki, y el cuello, relajándolo. Estimula el primer, segundo y tercer chakra. Activa la circulación sanguínea.*

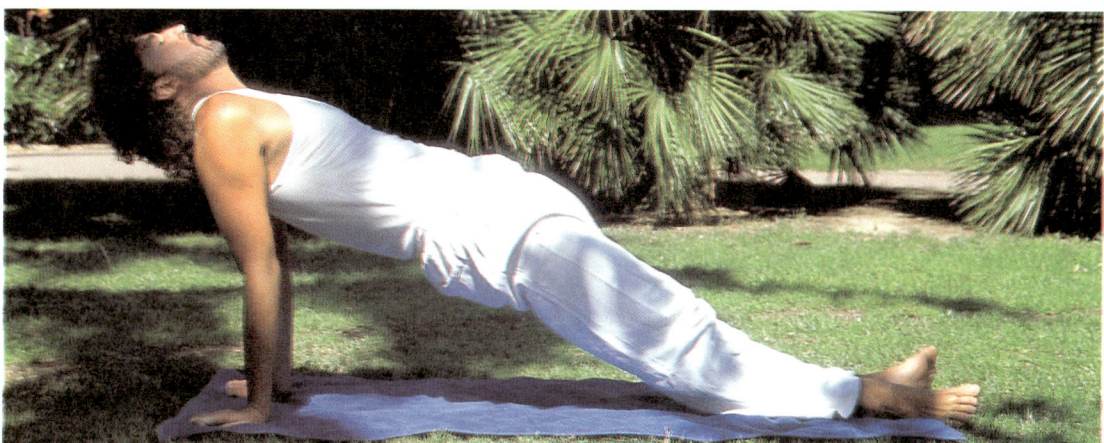

2. Plano inclinado: *Es una postura intermedia. Estira los brazos. Fortalece la cintura y la espalda baja. Prepara el cuerpo para ir hacia atrás tras haber ido hacia adelante en la postura anterior.*

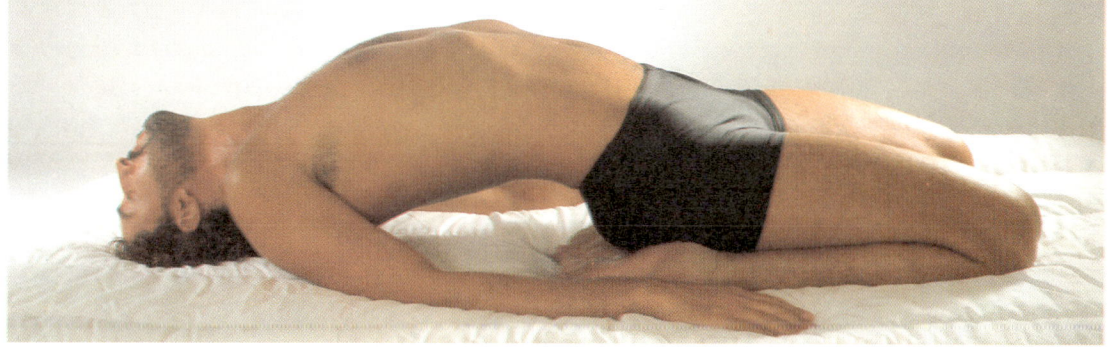

3. Pez en diamante: *Es una postura fría, de expansión. Abre el pecho, ensanchándolo y beneficiando la respiración. Activa el cuarto, quinto y sexto chakra. La columna adquiere un importante ángulo de flexibilidad. Estira los cuádriceps. Abre el hara. Relaja las vértebras cervicales, la mandíbula y los músculos de la cara.*

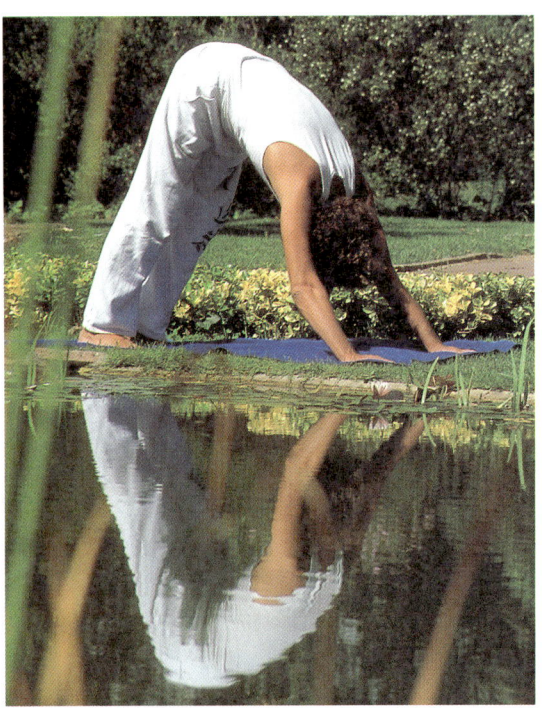

4. La carpa: *Esta asana estira las piernas, afloja el cuello e irriga sangre al cerebro. Fortalece los brazos. Relaja el corazón. Flexibiliza la columna. Estira los gemelos, eliminando el ácido láctico y las toxinas que producen el cansancio.*

5. La cobra: *Abre el pecho. Fortalece los brazos. Activa la energía kundalini en el primer chakra. Estira y descansa las piernas. Estimula especialmente el quinto chakra. Estira la zona abdominal. Relaja la pelvis.*

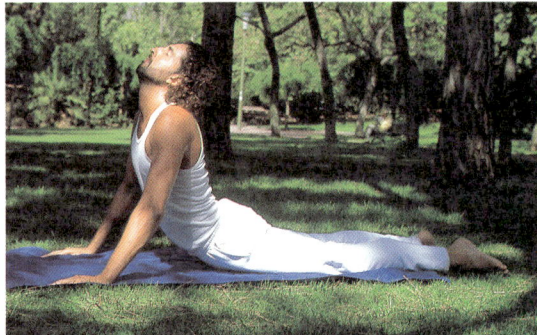

6. Gato estirado: *Es una postura intermedia de descanso, por lo que se puede utilizar varias veces entre posturas. Afloja considerablemente la tensión de la espalda. Estira los brazos. Descansa el cuerpo. Produce una sensación de protección y entrega.*

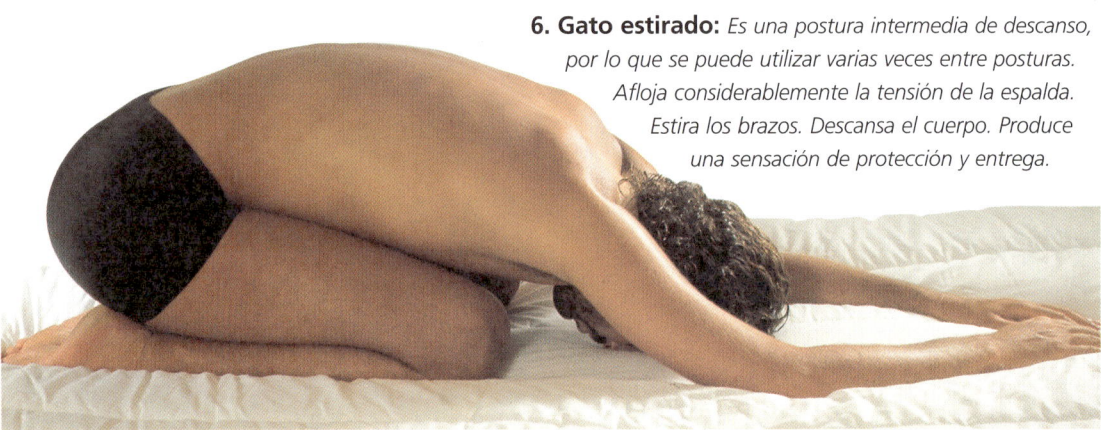

7. Langosta: *Produce un intenso masaje en la zona baja de la columna, el sacro y la pelvis. Irriga sangre a las glándulas suprarrenales y los riñones se ven estimulados. Despierta la energía dirigiéndola hacia el plexo solar. Estira considerablemente las piernas, aumentando su flexibilidad. Trabaja sobre los dos primeros chakras. Posibilita la trasmutación de la energía sexual.*

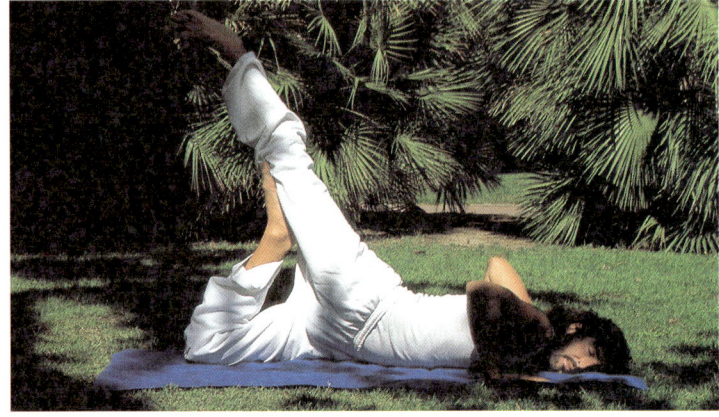

8. El barco: *Beneficia el equilibrio del cuerpo. Fortalece los abdominales. Estira las piernas. Desarrolla la ecuanimidad. Otra variación de esta asana es la denominada "pinza flotante"(en el recuadro).*

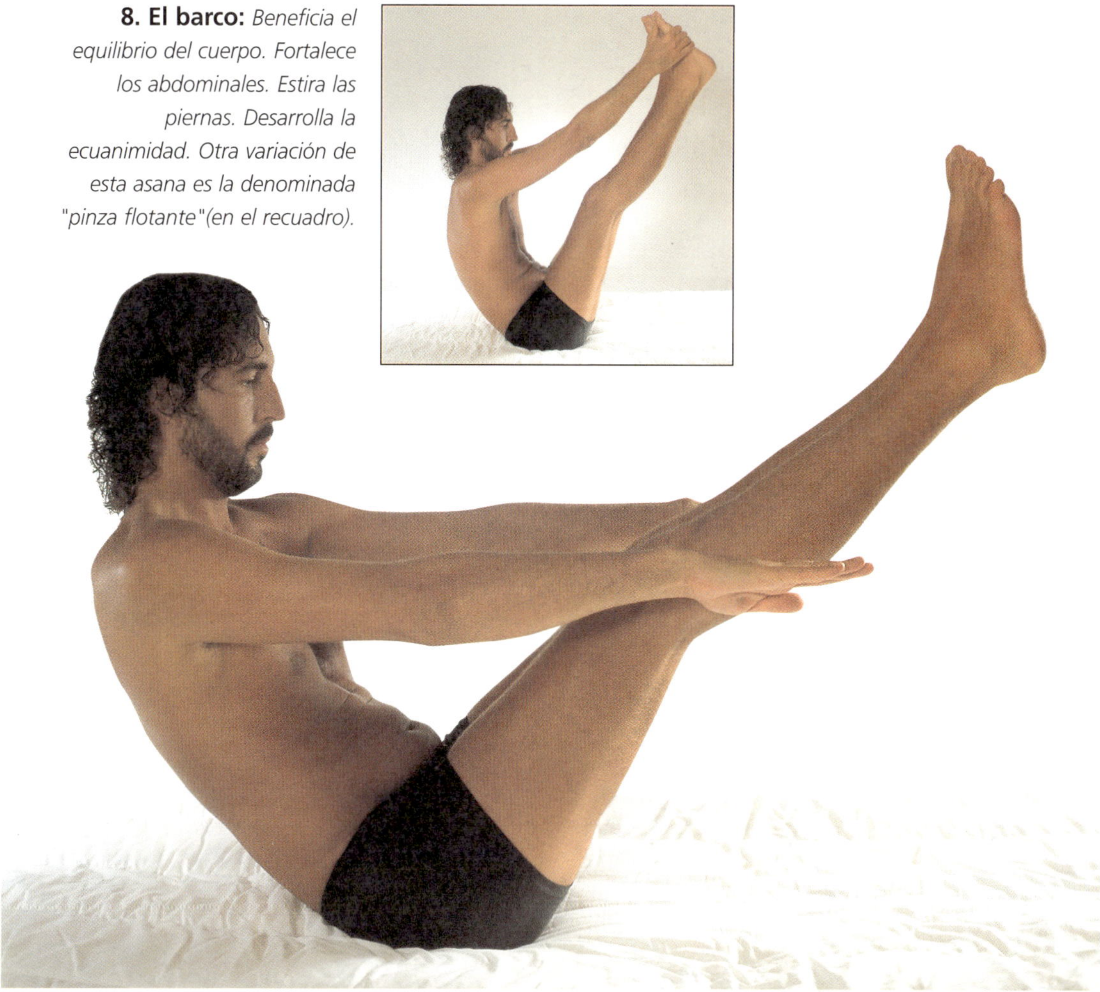

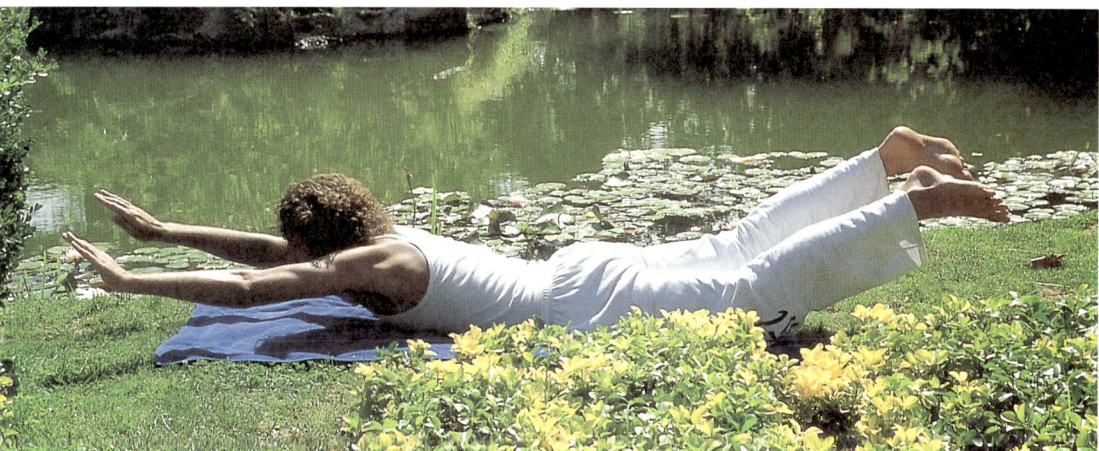

9. La nave: *Ejerce un poderoso estímulo en la zona baja, activando los dos primeros chakras. Intensifica el riego sanguíneo en los riñones y fortalece la zona lumbar, aumentando con ello el poder de la energía en el cuerpo. Desarrolla fuerza y equilibrio a la vez.*

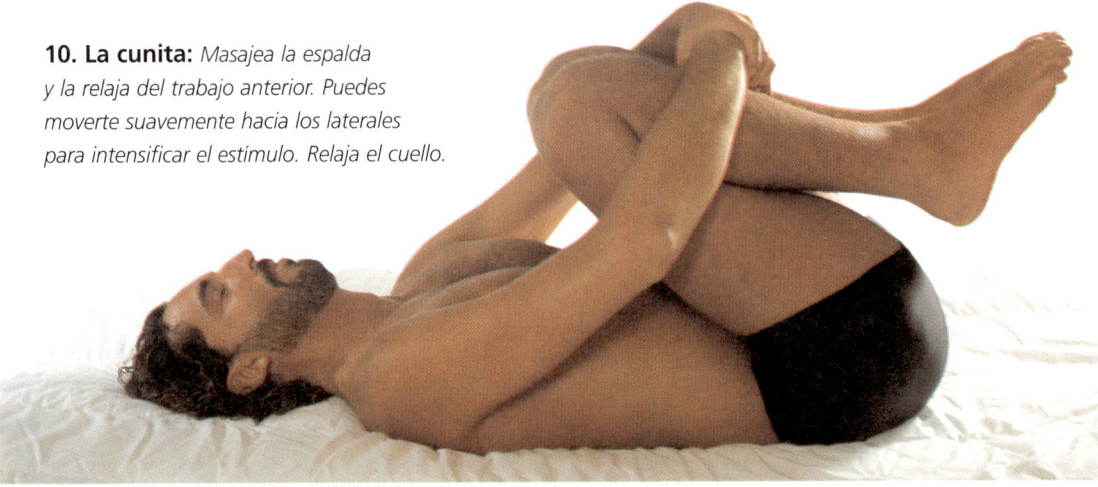

10. La cunita: *Masajea la espalda y la relaja del trabajo anterior. Puedes moverte suavemente hacia los laterales para intensificar el estímulo. Relaja el cuello.*

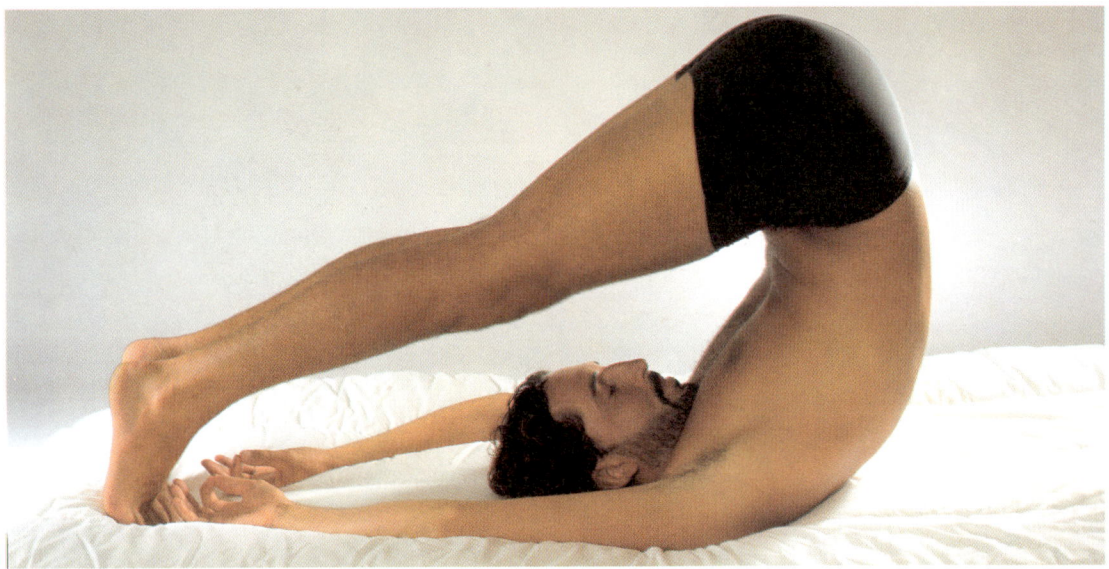

11. El arado: *Irriga sangre al corazón, la garganta, la tiroides, el cerebro y los chakras superiores, en el tercer ojo y en lo alto de la cabeza. Flexibiliza profundamente los músculos de la espalda. Estira las vertebras. Toma la energía vital o prana en sentido inverso, por lo que rejuvenece. Mejora la piel y los tejidos. Desarrolla la concentración. Genera calor en el cuerpo. Aumenta la flexibilidad en las piernas y la circulación, por lo que elimina el cansancio. Revitaliza.*

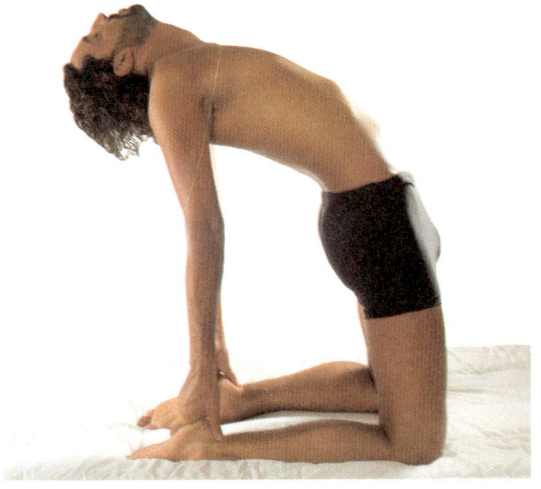

12. El camello: *Abre el pecho. Estimula el tercer, cuarto y quinto chakra. Amplía y profundiza la respiración. Estira completamente la espalda desde el sacro a la zona cervical.*

FORMACIÓN Y SABIDURÍA DEL TERAPEUTA

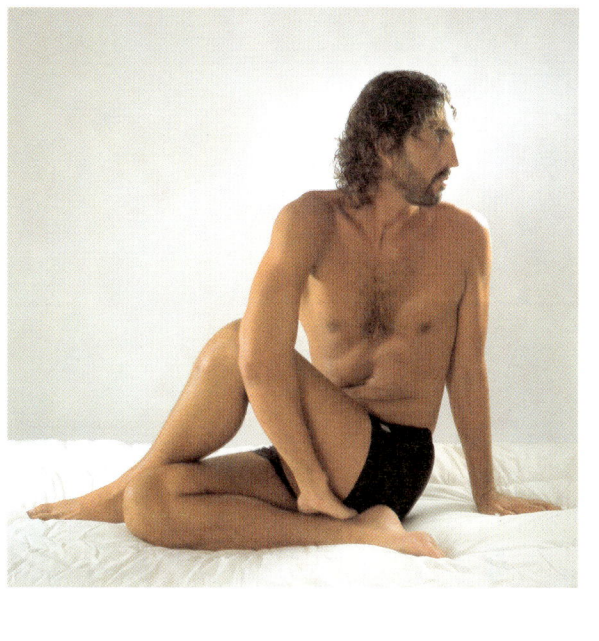

13. Torsión de la columna: *Rejuvenece las vértebras. Flexibiliza totalmente el movimiento de la columna. Estira las contracturas de los trapecios. Masajea el estómago, lo que beneficia la digestión.*

14. El escarabajo: *Flexiona la espalda y la columna hacia adelante. Estira el cuello. Compensa el trabajo de la torsión anterior, dejando que los discos de la columna se alineen.*

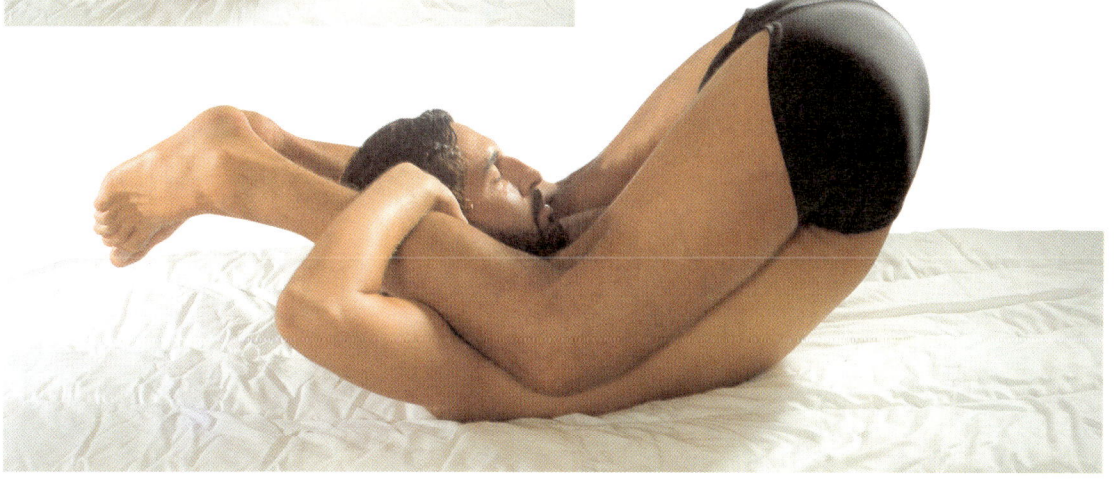

15. El arco: *Estira por completo espalda, hombros y brazos. Profundiza la respiración. Desarrolla la fuerza. Estimula y estira los músculos abdominales. Irriga sangre y energía a la zona baja de los dos primeros chakras y abre el cuarto en el centro del pecho. Estimula la garganta.*

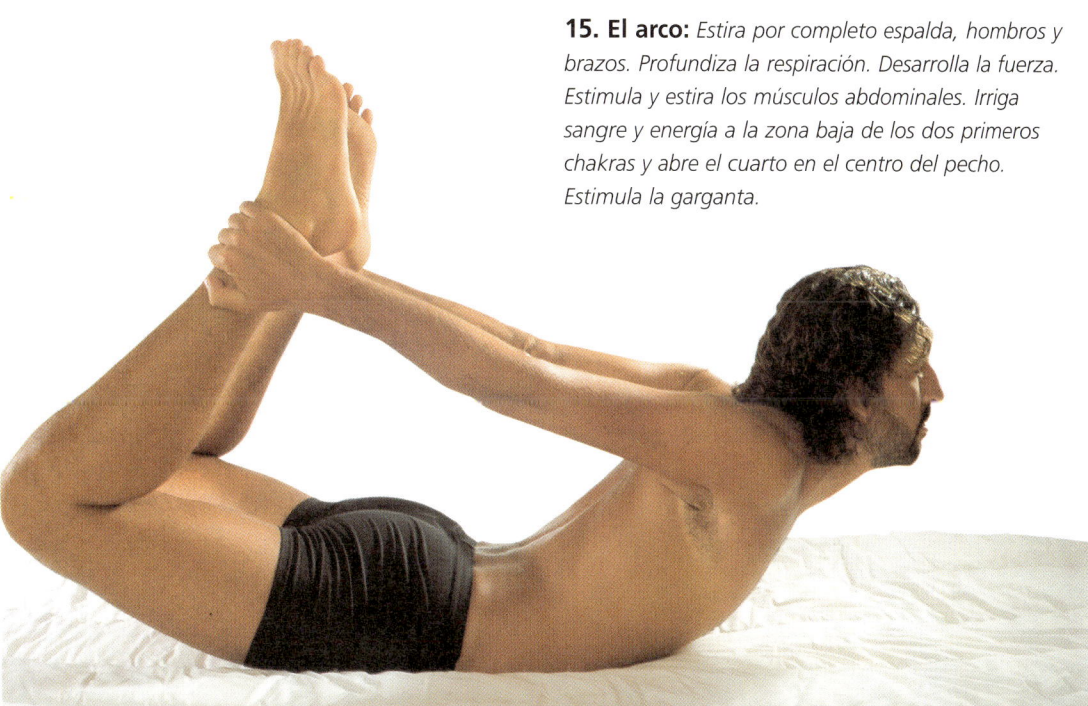

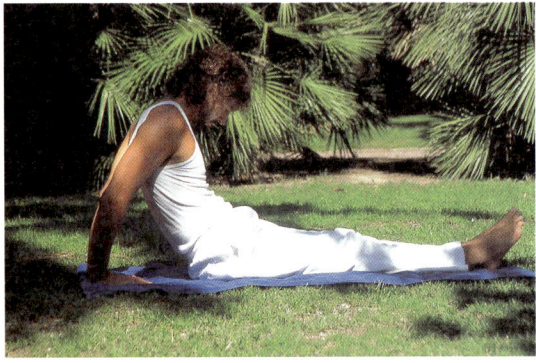

16. La mangosta: *Es una postura intermedia de descanso. Relaja el cuerpo. Estira las piernas y relaja la columna. Estira las cervicales con la cabeza hacia adelante y el mentón al pecho.*

17. Cascabel o escorpión: *Fortalece la zona baja y los riñones, e irriga la sangre y energía hacia arriba. Trasmuta la energía.*

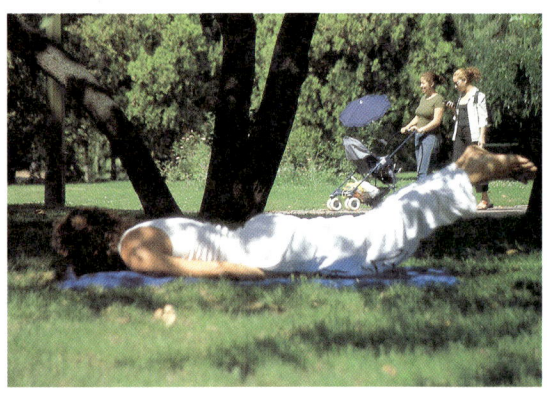

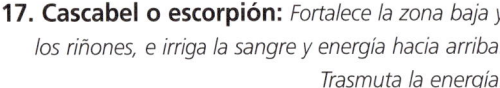

18. Rodilla en la frente: *Produce un masaje en la zona del estómago. Estira las piernas. Relaja la espalda. Beneficia las siete vértebras cervicales.*

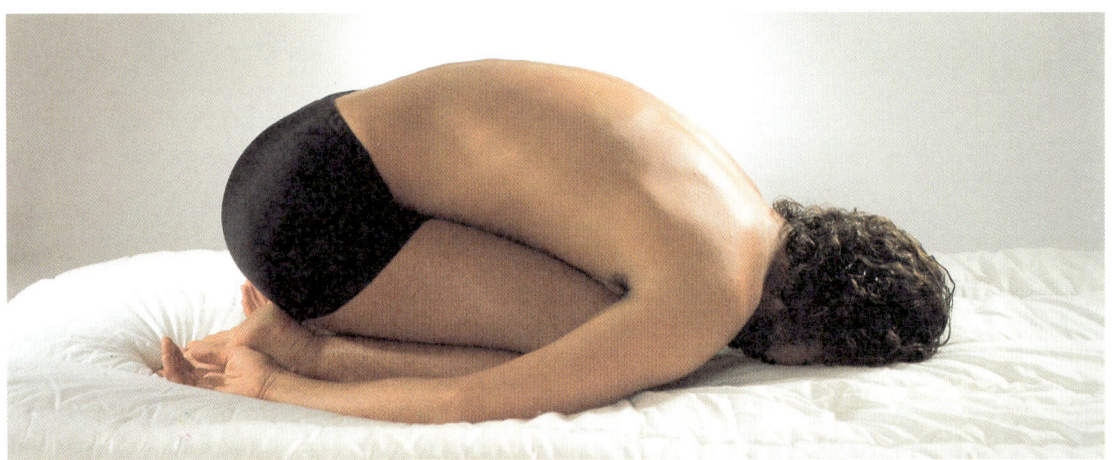

19. Hoja plegada: *Relaja todo el cuerpo, produciendo un profundo arrobamiento interior. Absorbe los beneficios de todo el trabajo realizado. Es una postura de descanso y relax.*

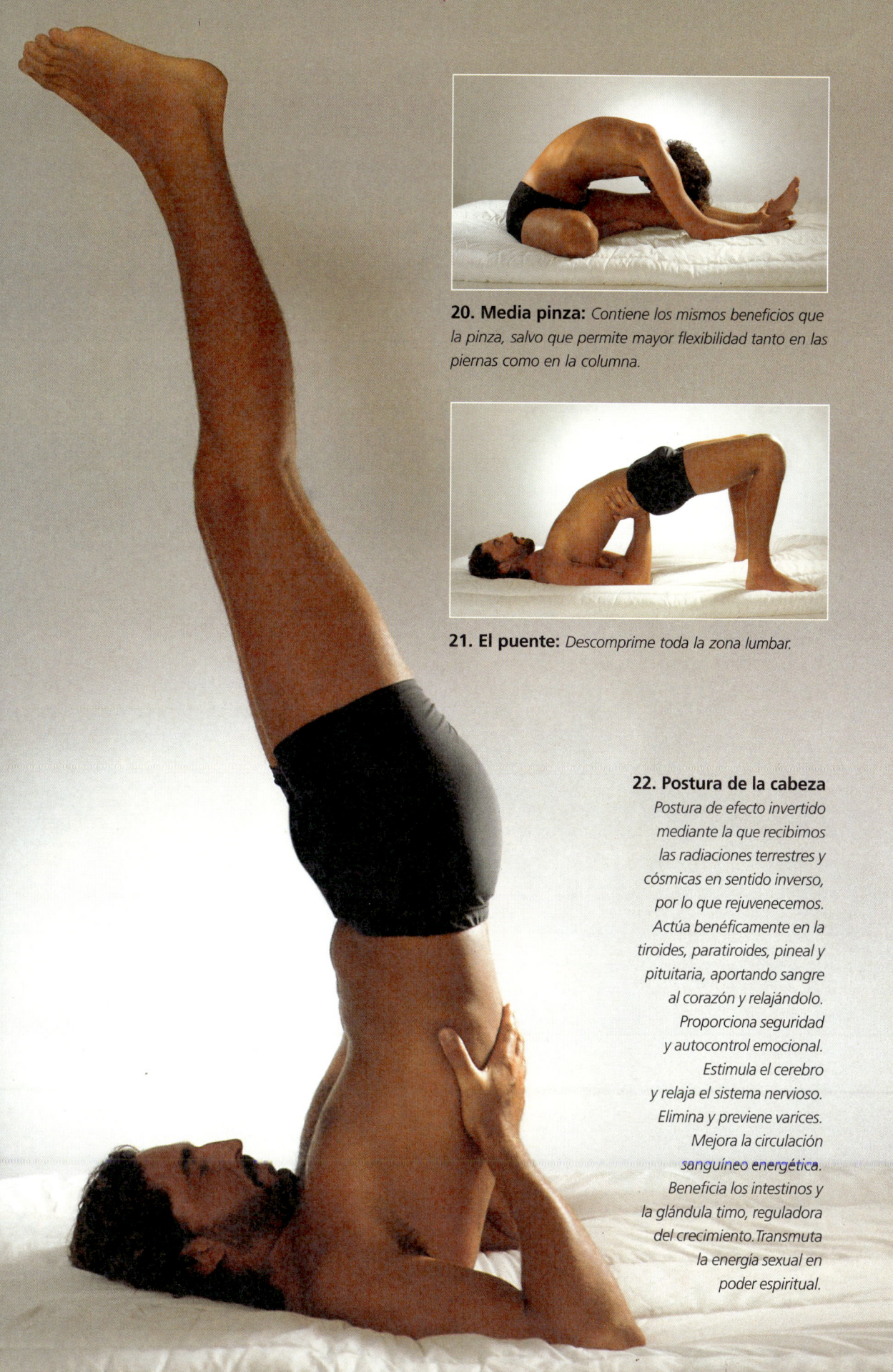

20. Media pinza: *Contiene los mismos beneficios que la pinza, salvo que permite mayor flexibilidad tanto en las piernas como en la columna.*

21. El puente: *Descomprime toda la zona lumbar.*

22. Postura de la cabeza
Postura de efecto invertido mediante la que recibimos las radiaciones terrestres y cósmicas en sentido inverso, por lo que rejuvenecemos. Actúa benéficamente en la tiroides, paratiroides, pineal y pituitaria, aportando sangre al corazón y relajándolo. Proporciona seguridad y autocontrol emocional. Estimula el cerebro y relaja el sistema nervioso. Elimina y previene varices. Mejora la circulación sanguíneo energética. Beneficia los intestinos y la glándula timo, reguladora del crecimiento. Transmuta la energía sexual en poder espiritual.

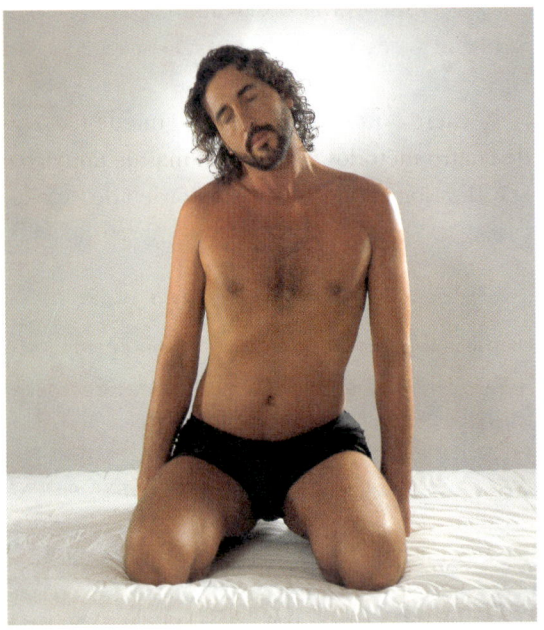

23. Limpieza de cervicales: *Realizar semicírculos de un hombro a otro; nunca círculos completos porque daña las cervicales.*

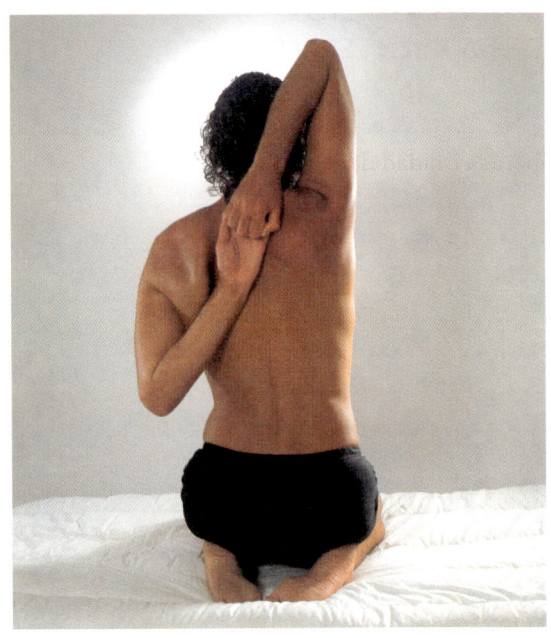

24. Estiramientos del tríceps: *Por detrás de la espalda, unir ambas manos; una por arriba y otra por abajo.*

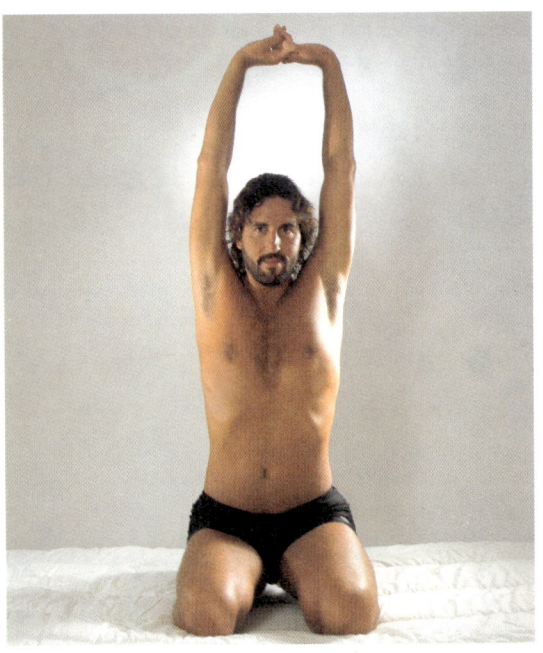

25. Estiramiento de brazos hacia arriba: *Estira los brazos lo máximo que puedas hacia arriba.*

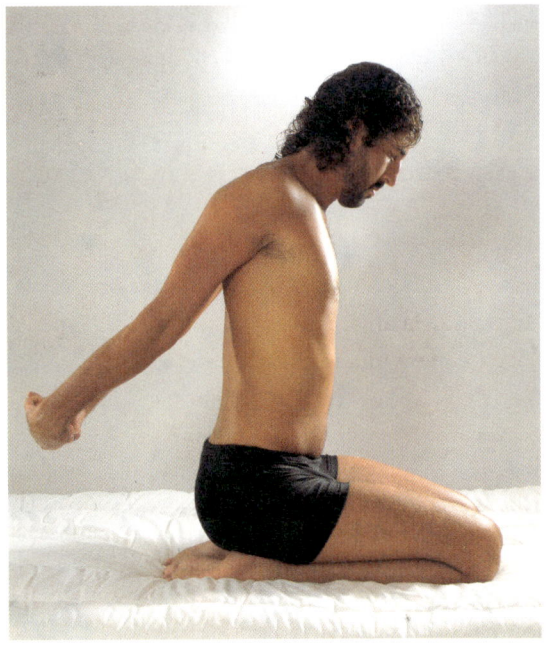

26. Estiramiento de brazos hacia atrás: *Permite que tus manos adquieran laxitud y flexibilidad.*

Relajación final: *Disfruta ahora de toda la secuencia de yoga y de sus efectos. Respira suave y pacíficamente. Relaja uno a uno todos los músculos del cuerpo hasta que no los sientas. Tómate 15 minutos de máximo placer.*

LOS SEIS ASPECTOS DE UN BUEN TERAPEUTA

El terapeuta necesita contemplar algunas pautas para la calidad de su masaje.

1. La respiración.
2. La postura correcta.
3. Las técnicas.
4. La conciencia a través del tacto.
5. La fuerza y la sensibilidad.
6. La atención a las reacciones del paciente.

1. *La respiración*

Es un pilar básico para tener éxito en tu carrera como terapeuta. A través de la respiración puedes absorber la energía del cosmos y transmitirla al receptor. Si no respiras no te reciclas; al contrario, te cansas pasando la energía que tú tienes.

La respiración es un puente entre la fuente del universo, tú y el paciente. Por ello, respira a un ritmo consciente, profundo y circular. Sin que haya intervalos entre inhalación y exhalación.

2. *La postura correcta*

Es de vital importancia que tu cuerpo esté cómodo para realizar el masaje. La espalda tiene que estar siempre derecha, vertical para estar alineada y paralela al eje de la Tierra. Una columna doblada genera una respiración deficiente y se bloqueará a la altura del plexo solar o cardíaco.

Varía la postura de tus piernas para que éstas no se fatiguen, sobre todo si trabajas en el suelo, o cambia de lado si has elegido una camilla.

3. *Las técnicas*

La enorme cantidad de técnicas que ofrece este libro te permitirá trabajar desde todos los ángulos y solucionar diferentes problemas.

La mejor manera de grabar en tu interior las técnicas que verás en la parte práctica del libro será comprender primero para qué sirven y, después, practicarlas observando las fotografías. Sólo entonces podrás realizarlas con los ojos cerrados.

Recuerda que te ofrezco una guía de técnicas de cuatro métodos. Salvo en el masaje tántrico o la reflexología, puedes variar el orden de los ejercicios, ya que no altera el masaje.

4. *La conciencia a través del tacto*

Sentir con los dedos los diferentes bloqueos, contracturas o cristales de ácido urico que la persona posee será como tu antena transmisora para determinar dónde poner énfasis en tu trabajo. A través de tus manos percibirás más de lo que tu intelecto puede trasmitirte, de forma que, poco a poco, con la práctica, desarrollarás tu propia sabiduría intuitiva.

5. *La fuerza y la sensibilidad*

De acuerdo a cada cuerpo sabrás aplicar la fuerza correcta. En presiones específicas en espaldas débiles aplicarás unos 3 kg de peso en tus manos; pero en espaldas fuertes, sobre todo en hombres, tu presión alcanzará unos 5,6 ó 7 kg.

Cuando existen contracturas, sobre todo en los trapecios y zona alta de la espalda, deberás ejercer más fuerza y presión para que la energía bloqueada (yang) se vea vencida por tu fuerza y presión (yang), y así la contracción se transformará en relajación (yin).

Trabaja también prestando atención a tu sensibilidad, comunicándote desde la piel al alma.

6. *La atención a las reacciones del paciente*

También es importante que percibas con sensibilidad el estado interior de tu paciente. Como va cambiando, entregándose, aflojando corazas y miedos, etc.

Hay personas que, durante el masaje, se liberan de la tensión emocional, los conflictos, las represiones y toda clase de emociones que no pueden expresar en la vigilia. En un estado meditativo y sereno, se tornan vulnerables, dándose permiso para llorar, reír, despreocuparse y conectarse con sí mismos.

Permite que las emociones se expresen, pero no que hablen: el masaje holístico se orienta hacia la expresión existencial, consciente, del lenguaje del corazón y no por el intelecto y la mente. Orienta al paciente a liberarse a través de una respiración sostenida, profunda y de limpieza (inhalando por la nariz y exhalando profundamente por la boca, hasta vaciar los pulmones). Recuerda que es un momento sagrado de silencio y bienestar integral del ser.

MEDITACIÓN EN PAREJA

El masaje sirve para comunicar a dos seres sintiendo como si fuesen uno. En el masaje se producen fenómenos alquímicos, estados de unidad energética. También puedes sentir lo opuesto, el rechazo, ya que la energía tiene dos caminos: atracción o repulsión.

Permítete fluir con la energía pura de la vida y no identificarte con el cuerpo sino con lo divino que habita en cada uno. Observa la vida llena de placer, abundancia y belleza. Desde el momento que un corazón está latiendo hay belleza porque hay vida.

Un masaje se transforma en meditación cuando te comunicas desde la energía, el silencio y tanto el receptor como tú lo disfrutan.

PRINCIPIANTES Y PROFESIONALES

Lo que diferencia a un neófito de un iniciado es la práctica. Es muy importante comprender que el masaje se aprende masajeando. La experiencia otorga sabiduría.

Cuando comienzas a trabajar con tus manos en diferentes personas verás que irás sacando conclusiones sobre los efectos de la terapia.

Observarás que en algunos individuos el efecto es más rápido, en otros demorará más debido en parte a la antigüedad de las contracturas o problemas. Si una contractura o dolor en la zona alta de la espalda no ha sido liberada desde hace meses, es obvio que en una sesión no equilibraremos la balanza de la relajación a favor nuestro. Necesitará más sesiones.

El trato que tengas con el paciente, el servicio que le brindas, será de vital importancia para que una rueda de clientes te consulte con asiduidad. El ambiente que ofrezcas, tu energía, tus sabias palabras y consejos sobre la calidad de vida serán útiles también para que el receptor capte tu dedicación y buena predisposición.

Es decir, el tiempo, la experiencia, las prácticas, el aprendizaje constante, forjarán en ti las bases para tu éxito como terapeuta. Y, por último, intenta llevar una vida acorde con tu enseñanza.

APERTURA ESPIRITUAL

Es muy común que cuando inicias un camino de energía, ésta te abra a nuevas sensaciones y percepciones espirituales.

El masaje que aquí aprendes, unido a las técnicas respiratorias, las meditaciones, la práctica con la energía, la alimentación satvica, la actitud mental positiva y el enfoque celebrativo de la vida, te llegarán a enriquecer de múltiples y diversas maneras.

El camino de la energía es un camino hacia el amor. Por lo tanto, el masaje es un sendero amoroso, a la vez que terapéutico, sensible y científico a la vez. Notarás que entrar en un estilo de vida sano y consciente permitirá que tu espíritu desarrolle otras características y potencialidades que hasta hoy estaban dormidas y desconocías. Por ello, si ya eres un profesional avanzado, espero que refuerce tu entusiasmo y conocimientos; y si acabas de introducirte en el arte del masaje...

¡Feliz iniciación!

DO-IN: EL AUTOMASAJE

Estas técnicas que se presentan a continuación son muy útiles y recomendadas para terapeutas o como mantenimiento del propio estado de salud. Relajan, benefician la circulación, eliminan el cansancio, permiten sentir el propio cuerpo y amarlo, como también aumentar el circuito eléctrico del *kí*. No obstante sus beneficios, recomiendo a los terapeutas recibir al menos uno o dos masajes de otro profesional por semana, obviamente cuantos más mejor.

Sentado cómodamente

Úntate con tu aceite favorito todo el cuerpo. Todas las técnicas se repetirán de 10 a 12 veces.

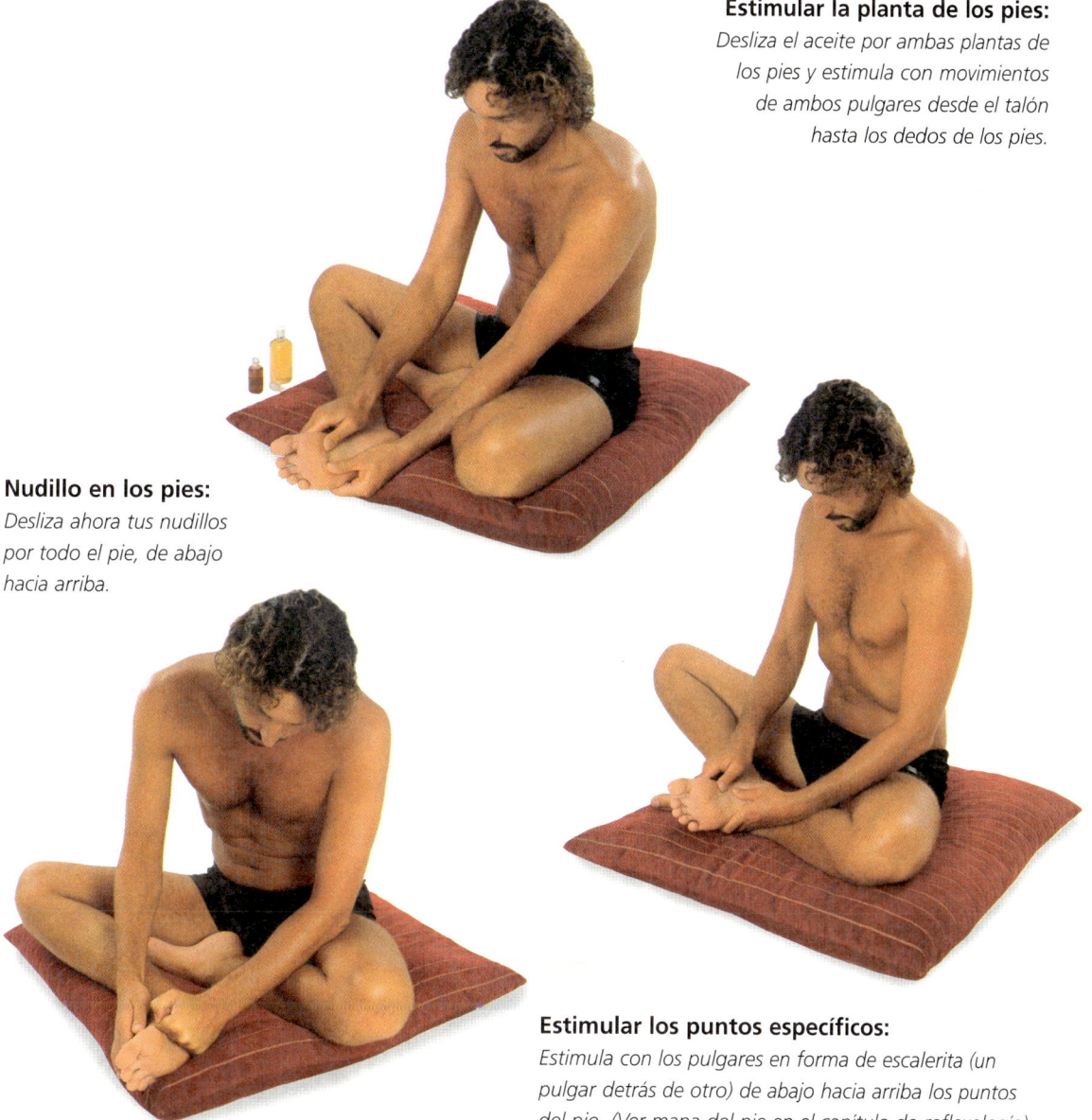

Estimular la planta de los pies:
Desliza el aceite por ambas plantas de los pies y estimula con movimientos de ambos pulgares desde el talón hasta los dedos de los pies.

Nudillo en los pies:
Desliza ahora tus nudillos por todo el pie, de abajo hacia arriba.

Estimular los puntos específicos:
Estimula con los pulgares en forma de escalerita (un pulgar detrás de otro) de abajo hacia arriba los puntos del pie. (Ver mapa del pie en el capítulo de reflexología).

DO-IN: EL AUTOMASAJE

Guante en el gemelo:
Con ambas manos, desliza tus pulgares desde el tobillo hasta debajo del hueco poplíteo, profundizando en el músculo de la pantorrilla. Esto elimina el cansancio al renovar el flujo de sangre y proporciona una limpieza en las células.

Presiones: Con ambas manos, presiona toda la superficie del gemelo.

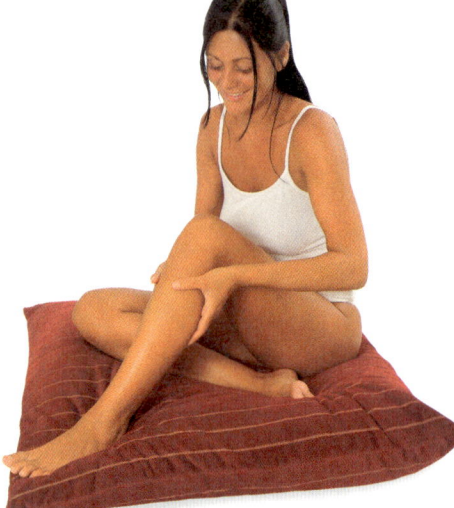

Frotamiento de los riñones:
Con ambas manos, como una plancha que sube y baja generando calor, fricciona enérgicamente la zona de los riñones. Estos están vinculados a la vitalidad. Realízalo durante 1 ó 2 minutos.

Amasamientos:
Estimula mediante un amasamiento intenso (empleando toda la mano) la zona de los cuádriceps y biceps femoral.

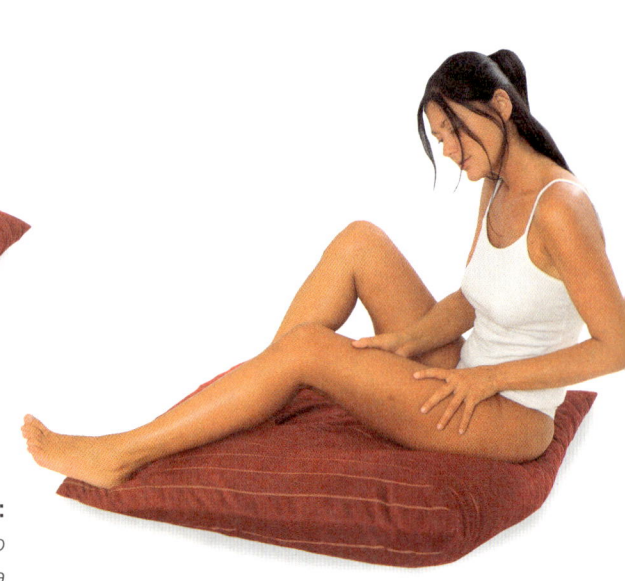

FORMACIÓN Y SABIDURÍA DEL TERAPEUTA

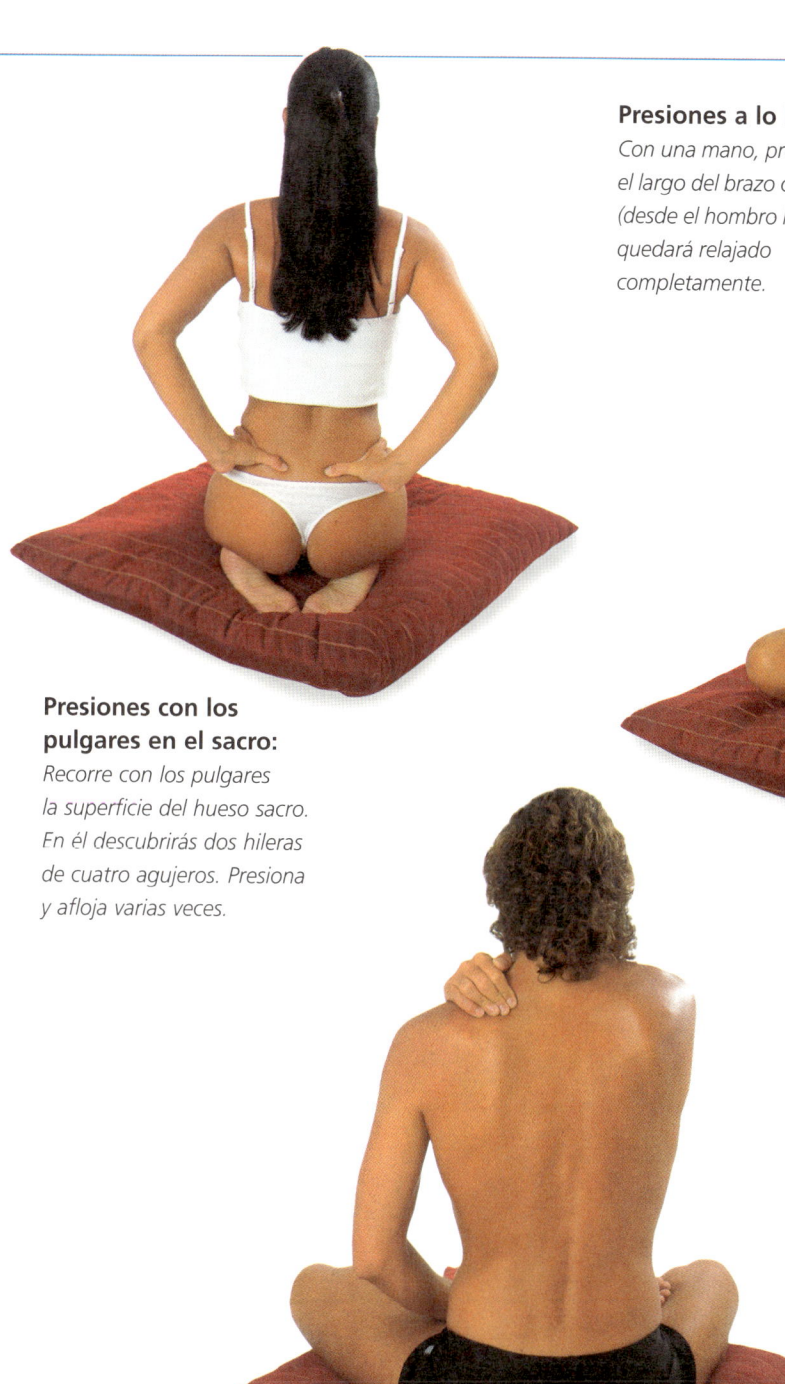

Presiones a lo largo del brazo:
Con una mano, presionamos el largo del brazo opuesto (desde el hombro hacia la muñeca), que quedará relajado completamente.

Presiones con los pulgares en el sacro:
Recorre con los pulgares la superficie del hueso sacro. En él descubrirás dos hileras de cuatro agujeros. Presiona y afloja varias veces.

Amasar los trapecios:
Primero con una mano y luego con la otra, amasamos con los cuatro dedos menos el pulgar, toda la superficie del trapecio, desde el cuello hasta el pozo del hombro.

DO-IN: EL AUTOMASAJE

Acostarse boca arriba

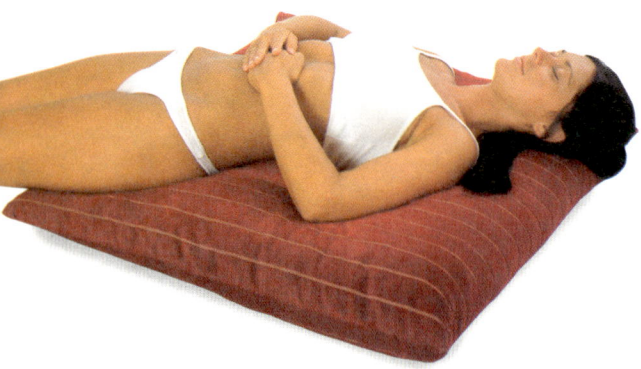

Apertura de la frente:

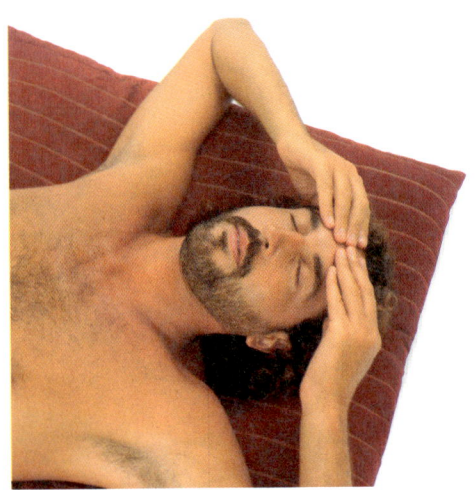

Círculos en el plexo solar:
Con una mano sobre la otra, realizamos círculos en el área comprendida desde la boca del estómago (tercer chakra) hasta 8 cm debajo del ombligo (segundo chakra).
La dirección será igual a la de las agujas del reloj si queremos estimular la zona cuando la energía sea baja, pero contraria a las agujas si queremos sedar cuando exista una tensión.

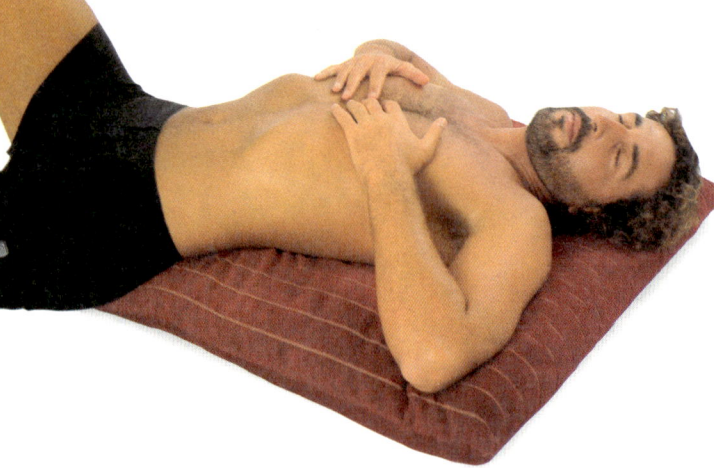

Amasamiento del cuero cabelludo:
Recorre con las manos abiertas la superficie de la cabeza desde la fontanela hasta la nuca. Al finalizar, permanece de 10 a 15 minutos gozando en profunda relajación.

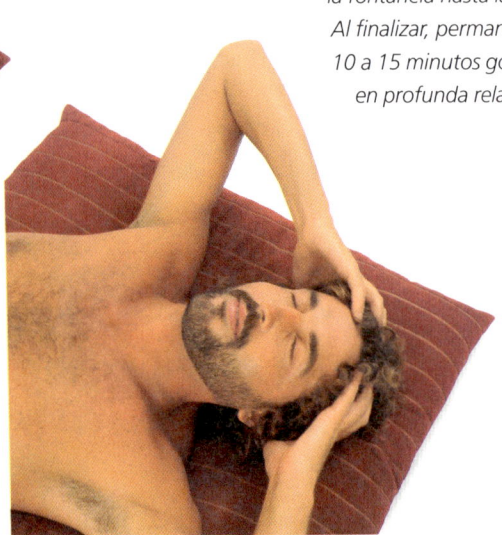

Apertura del pecho:
Desde el plexo solar hacia arriba, desliza ambas manos abriendo el pecho hasta los hombros. Respira profundamente por la nariz.

Elementos para un masaje

COMODIDAD DEL CUERPO

La realización de una sesión completa de masaje holístico requiere, en primer lugar, que el paciente se encuentre cómodo. De este modo el cuerpo tiene mucha más facilidad para relajarse. Comodidad significa una camilla mullida; preferentemente con una obertura o un agujero en la zona de la cabeza para poder respirar, ya que las que no poseen esta característica tapan las fosas nasales y perjudican el cuello.

Si trabajas en el suelo (sobre todo con zen shiatsu y masaje tántrico) debes preveer amplitud y confortabilidad. Por último, asegúrate de orientar la camilla o la manta con la cabeza al Norte para que la persona pueda recibir mejor las energías telúricas de la Tierra.

EL AMBIENTE: ESTÍMULO DE LOS SEIS SENTIDOS

La temperatura ambiente tiene que rondar entre los 23 y los 26 grados, ya que el cuerpo, cuando se relaja, tiende a enfriarse.

Es importante vigilar que no haya corrientes de aire que perjudiquen la salud del paciente.

En general, es importante que observes los estímulos de los seis sentidos.

Usa colores claros para tu ropa, paredes y objetos. Éstos deben predisponer a la relajación. Coloca flores, un buda de madera meditando, velas, fotos de naturaleza, una fuente de agua que circule suavemente, gemas y cuarzos, un llamador de ángeles que suene con el viento o algunos objetos zen, japoneses o tántricos, ya que favorecen la creación de un aura meditativa en tu consultorio.

Apóyate en el Feng Shui y decora el ambiente, recordando mantener un equilibrio entre vacío y lleno. No cargues demasiado el ambiente de estímulos visuales.

Observa también el aspecto auditivo dejando una música suave de fondo.

El olfato lo estimularás con inciensos y sahumerios o aromatizadores. Asegúrate de que sean de buena calidad y preferentemente de sándalo, jazmín, rosa o maderas de Oriente.

El sabor lo puedes activar delicadamente con un caramelo antes del masaje, cuando converses con tu paciente.

El tacto se verá potenciado, obviamente, durante el masaje, ya que abarcará todo el cuerpo.

Por último, el sentido interno se abrirá a medida que des confianza, placer y seguridad a tu paciente. Su ojo interior se clarificará al silenciarse su mente.

ACEITES ESPECÍFICOS

Necesitarás usar un aceite neutro o de almendras para agregarle la esencia que creas conveniente para cada tipo de persona. En el mercado hay excelentes marcas y productos cuyas cualidades penetran perfectamente en la piel sin causar alergias o picazón.

A continuación, te ofrezco una lista de los aromas básicos que puedes emplear para el masaje. En ella encontrarás la cualidad que posee cada uno de estos aromas, así como su utilización. También te muestro los elementos y efectos de los preparados más adecuados para el masaje.

Aromas

- **Limón:** Estimulante, para personas deprimidas o bajas de energía.
- **Sándalo:** Meditativo y afrodisíaco, para equilibrar la energía vital.
- **Lavanda:** Relajante, para personas estresadas.
- **Romero:** Relajante muscular, para personas muy cansadas.
- **Rosa:** Antidepresivo, para personas con problemas emocionales.
- **Eucaliptus:** Antidepresivo, sirve para aperturas respiratorias y emocionales.

Preparados Especiales (en 200 ml)

- **Círculo tántrico:** 30 gotas de sándalo, 20 de musk y 15 de patchouli. Afrodisíaco.
- **Sueño del bosque:** 30 gotas de menta, 20 de limón y 20 de almendras. Se emplea para la apertura y energetización.
- **Tardes mágicas:** 30 gotas de naranja y 30 de almendras. Estimulante y antidepresivo.
- **Brisa del océano:** 30 gotas de menta y 30 de eucaliptus. Refrescante, purificador, desbloquea las vías respiratorias y las emociones.
- **Flores de eternidad:** 40 gotas de jazmín y 30 de rosa. Antidepresivo y afrodisíaco.
- **Tormenta de verano:** 30 gotas de canela, 20 de naranja y 20 de limón. Movilizador y energético.
- **Vuelo de ángeles:** 40 gotas de lavanda , 20 de ylang-ylang y 20 de manzanilla. Sedante.
- **Aires de montaña:** 30 gotas de romero y 30 de cedrón. Relajante muscular.

CONSEJOS PARA ANTES Y DESPUÉS DE UNA SESIÓN

Antes de la sesión

Ante todo, debes mantener una actitud meditativa. Para ello, cierra los ojos, une las palmas en el centro del pecho para unir tu propia energía yin y yang, visualiza un círculo violeta en lo alto de tu cabeza y conéctate con la energía universal. A continuación, respira suavemente durante uno o dos minutos.

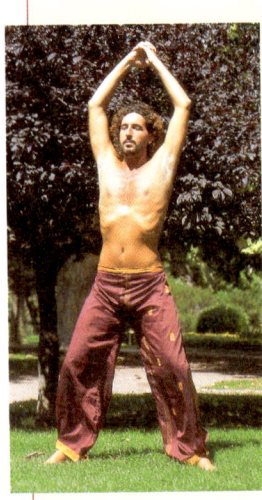
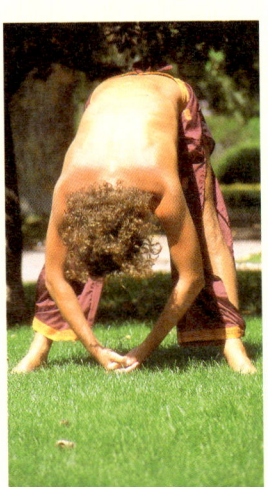

EJERCICIO DEL MOLINO: Gira ambos brazos cinco veces hacia atrás y cinco hacia adelante, inhalando de forma profunda y exhalando todo el aire. Esto creará una fuerte energía en tus manos.

Después de la sesión

EJERCICIO DEL LEÑADOR: Párate con ambos pies a la altura de los hombros, toma una profunda inhalación y baja enérgicamente mientras exhalas todo el aire con un fuerte "aahh". Esto limpiará tu plexo solar de cualquier residuo energético pesado o negativo que puedas haber tomado.

Por último, al finalizar la sesión recuerda que debes ducharte o lavarte las manos con agua fría.

CUESTIONARIO INTEGRAL

Es importante que te intereses por el mundo interior, el trabajo, los hábitos y el estado físico y emocional de la persona que recibirá el masaje. Sin entrometerte en ningún momento en su intimidad (que considerarás sagrada), te orientarás por medio de una serie de preguntas hacia los resortes que te guiarán a la causa de sus problemas. El cuestionario tiene, además, el objetivo de que os conozcáis y sintáis confianza y entrega mutua. Sin dejar que te arroje la «brasa caliente de su vida» con sus problemas particulares, si el paciente confía en ti se abrirá, reflejará sus inquietudes y sensaciones, y te dirá lo que necesitas para brindarle una serie de sesiones a su medida.

Preguntas

1. ¿Qué tipo de trabajo tienes?
2. ¿Cómo es el colchón donde duermes?
3. ¿Cómo te sientes energéticamente? (Decaído; estresado y nervioso; equilibrado.)
4. ¿Tienes algún problema o dolor físico? (Órganos, funciones, dolores musculares, etc.)
5. ¿Cómo te sientes mental y emocionalmente?
6. Si es mujer, pregunta si está embarazada o indispuesta
7. ¿Cómo está tu columna, tienes algún dolor?
8. ¿Cómo estás a nivel material, sexual, alimenticio, emotivo, creativo, intelectual y espiritual?

Respuestas

La **primera pregunta** hace referencia a las horas que pasa una persona en su puesto de trabajo. Es importante saber si ama su trabajo o lo hace a desgana, ya que pasar muchas horas al día en un sitio que desagrada perjudica la salud integral. También debes observar si trabaja, por ejemplo, con un ordenador, pues esto seguramente le comportará problemas por las malas posturas. También puede tener un trabajo pesado donde su cuerpo se vea sometido a presión y ruidos. Antes de sacar tus conclusiones, recuerda que tienes que averiguar si la causa es física, antes de ir a un nivel más profundo.

La **segunda pregunta** se refiere a la gente que no duerme bien por tener un colchón hundido o una almohada muy alta; por poseer aparatos eléctricos en la habitación o por no orientar la cama hacia el Norte. Muchos dolores en la cintura, espalda y cuello aparecen precisamente por dormir mal y no descansar lo suficiente.

La **tercera pregunta** indaga sobre el estado energético. Necesitarás saber esto para orientarte hacia un masaje yin (relajante y lento) si está estresado y nervioso; o un masaje yang (dinámico y enérgico) si te encuentras bajo de energía.

La **cuarta pregunta** aborda el área física para registrar síntomas a nivel muscular, por ejemplo, dolor en el sacro, en el hombro, inflamación del estómago, dolor de cabeza, etc.

La **quinta pregunta** se refiere al área mental y emocional, por ejemplo, si su mente está confusa; si tiene el pecho dolorido por emociones reprimidas...

La **sexta pregunta** es específica para la mujer, ya que ésta puede tener el período menstrual o estar embarazada; casos en que no podrá recibir algún tipo específico de masaje (ver al respecto las recomendaciones del capítulo 2).

La **séptima y octava preguntas** van asociadas, puesto que ambas indicarán el estado de la columna y si existe un dolor que se pueda asociar a los chakras y su funcionamiento.

Gracias a estas preguntas y al lenguaje del cuerpo del paciente obtendrás, con intuición y experiencia, el conocimiento de cómo trabajar en cada persona.

PRINCIPALES TRASTORNOS Y SU TRATAMIENTO

A continuación te muestro una pequeña orientación sobre cómo trabajar los problemas o trastornos más comunes.

Sin embargo, no puede considerarse una guía estricta porque las causas pueden ser de cualquier otra índole.

Tampoco es un diagnóstico médico, sino un mapa para que utilices en cada caso el masaje más adecuado.

Observa a tu paciente y recuerda que podrás tener unas técnicas básicas para todos los pacientes, y otras específicas para cada persona.

Básate en las preguntas del cuestionario integral, así como en los factores a tener en cuenta para el diagnóstico y en el perfecto manejo de las técnicas que aprenderás para aplicar una solución para cada caso.

Asma
- **Causa:** Shock emocional.
- **Tratamiento:** Apertura en las zonas emocionales: el pecho y el hara. Trabajos respiratorios. Armonización mediante un masaje tántrico.

Bajo nivel de energía
Ver el apartado «Depresión».

Cefaleas constantes
- **Causa:** Ideas negativas. Excesivas contracturas del cuello y trapecios. Tensión emocional fuerte.
- **Tratamiento:** Trabajo en la zona de la cabeza y el cuello para desbloquearlos. Puntos específicos de shiatsu. Respiraciones de limpieza. Armonización de los chakras altos mediante un masaje tántrico.

Ciática
- **Causa:** Esfuerzo negativo o excesivo. Pisar mal. Nervios. Problemas con la energía sexual. Funcionamiento incorrecto de los dos primeros chakras.
- **Tratamiento:** Masaje en los agujeros sacros con los pulgares en sentido antihorario. Trabajo para sacro y ciático con zen shiatsu. Masaje tántrico para los dos primeros chakras. Reflexología en la zona de los talones.

Cintura dolorida
- **Causa:** Problemas físicos en el pie (por ejemplo, debidos a permanecer mucho tiempo de pie o por llevar un calzado inadecuado). Tensión en los dos chakras inferiores. Problemas materiales o sexuales.
- **Tratamiento:** Amasamientos, fricciones, llaves de zen shiatsu. Sedar los dos chakras bajos mediante un masaje tántrico.

Contractura de los trapecios
- **Causa:** Malas posturas de la espalda. Tensiones de la vida diaria. Problemas cervicales. Problemas mentales no resueltos.
- **Tratamiento:** Llaves de zen shiatsu. Desbloqueo en los puntos de tensión de la espalda alta. Técnicas básicas de shiatsu. Masaje con piedras calientes. Limpieza escapular. Movimientos en sentido antihorario.

Depresión
- **Causa:** Problemas emocionales. Un deseo no concretado. Agotamiento.
- **Tratamiento:** Trabajar en la zona emocional del cuarto chakra abriendo el pecho. Frotar los riñones y las muñecas del lado interno (meridianos del corazón, de la circulación sexual y del pulmón). Armonización de los chakras mediante un masaje tántrico.

Dolor de cabeza
- **Causa:** Problemas visuales. Ruidos. Ataque de hígado. Contracturas en el cuello. Tensión nerviosa.
- **Tratamiento:** Reflexología. Desbloqueo de la zona alta y cuello con shiatsu. Estiramiento de los cabellos. Puntos de meridianos. Respiraciones profundas para oxigenar el cerebro. Masaje sensitivo para personas cerebrales. Trabajo en la cara y la cabeza mediante un masaje de zen shiatsu.

Dolor en la zona alta de la espalda
Ver el apartado «Contractura en los trapecios».

Dolores en la columna
- **Causa:** Malformaciones óseas: lordosis, cifosis o escoliosis. Esfuerzo físico excesivo. Dormir mal.
- **Tratamiento:** Técnicas de zen shiatsu. Armonización mediante un masaje tántrico. Desbloquear las contracturas específicas con shiatsu.

Dolor premenstrual
- **Causa:** Posibles problemas emocionales.
- **Tratamiento:** Zona del talón de Aquiles. Zona del sacro y de la cintura mediante un masaje shiatsu y tántrico. Reflexología en la zona correspondiente.

Estómago bloqueado
- **Causa:** Mala digestión. Emociones fuertes no elaboradas. Situación personal sin digerir.
- **Tratamiento:** Ampuku: trabajo sobre el hara. Movimientos circulares de movilización de la energía. Trabajo del tercer chakra mediante un masaje tántrico. Puntos de shiatsu específicos para el estómago.

Estrés
- **Causa:** Desórdenes nerviosos. Acumulación de trabajo. Pensamientos desordenados.
- **Tratamiento:** Trabajar con masaje yin: sedante en todo el cuerpo. Ritmo lento y profundo. Comenzar por la cabeza y terminar por los pies. Desbloquear la zona alta de la espalda con shiatsu. Aplicar también un masaje sensitivo (para personas cerebrales) y reflexología. Trabajar con respiraciones de limpieza.

Mala circulación
- **Causa:** Contracturas que obstruyen la libre circulación de la sangre. Pantorrillas con tensión y ácido láctico. Poco ejercicio del cuerpo.
- **Tratamiento:** Desbloquear la zona alta de la espalda con zen shiatsu. Movimientos intensos de masaje básico por todo el cuerpo en ritmo yang, activo. Reflexología integral. Movimientos específicos en las piernas mediante un masaje shiatsu y tántrico.

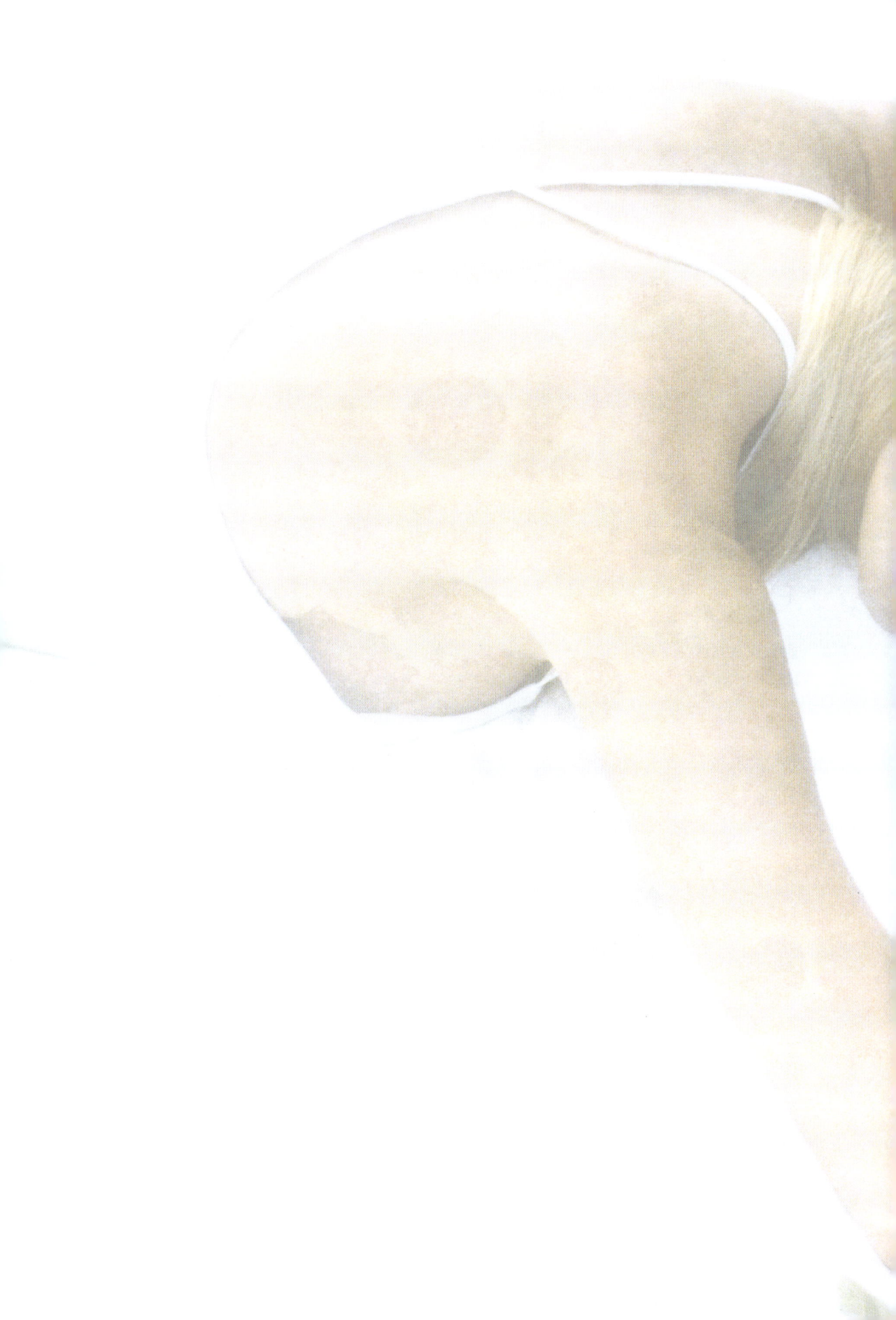

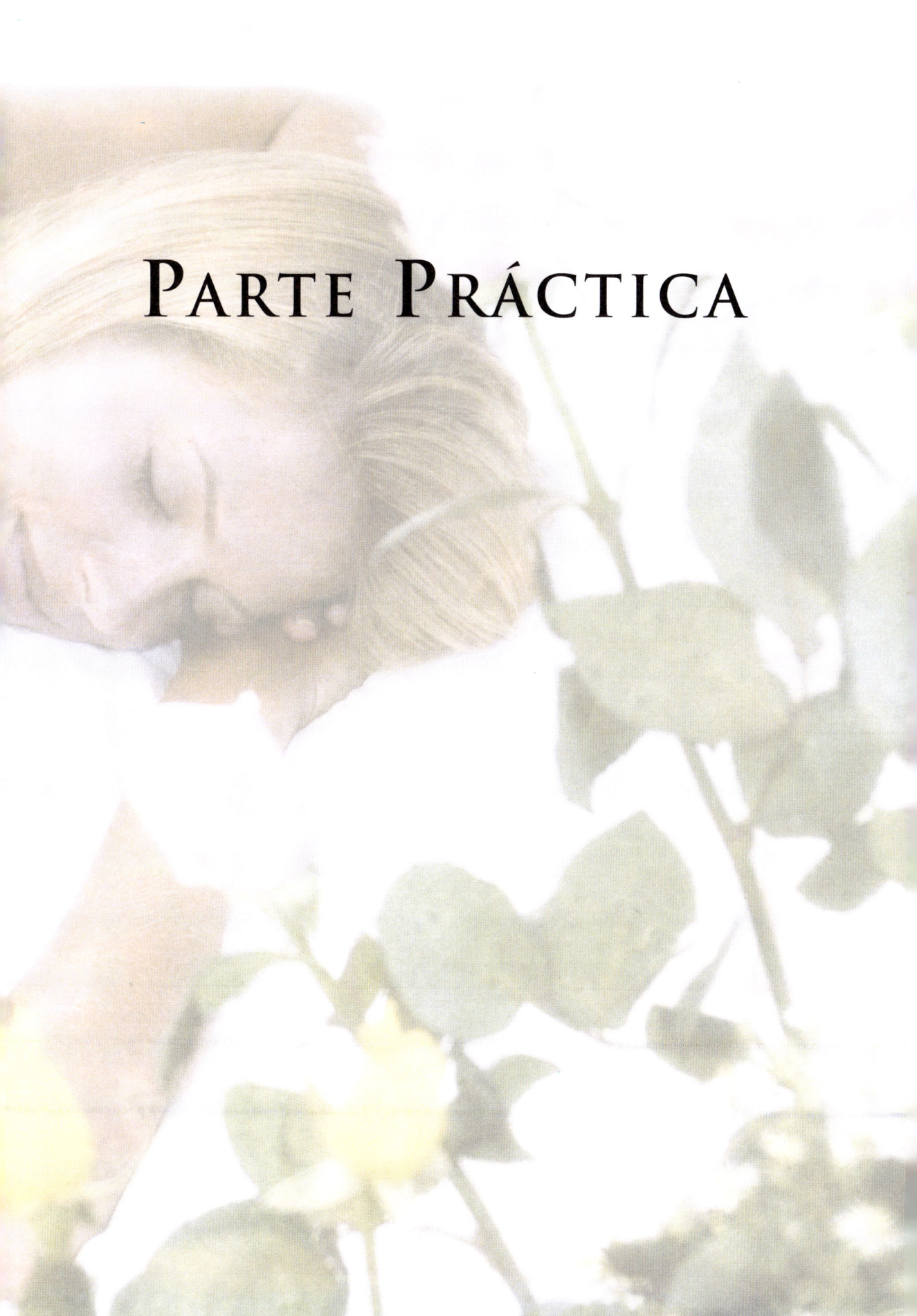
Parte Práctica

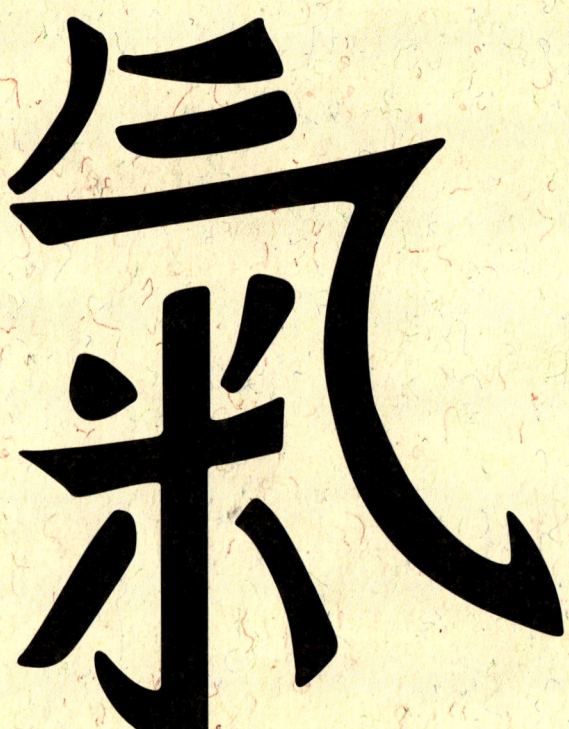

Zen Shiatsu

Esta técnica sanadora, cuyo nombre significa «presión con el pulgar» y que está basada en la medicina tradicional china, la acupuntura, el yudo y el do-in, destaca por su efectividad, su pragmatismo y su enfoque científico y espiritual.

Si bien surgió hace mil años, los primeros textos sobre masajes se remontan al 2300 a.C., en un tratado chino sobre medicina interna llamado *Nei Ching* («El Clásico del Emperador Amarillo»).

Los principios del shiatsu son los siguientes:

- El cuerpo humano se alimenta de energía *kí*, que circula por doce meridianos o ríos energéticos conectados a los órganos, las vísceras y las funciones específicas.
- Los meridianos tienen puntos llamados tubos que se presionan, sedan o estimulan según corresponda para equilibrar el paso de la energía.
- Los *tsubos* pueden estar vacíos o llenos (*kyo* o *jitsu*), por lo que se deben tonificar cuando están vacíos (en el sentido de las agujas del reloj) y sedar cuando se encuentran llenos (en el sentido opuesto).
- Los meridianos se ven perjudicados por emociones fuertes (alegría extrema, depresión, miedo, ira, preocupaciones, hastío, crítica, cólera, etc.) que luego afectan a los órganos y producen enfermedades.
- El shiatsu basa su comprensión en el equilibrio eterno de las energías yin (femenina) y yang (masculina) para el perfecto estado de la salud.

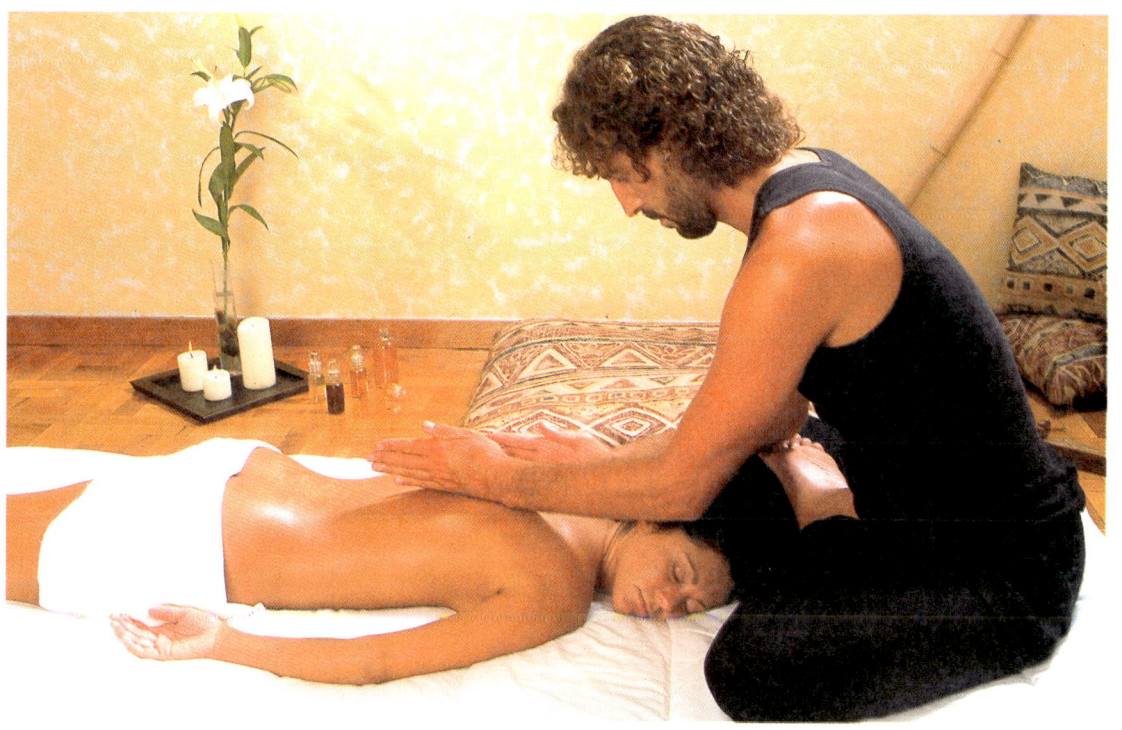

Cuando se ve alterado el equilibrio energético, surge la enfermedad. Por ende, el shiatsu es una herramienta para armonizar el cuerpo mediante presiones, llaves, descompresiones, amasamientos y fricciones.

- Los meridianos son bilaterales; es decir, se encuentran a ambos lados del cuerpo (por detrás, por delante, por la cara interna y por la cara externa), pero no del cuerpo físico, sino del segundo cuerpo (el energético o vital).
- Durante las 24 horas que tiene el día, los doce meridianos se ven alimentados de *kí* durante 2 horas cada día.
- Los meridianos trabajan en pareja. Es decir, cuando sedamos un meridiano también estamos tonificando a la pareja, ya que ninguna energía se pierde sino que se transforma.
- La energía vital *kí* está relacionada con cinco elementos (madera, fuego, tierra, metal y agua).

LA ENERGÍA *KÍ*

Para la medicina oriental, la energía *kí* es un concepto fundamental que rige tanto al universo (macrocosmos) como al ser humano (microcosmos). Es la base de nuestra salud física y resulta esencial para el equilibrio mental y emocional.

El *kí* (cuyo símbolo puedes ver en la página 72) son pequeñas partículas de energía en estado puro que se encuentran en el aire, sin ser oxígeno o nitrógeno, y que consta de dos polos complementarios: el yin y el yang. Yin es la energía de la Tierra y yang es la energía del cielo, del Sol.

Todo en la vida se rige por el equilibrio de ambas energías.

Por ejemplo: un enchufe tiene su parte macho, yang, y su parte hembra, yin; al enchufarse, la corriente eléctrica se mueve por el cable, produciéndose la luz.

De la misma forma, en el cuerpo humano, la electricidad circula por los meridianos y produce la luz de la vida.

Científicamente, ya se ha descubierto que la esencia de los átomos es la luz. Por lo tanto, somos luces en movimiento.

Cuando esa luz, la energía *kí*, no fluye con normalidad por los meridianos se producen bloqueos.

El *kí* circula por los doce meridianos durante las veinticuatro horas del día, siguiendo un ciclo establecido de dos horas cada uno.

De esta forma, la energía nace en el meridiano del pulmón. Éste es el primer meridiano que se pone en funcionamiento cuando uno nace, ya que el primer acto es respirar.

- **3 a 5 hs.** Meridiano del pulmón.
- **5 a 7 hs.** Meridiano del intestino grueso.
- **7 a 9 hs.** Meridiano del estómago.
- **9 a 11 hs.** Meridiano del bazo-páncreas.
- **11 a 13 hs.** Meridiano del corazón.
- **13 a 15 hs.** Meridiano del intestino delgado.
- **15 a 17 hs.** Meridiano de la vejiga urinaria.
- **17 a 19 hs.** Meridiano del riñón.
- **19 a 21 hs.** Meridiano de la circulación y sexualidad (también llamado del pericardio).
- **21 a 23hs.** Meridiano del triple recalentador (o calorífero triple).
- **23 a 01hs.** Meridiano de la vesícula biliar.
- **01 a 03hs.** Meridiano del hígado.

Los doce meridianos, forman una corriente continua que alimenta el circuito energético de la vida de una persona.

Existen además dos meridianos extraordinarios que conforman la llamada órbita microcósmica:

- **El vaso gobernador**, una reserva de energía yang que circula por el interior de la columna desde la cabeza y que termina bajo la nariz
- **El vaso de la concepción**, que parte de un punto bajo los labios y desciende por la parte delantera hasta alcanzar la zona sexual, donde se unirá al vaso gobernador.

KYO Y *JITSU*: FALTA O EXCESO DE *KÍ*

La falta y el exceso de *kí*, determina si existe *kyo* (vacío, falta) o *jitsu* (plenitud, exceso). Cuando el *kí* está bien repartido por todo el cuerpo, éste se halla en un perfecto estado de salud. Pero los bloqueos en el *kí* rompen este equilibrio y producen *kyo* o *jitsu* en algunas partes del cuerpo, de forma que nuestro organismo puede llegar a enfermarse.

En general, en un cuerpo fuerte, el exceso de tensión arterial y las enfermedades provocadas por el exceso de trabajo son *jitsu*, mientras que en un cuerpo débil las enfermedades de agotamiento, de impotencia y depresión son *kyo*.

Para restablecer el equilibrio de energía, se tendrá que, por una parte, tonificar parte del *kyo* para compensar la energía y, por otra parte, dispersar la parte *jitsu* para eliminar el exceso de energía.

Como regla general que no debemos nunca olvidar, tenemos que:

- Para sedar un punto haremos rotaciones sobre éste con el pulgar en sentido opuesto a las agujas del reloj.
- Mientras que para tonificar un punto haremos rotaciones sobre el mismo con el pulgar y en sentido horario.

KYO Y *JITSU* EN LOS MERIDIANOS

MERIDIANO	*KYO* (FALTA)	*JITSU* (EXCESO)
Pulmón	Tos; escalofríos.	Pecho congestionado y mala respiración. Tos fuerte y dolorosa; catarro.
Intestino grueso	Dolor en los hombros y brazos; pesadez; hinchazón del vientre.	Labios secos y quebradizos; ruidos en el tubo digestivo.
Estómago	Falta de apetito; piernas débiles.	Gula; fiebre; dolor en la parte externa de las piernas.
Bazo-páncreas	Avidez por los dulces; somnolencia. Gastritis; insensibilidad en las piernas.	Apetito inconstante; cuerpo pesado. Deseo de descansar.
Corazón	Depresión; ansiedad; incapacidad para tomar decisiones.	Dolor en el pecho.
Intestino delgado	Dolor en las sienes, cuello, hombro y brazos.	Dolor de oídos; zumbidos en las orejas.
Vejiga urinaria	Micción frecuente. Dolor de columna.	Dolor en las piernas y cintura.
Riñón	Falta de impulso sexual. Impaciencia. Tensión en la nuca y pies fríos.	Zumbidos en los oídos. Orina oscura.
Circulación y sexualidad	Sueño agitado o pesadillas. Vértigo. Diarrea.	Dolor de cabeza y estómago. Sueño liviano; fiebre.
Triple recalentador	Frío y debilidad.	Dificultad de audición. Dolor de hombros y oídos.
Vesícular billiar	Poca energía; pesadez al caminar; escalofríos. Mala respiración.	Sensación de tener el estómago lleno. Cabeza pesada.
Hígado	Inseguridad; descontrol en las piernas. Agresividad.	Ganas de llorar, irritación y adicción al trabajo.

FORMAS DE PRESIONAR

Así pues, existen dos formas de trabajar con el pulgar sobre un punto de los meridianos: sedando o estimulando, o presionando y sacando.

El peso de la presión varía de 3 a 9 kilos aproximadamente. En una persona fuerte físicamente, se podrá ejercer más presión, mientras que en otras, en cambio, habrá que ser más suave.

Lógicamente, en muchos casos se puede llegar a sentir dolor, ya que el mismo es consecuencia de la energía bloqueada.

El tiempo de la presión que se ha de realizar oscila entre los 3 a 5 segundos, produciendose la exhalación del terapeuta en el momento que presiona y la inhalación cuando se relaja.

En el masaje shiatsu también se trabaja con el codo, con amasamientos manuales, fricciones y con los nudillos; los iremos viendo en las diversas técnicas.

LOS CINCO ELEMENTOS

La medicina china sostiene que los cinco elementos primordiales ejercen una función importantísima dentro del cuerpo humano y sus funciones.

La regla de los cinco elementos indica que es la vía por donde el *ki* se manifiesta en el universo: agua, tierra, fuego, madera y metal.

Cualquier desequilibrio en alguno de los elementos afectará como síntoma en órganos y meridianos. Por ejemplo, el desequilibrio de *ki* en el elemento madera puede afectar al órgano y al meridiano del hígado, o al meridiano y órgano de la vesícula biliar, o a ambos. También la cólera afectará, no sólo al hígado, si no a los músculos, tenderá a tener los puños cerrados, problemas en los ojos, gritará y tendrá lágrimas. Así, sucesivamente, puede suceder con todos los elementos y sus síntomas.

LOS CINCO ELEMENTOS EN EL CUERPO

ELEMENTOS	MADERA	FUEGO	TIERRA	METAL	AGUA
Direcciones	Este	Sur	Centro	Oeste	Norte
Estaciones	Primavera	Verano	Canícula	Otoño	Invierno
Climas	Viento	Calor	Humedad	Sequedad	Frío
Órganos	Hígado	Corazón	Bazo	Pulmón	Riñón
Vísceras	Vesícula	Intestino delgado	Estómago	Intestino grueso	Vejiga
Colores	Azul	Rojo	Amarillo	Blanco	Negro
Sabores	Acido	Amargo	Dulce	Picante	Salado
Sentimientos	Cólera	Alegría	Meditación	Inquietud	Miedo
Tejidos	Músculos	Vasos	Carne	Piel y pelo	Huesos
Órganos sensorios	Ojos	Lengua	Boca	Nariz	Orejas
Líquidos	Lágrima	Sudor	Baba	Moco	Saliva
Voz	Gritar	Hablar	Cantar	Llorar	Gemir
Expresiones corporales	Puños cerrados	Charlar	Hipo	Tos	Temblores

TÉCNICAS BÁSICAS DE SHIATSU

A continuación veremos un conjunto de técnicas que llamaremos «básicas», ya que sirven para todas las personas y engloban un trabajo integral de todo el cuerpo.

Más adelante ya veremos técnicas de «masaje específico» para problemas puntuales.

Todas las técnicas se repetirán de 10 a 12 veces cada una.

Espalda y boca abajo

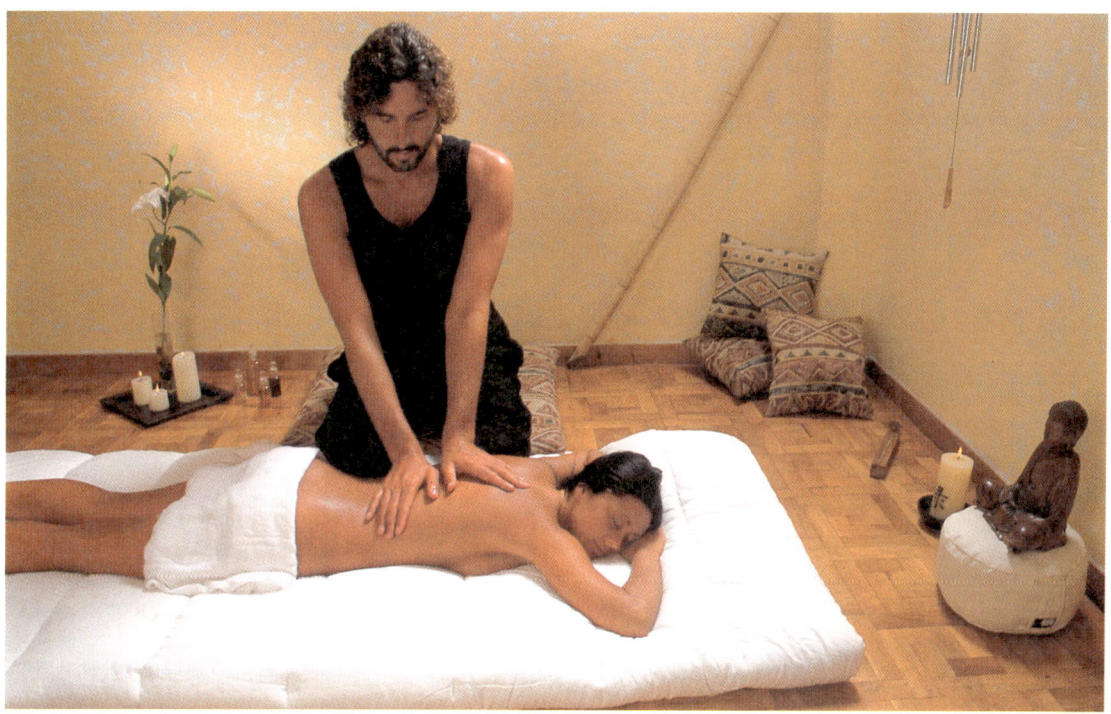

1. Movimiento en «X»: *Distribuye el aceite por la espalda y coloca ambas manos en la zona media de la espalda. Una mano se desliza hacia el glúteo y la otra hacia el hombro opuesto, de modo que el movimiento de las manos forma una «X». Cambia luego de hombro y de glúteo.*

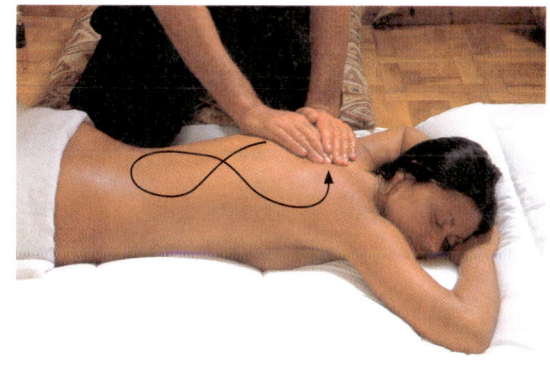

2. Movimiento en «8»: *Desliza ambas manos (una sobre otra) realizando un gran número «8» por toda la espalda. Este movimiento simboliza lo eterno, el pasado y el futuro, encontrándose en el punto del presente y generando un calor en la espalda que permitirá que se comience a movilizar la energía.*

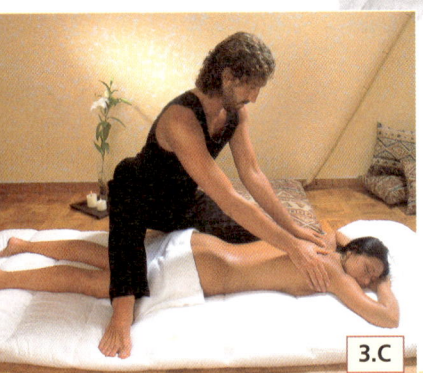

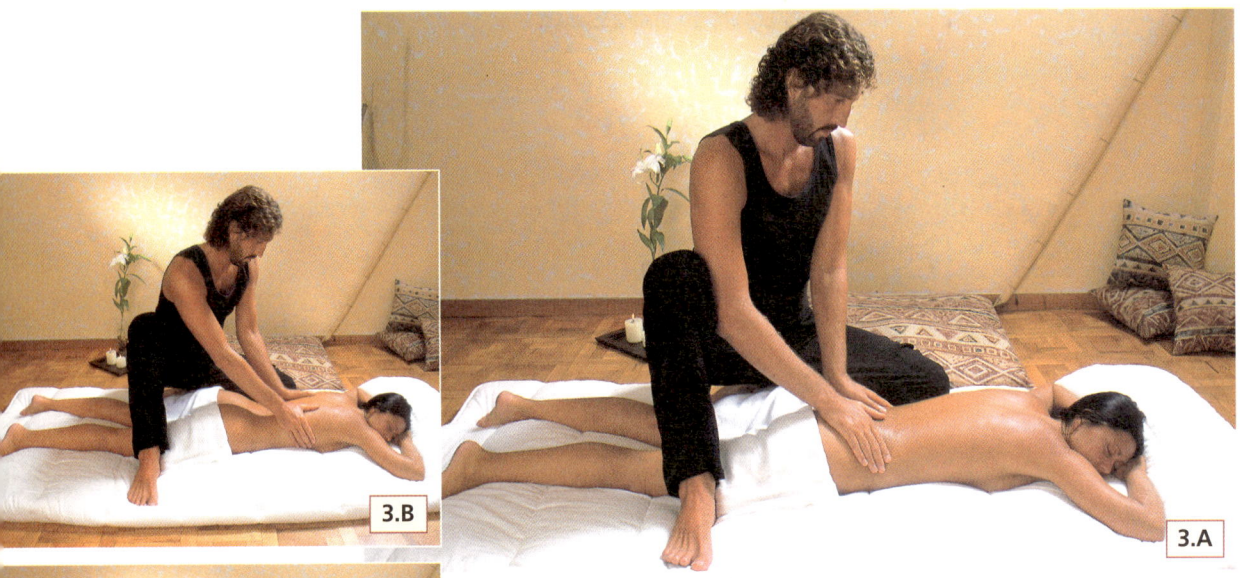

3. Apertura de la espalda: *Elimina la tensión de la espalda «abriéndola» en tres partes. Formando con ambas manos las alas de una paloma, realiza tres movimientos: primero, desde el sacro hacia afuera; después, del sacro hacia la zona dorsal; y por último, del sacro a los hombros.*

4. Fricciones en la espalda: *Coloca ambas manos en el sacro y apunta los dedos hacia el cuello. Sube alternativamente una y otra haciéndolas deslizar al lado de las vertebras, pero no por ellas. De esta forma, creas energía en una parte del meridiano de la vejiga y calientas la zona de los chakras.*

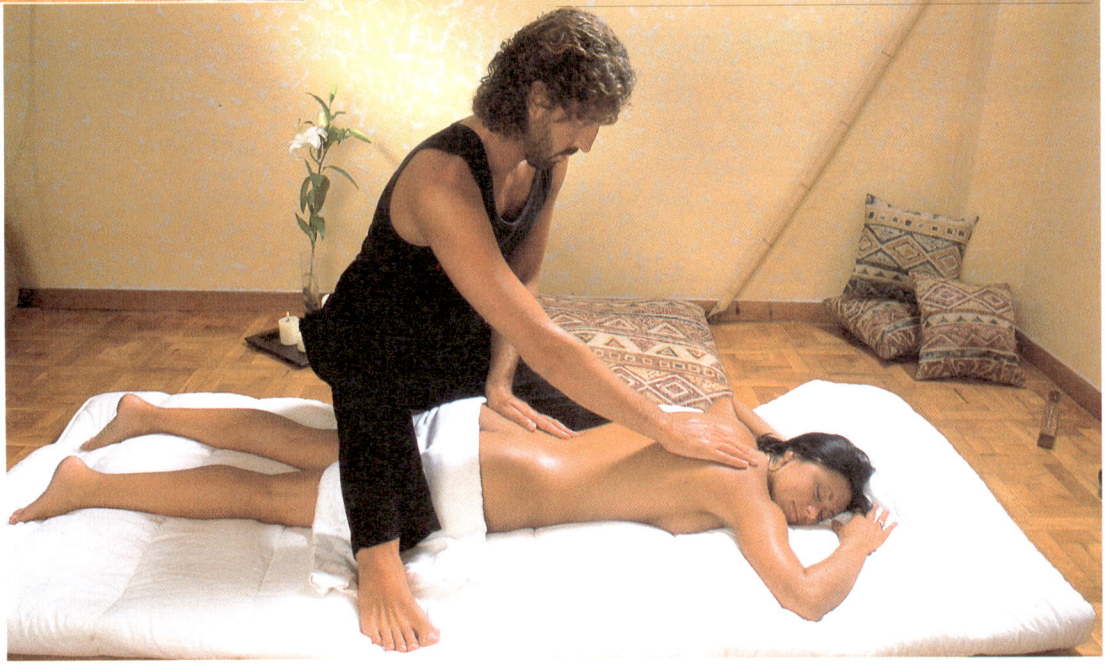

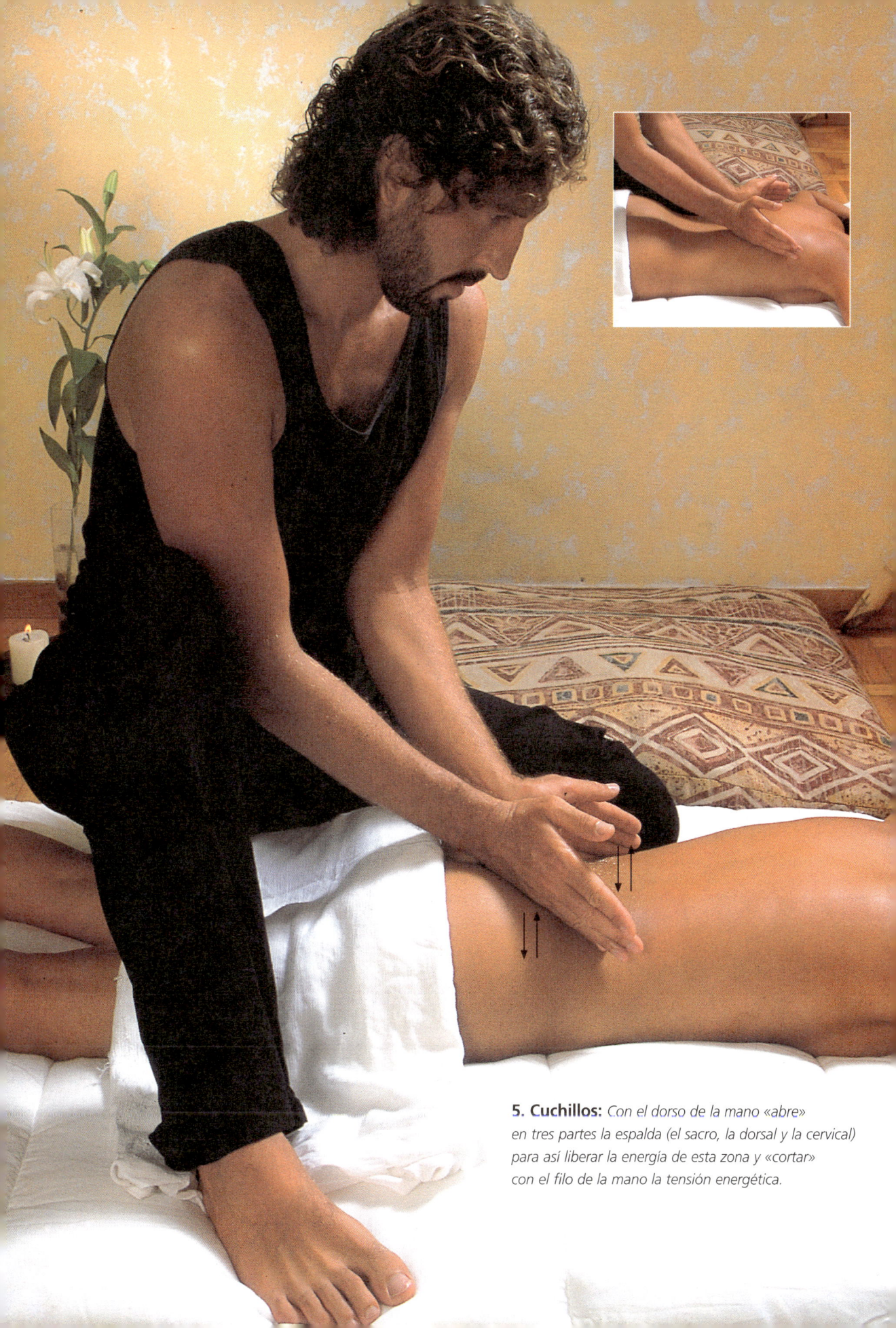

5. Cuchillos: Con el dorso de la mano «abre» en tres partes la espalda (el sacro, la dorsal y la cervical) para así liberar la energía de esta zona y «cortar» con el filo de la mano la tensión energética.

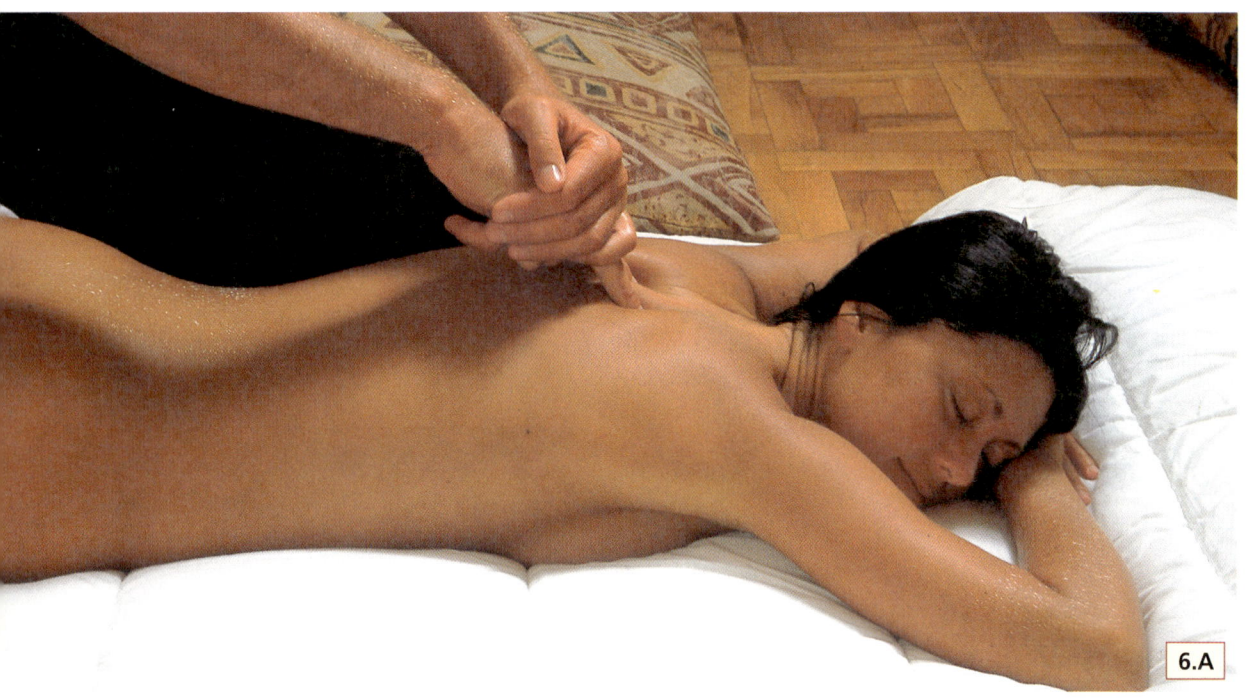

6.A

6. Tenedor: Con los dedos índice y corazón, coloca una mano en la zona cervical y pon la otra encima de ésta para ejercer más presión. Desliza los dedos hacia abajo por la zona de la columna (pero no sobre las vértebras) hasta el sacro.
Esta técnica estimula el meridiano de la vejiga para que luego el paciente orine las toxinas y comience el proceso de purificación.

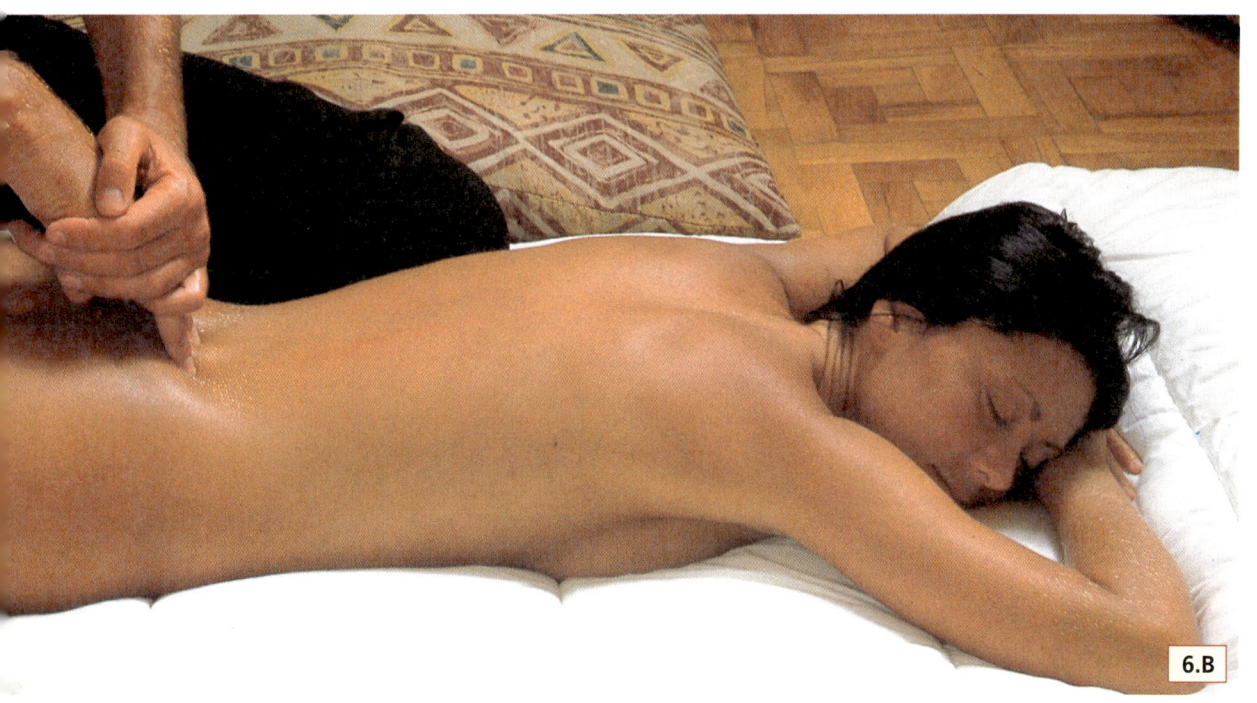

6.B

7. Cucharitas:
Con la mano ahuecada formando un espacio vacío, golpea de forma suave los laterales de la columna, de abajo hacia arriba.
Esto permite crear aire y formar como una ventosa que chupa la tensión.

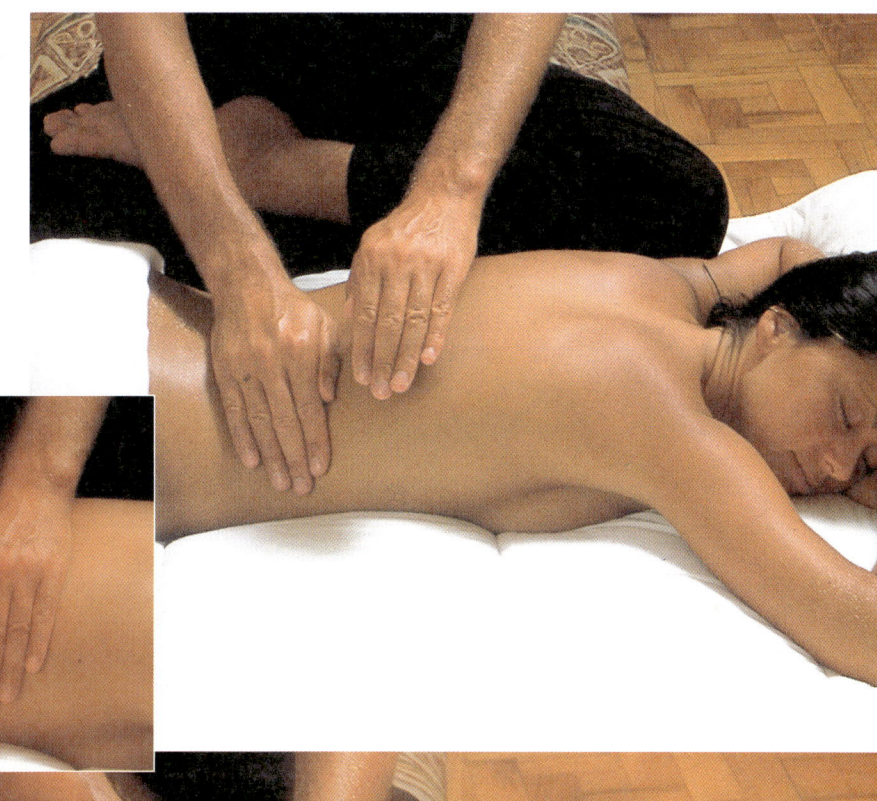

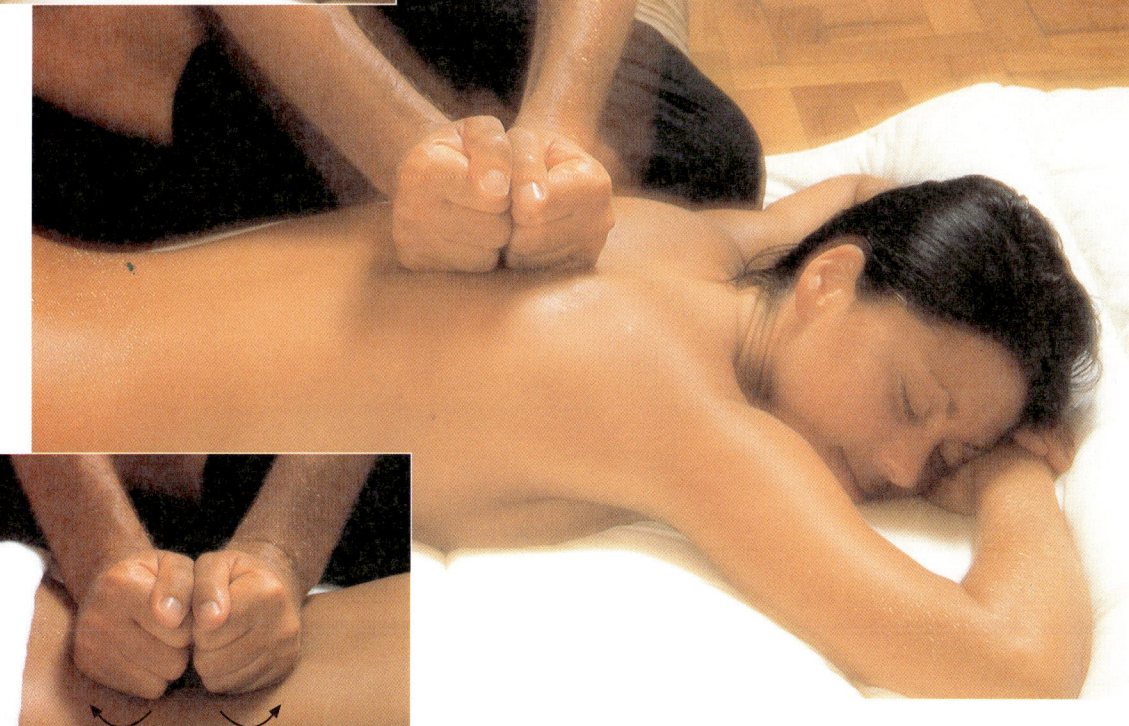

8. Sellitos: *Con los puños cerrados sobre las vértebras de la columna, comienza a llevar por el sacro un puño hacia arriba y otro hacia abajo. Las manos siempre van juntas, subiendo por la columna hasta la zona cervical.*

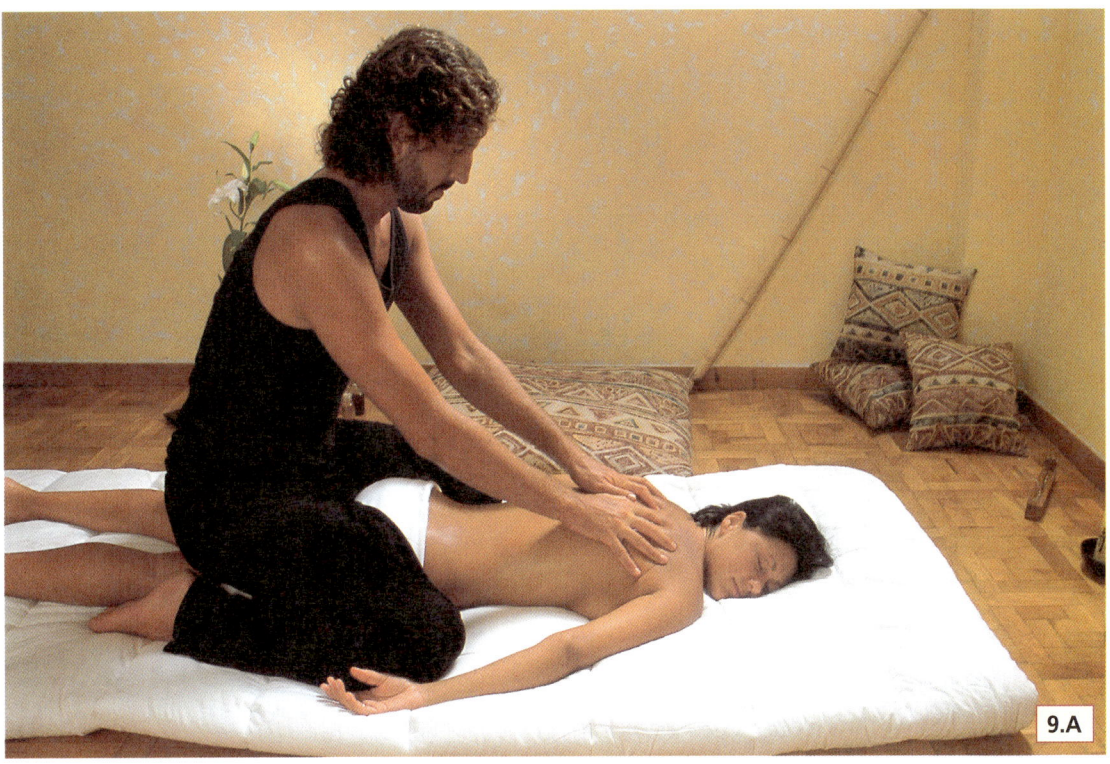

9. Rastrillo: *Coloca ambas manos abiertas en la zona baja de la espalda y sube por toda su longitud hasta los hombros; baja luego en movimientos de zigzag.*
Esta técnica te permite explorar la espalda e irrigar mayor flujo sanguíneo y energético.

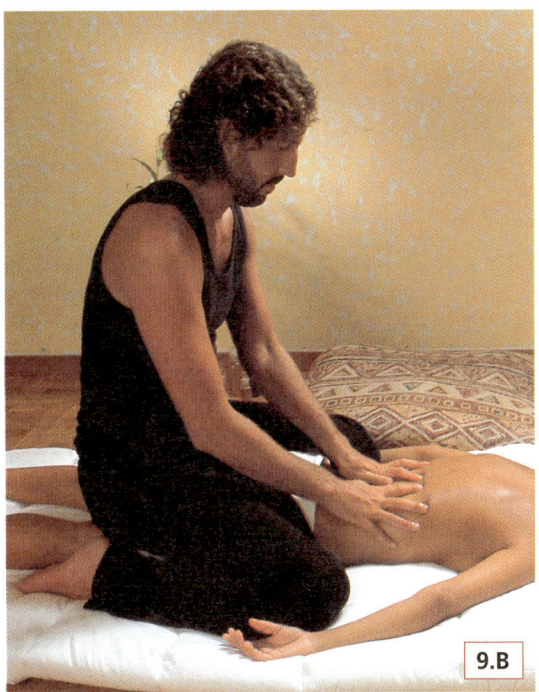
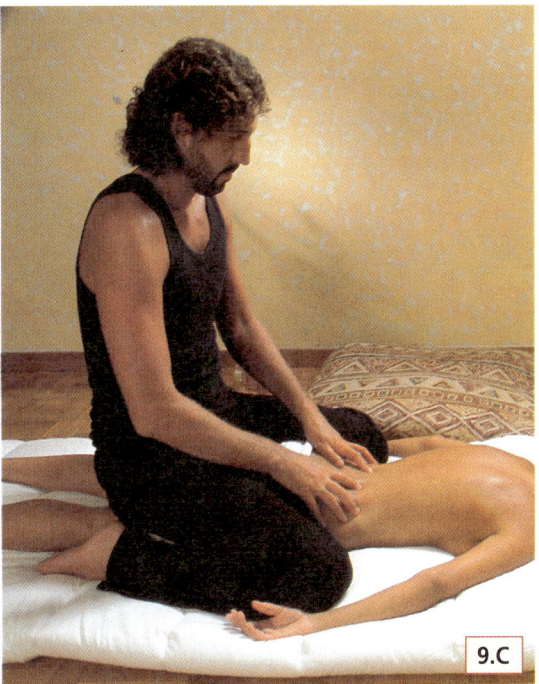

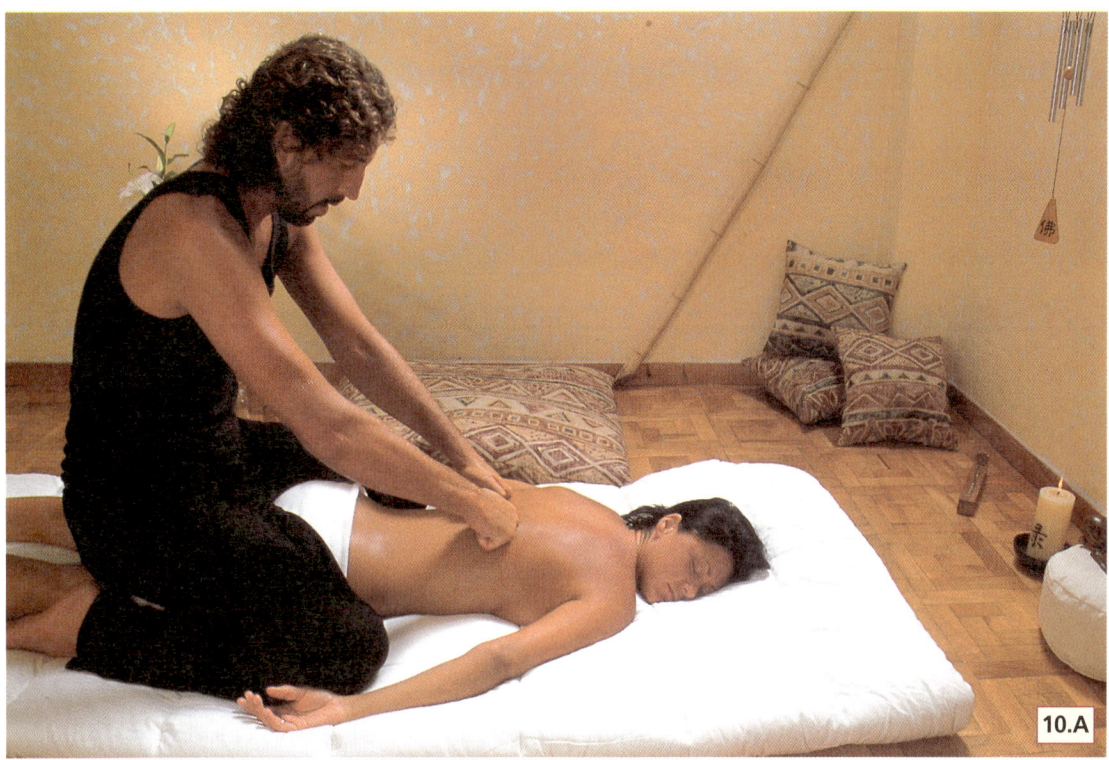

10. Nudillos: *Desliza los nudillos por la columna (nunca directamente encima de las vértebras), usando los puños cerrados y en línea recta.*

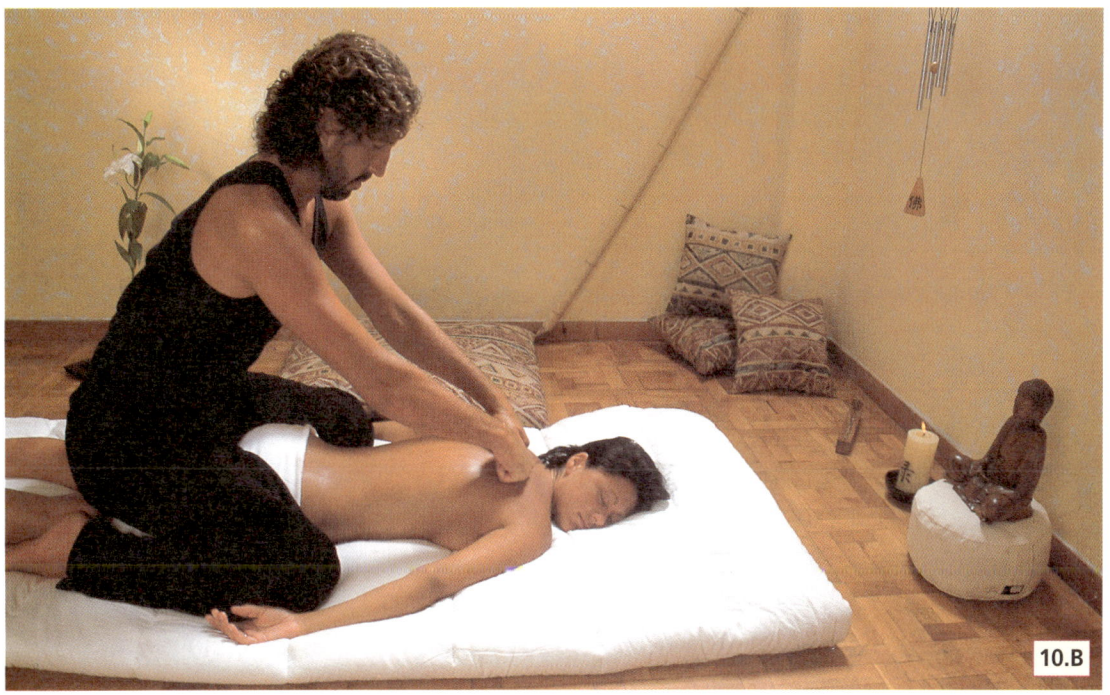

11. Fricción en «U»: Con ambas manos, una sobre otra, realiza una gran «U» por toda la espalda, sin tocar las vértebras.

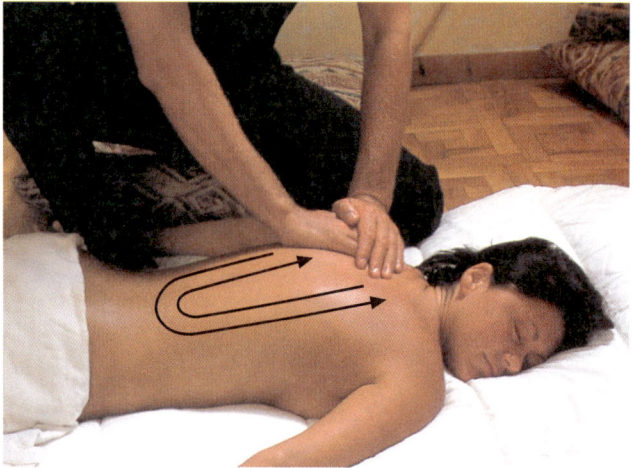

12. Deslizamiento por los trapecios: Con movimientos de arriba hacia abajo, desliza los tres dedos mayores desde el nacimiento del trapecio hasta el pozo del hombro, para así comenzar a descomprimir la zona alta.

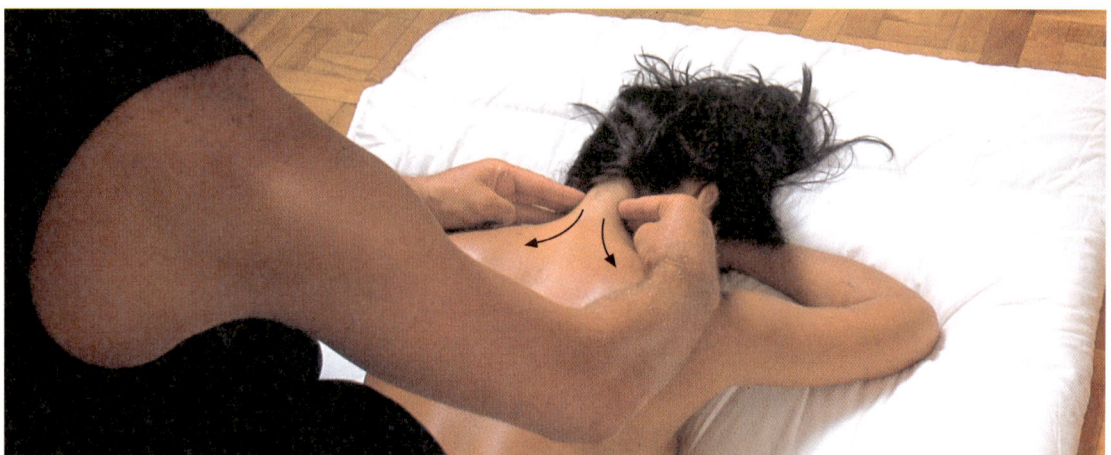

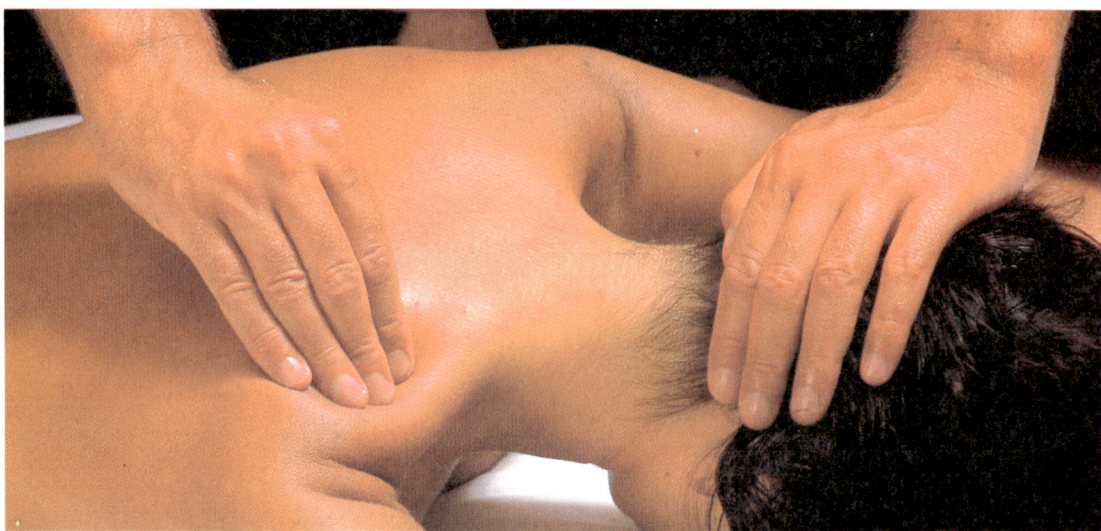

13. Movilización por los trapecios: Desliza cuatro dedos (a excepción del pulgar) creando círculos en sentido antihorario por todo el recorrido del trapecio.

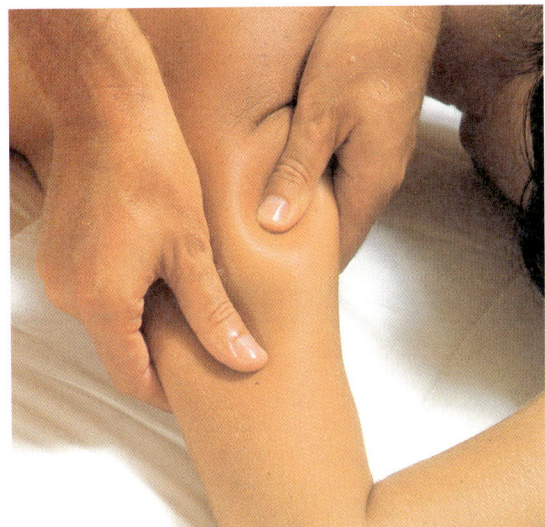

14. Amasamiento del hombro: *Como si fuese pan, amasa con la base de las manos toda la zona del deltoide, que es donde se acumula la tensión.*

15. Limpieza escapular: *Coloca una mano sobre el hombro y levanta el omóplato. Seguidamente, con cuatro dedos de la otra mano hunde el omóplato y movilízalo. Luego, trabaja hundiendo solamente el pulgar de arriba a abajo, deteniéndote en los nudos y contracturas que allí existan para realizar sobre éstos movimientos antihorarios y presiones. Si la zona está muy tensa, realiza esta técnica durante más tiempo, ya que conserva emociones reprimidas y situaciones no resueltas.*

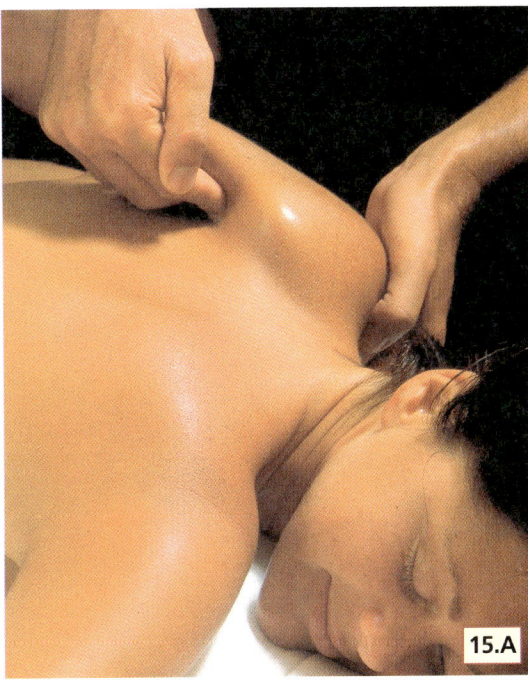

15.A

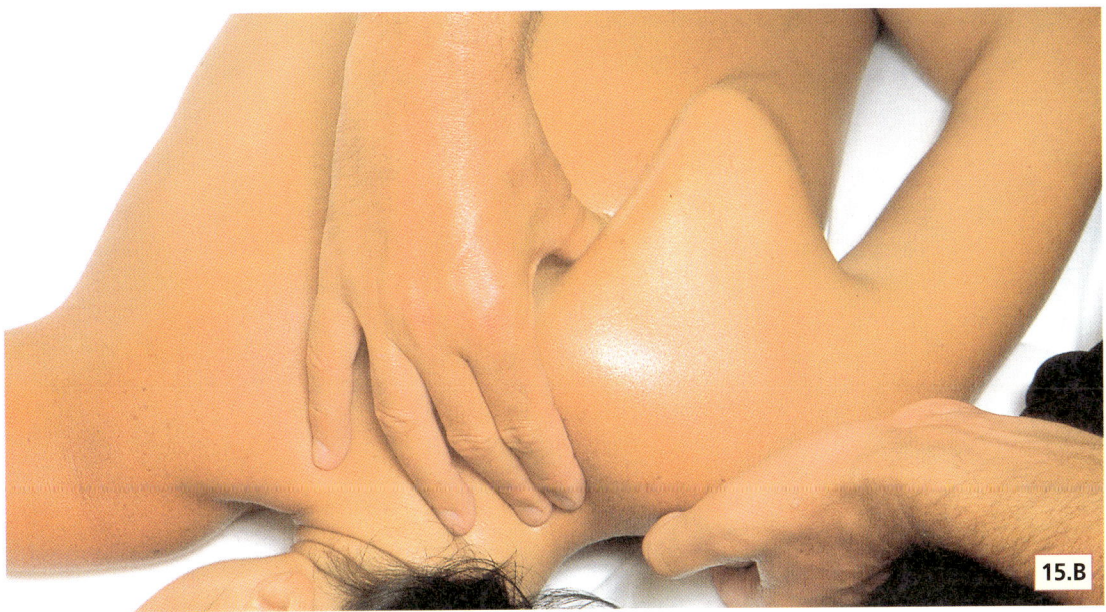

15.B

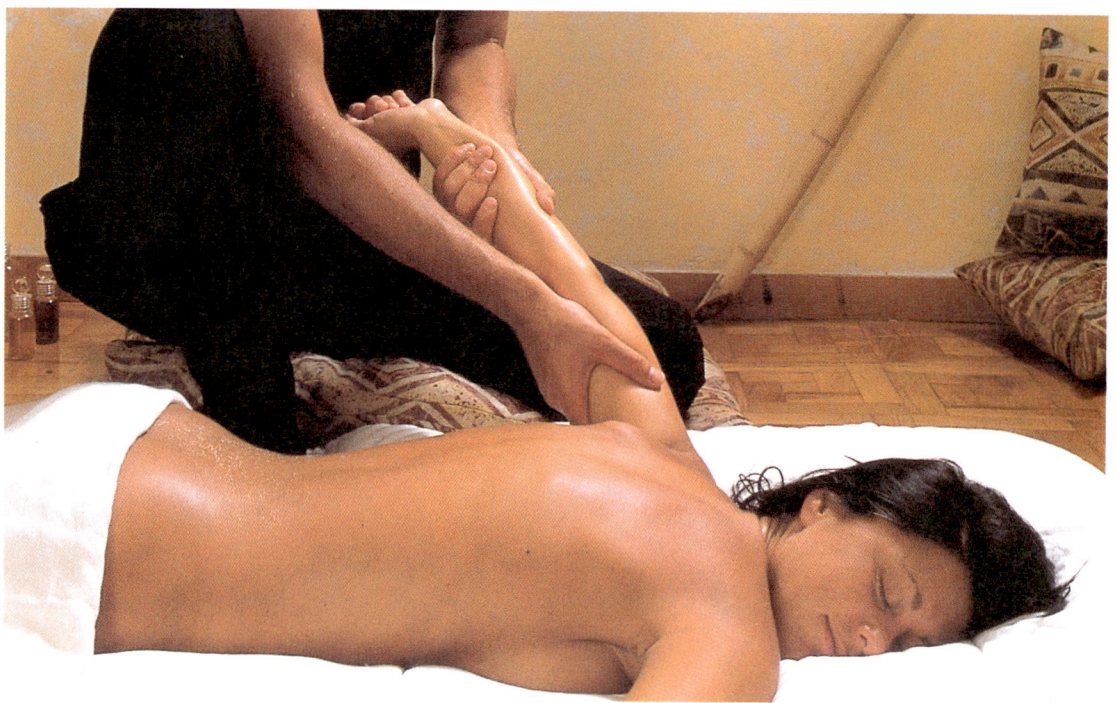

16. Amasamiento de los brazos: *Amasa completamente el brazo; primero la zona alta (bíceps y tríceps) y luego el antebrazo. Se realiza como si quisieras quitar un guante.*
Esta técnica permite eliminar las tensiones.

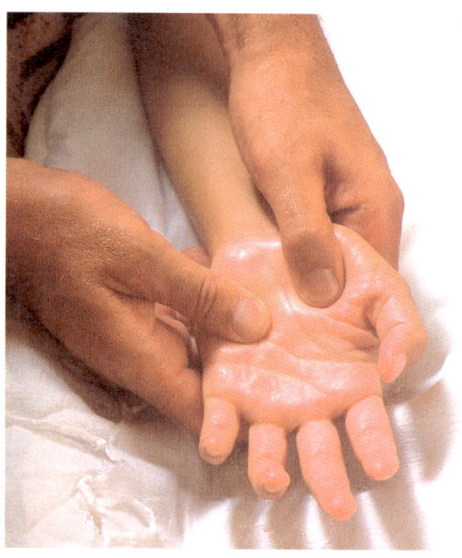

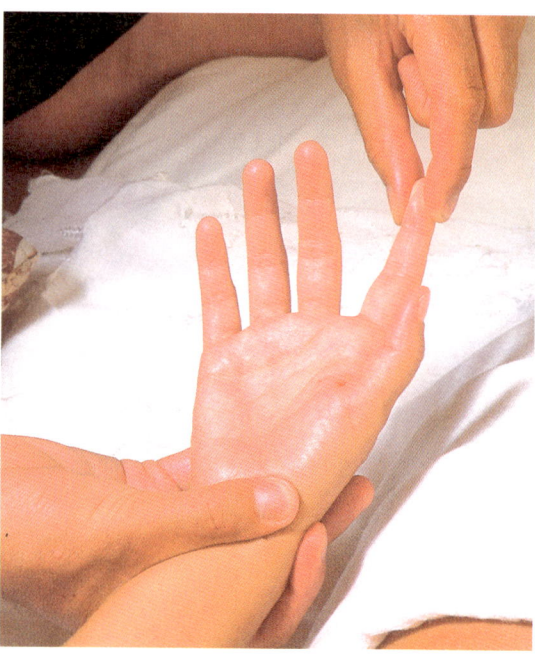

17. Apertura de la mano: *Abre la mano con los pulgares, del centro hacia afuera.*

18. Estimulación de los dedos: *Con el pulgar y el índice, estimula dedo por dedo. En la punta de cada dedo se encuentran inicios y terminaciones de los meridianos.*

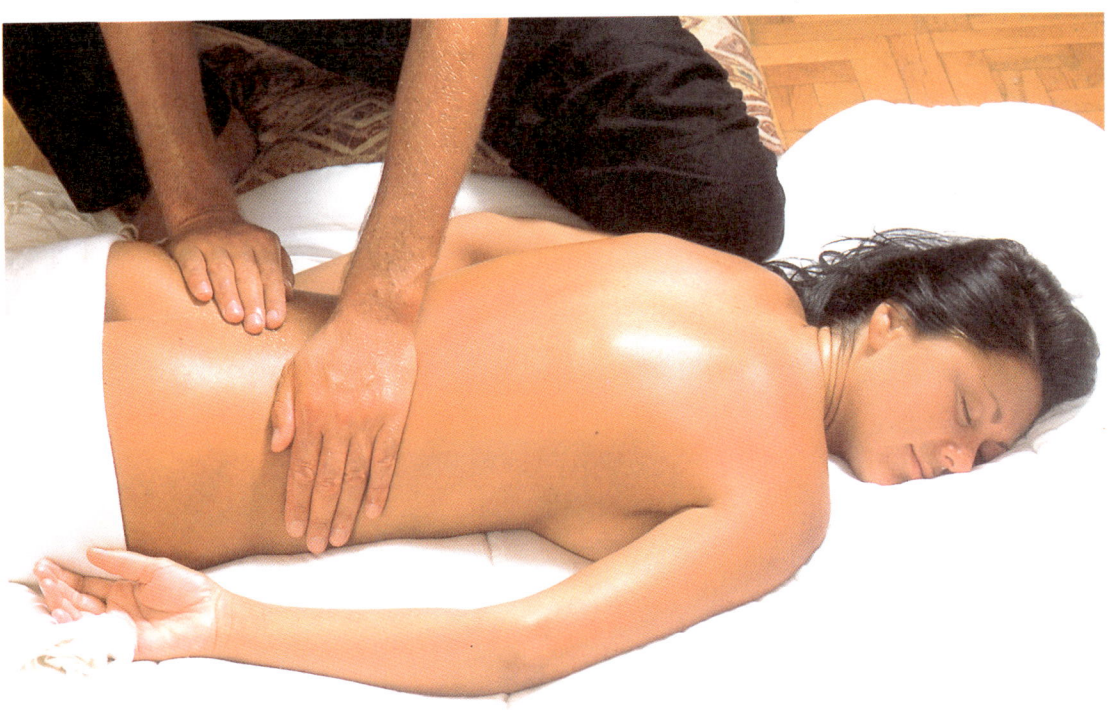

19. La olita sobre la espalda: *Con ambas manos bien apoyadas, sube y baja desde el sacro hasta el cuello realizando movimientos de vaivén por toda la espalda.*

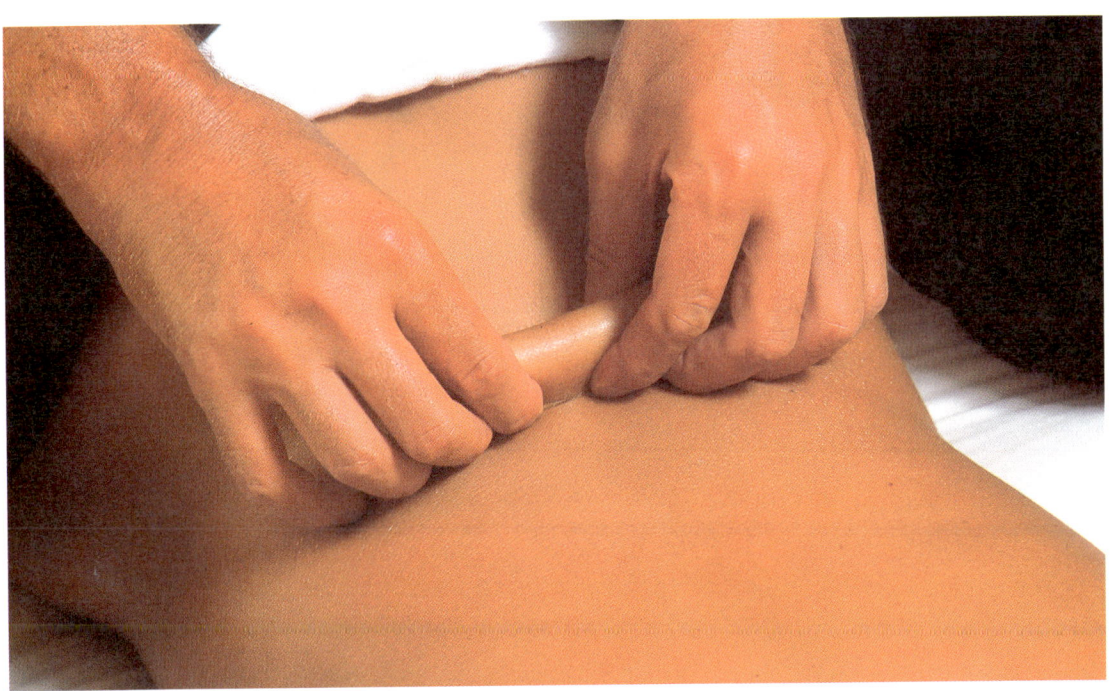

20. La olita sobre la columna (técnica kembiki): *Con los pulgares e índices de ambas manos, toma la piel que existe sobre la columna y sube lentamente por ella hasta las cervicales. Es como si caminaras por las vértebras.*

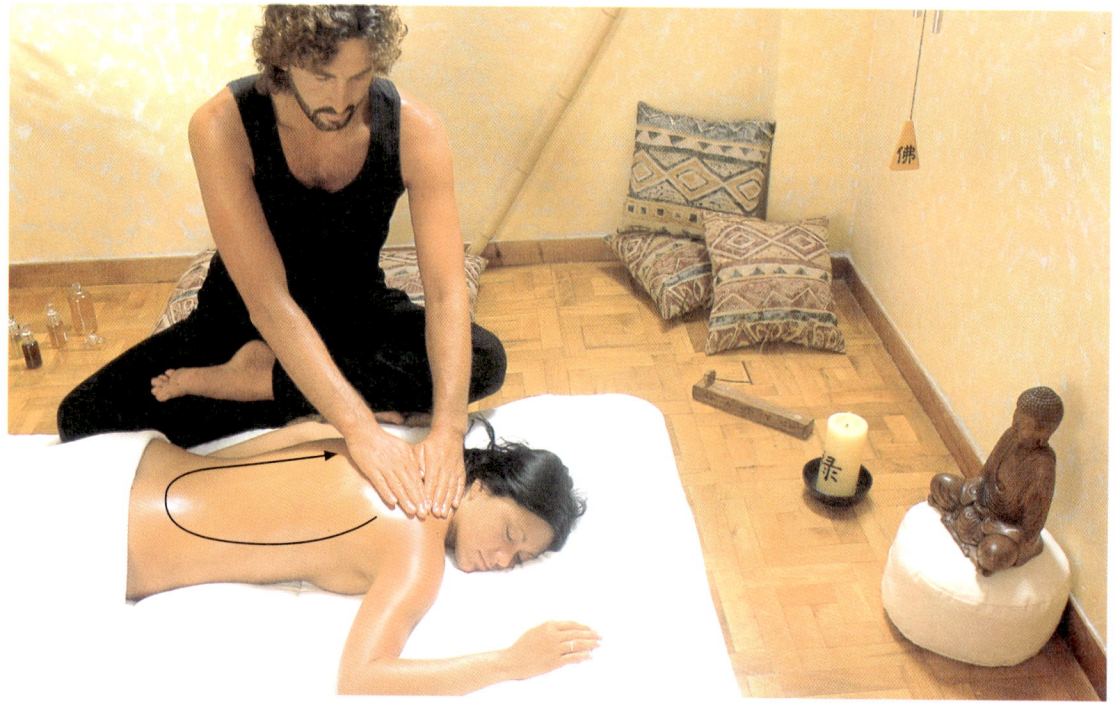

21. Movimientos circulares: *Dibuja un amplio círculo por toda la espalda que abarque del sacro al cuello.*

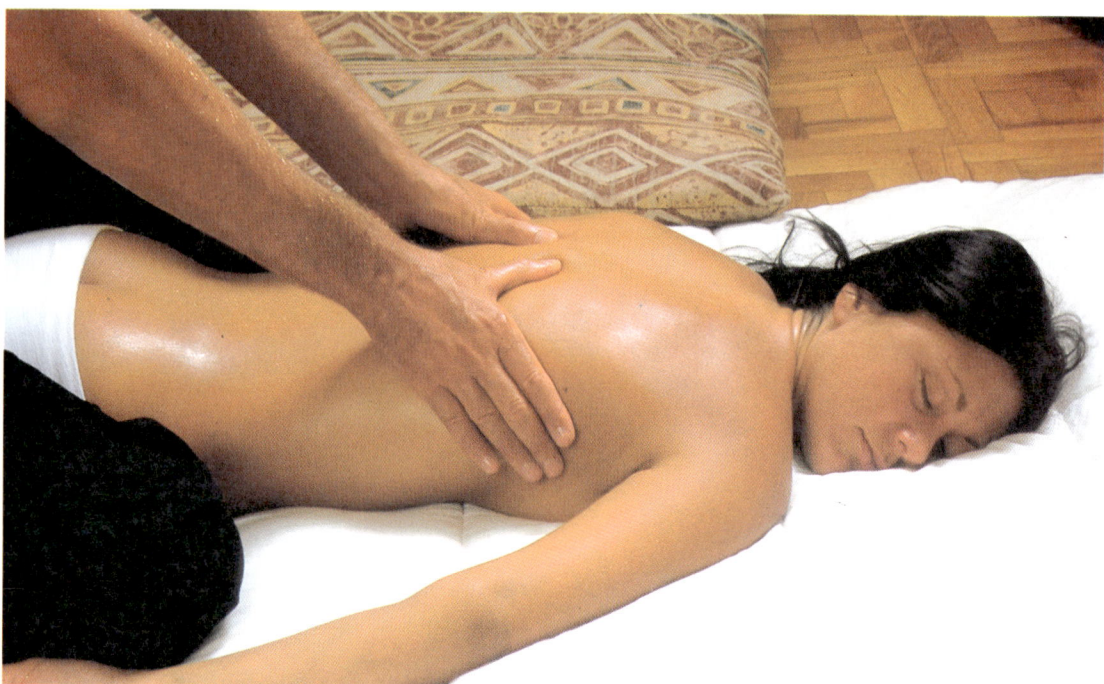

22. Las alas del águila: *Coloca las manos como las alas de un águila en vuelo y asciende por la columna con los pulgares; desde la base hasta las cervicales. Si realizas una estimulación fuerte y lenta con los pulgares, se liberará la tensión de los músculos.*

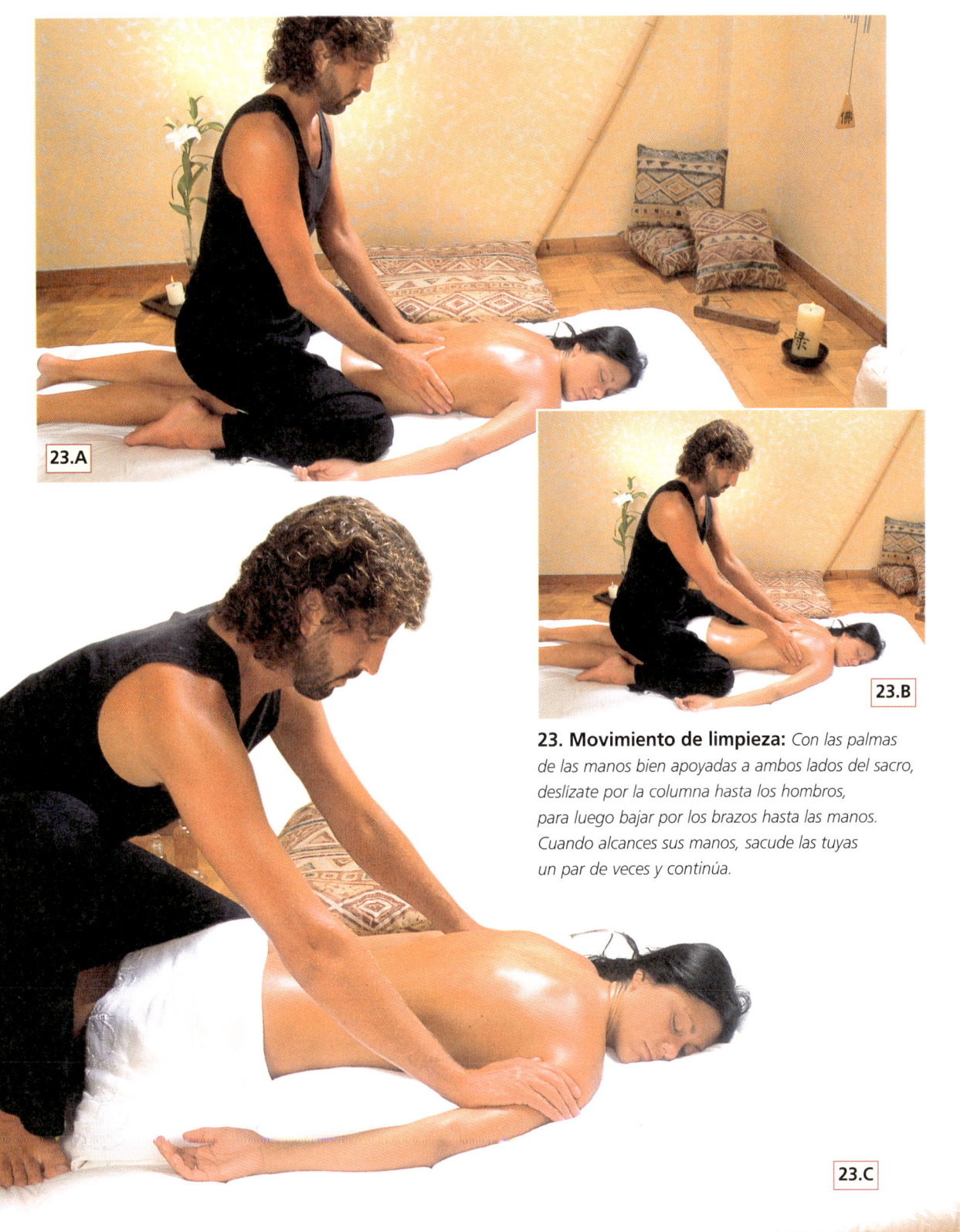

23. Movimiento de limpieza: Con las palmas de las manos bien apoyadas a ambos lados del sacro, deslízate por la columna hasta los hombros, para luego bajar por los brazos hasta las manos. Cuando alcances sus manos, sacude las tuyas un par de veces y continúa.

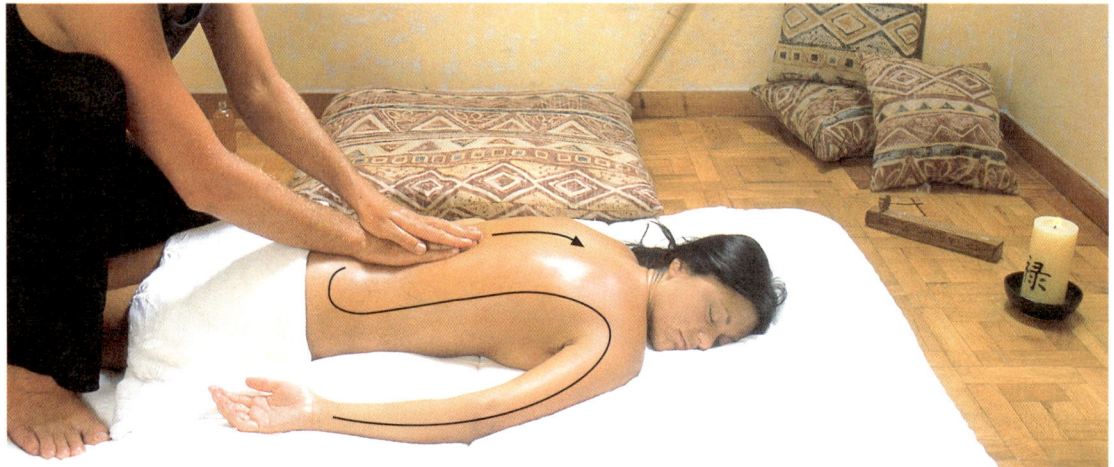

24. Movimiento en «S»: *Con una sola mano asciende desde la palma de la mano al hombro; baja por la columna hasta el sacro y luego sube del sacro a las cervicales. Esta técnica aporta energía nueva que entra por las manos y alimenta la columna y loscentros.*

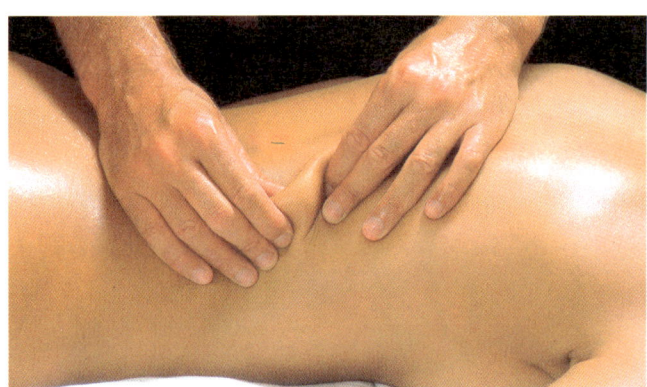

25. Pellizcos: *Realiza grandes pellizcos con las dos manos por toda la espalda, excepto en la zona de las vértebras. Esta técnica aumenta la irrigación de sangre y la moviliza.*

26. La gran «V»: *Con los pulgares colocados en la zona media de la espalda, a ambos lados de la columna, realiza un movimiento de «V» hasta el hombro: se reciclará la energía estancada y se movilizará notoriamente la circulación de la sangre.*

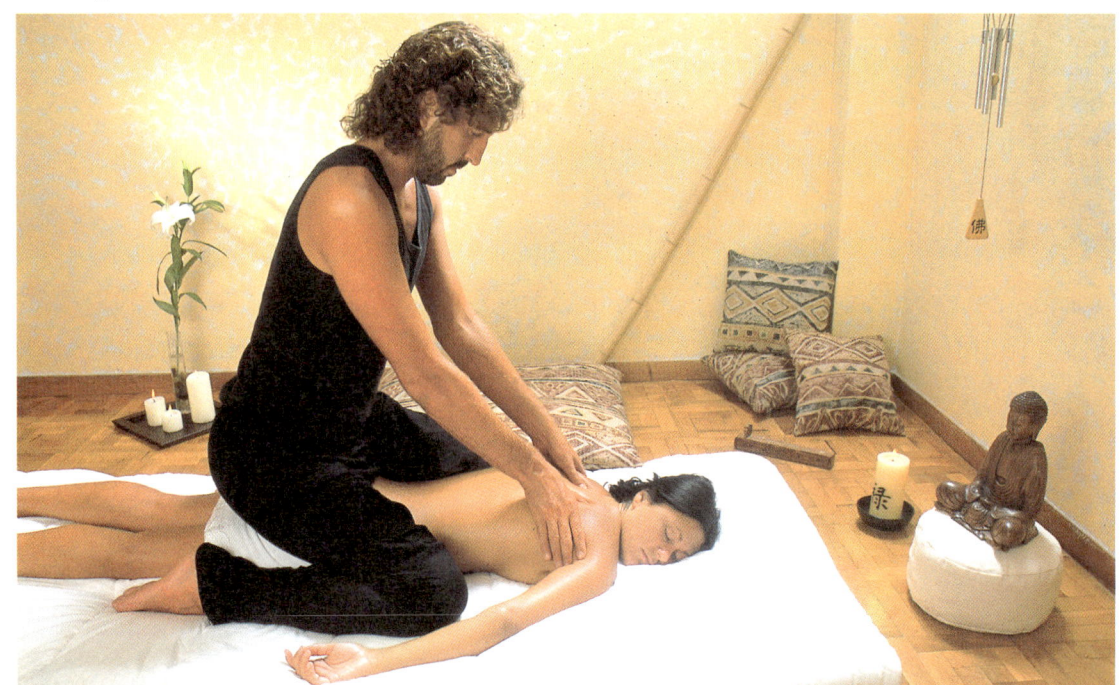

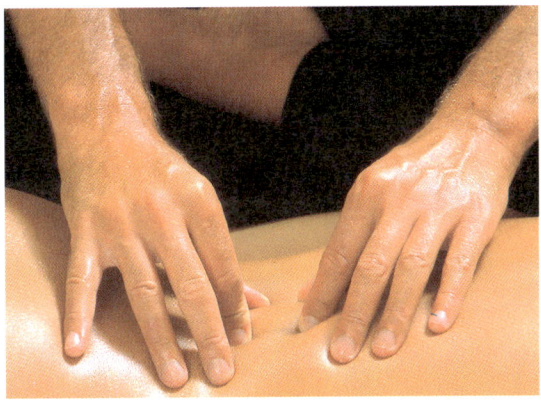

27. Separar vértebra por vértebra: *Con el índice y el pulgar, separa cada una de las vértebras como si quisieras estirarlas. Inicia el movimiento desde el sacro (vértebras fijas) hasta las cervicales (vértebras móviles).*

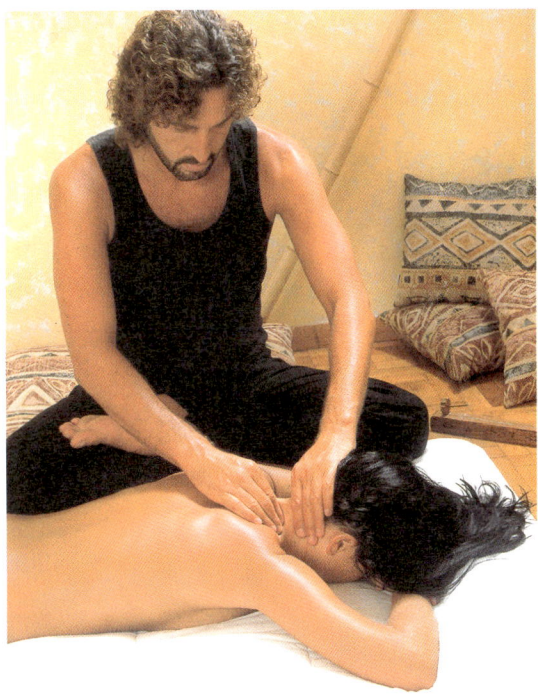

28. Movilización del cuello:
Con ambas manos a la vez, o primero con una y después con otra, realiza movimientos que formen dos círculos.

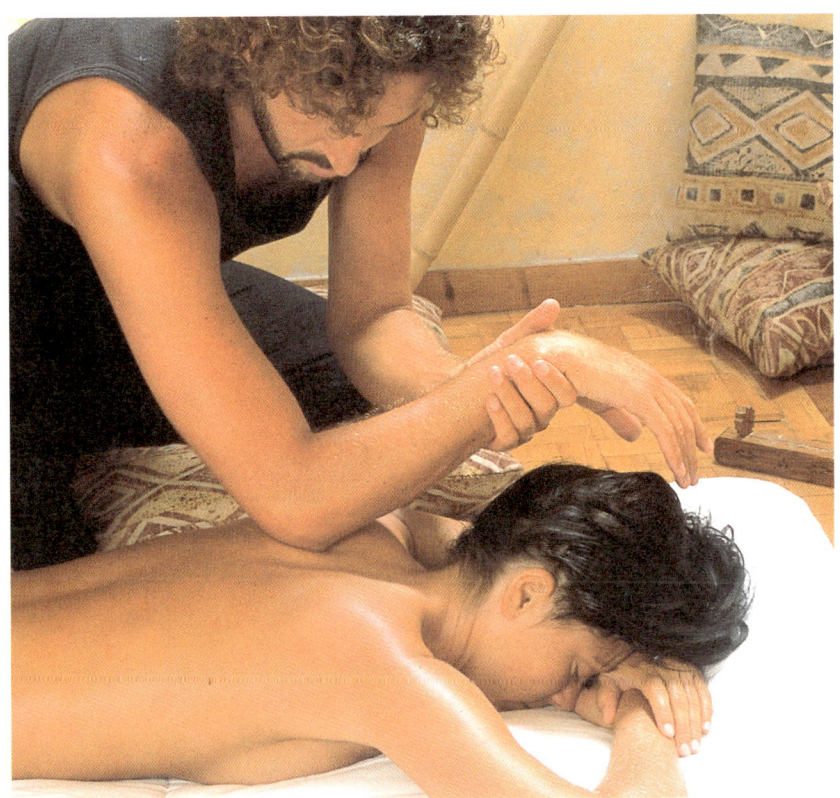

29. Deslizamiento con el codo:
Dobla el codo y arrástralo por ambos lados de la espalda sin tocar las vértebras; desde los trapecios hasta los glúteos. Notarás que poco a poco los músculos se distienden y relajan.

Sentado frente a la cabeza del paciente

30.A

30.B

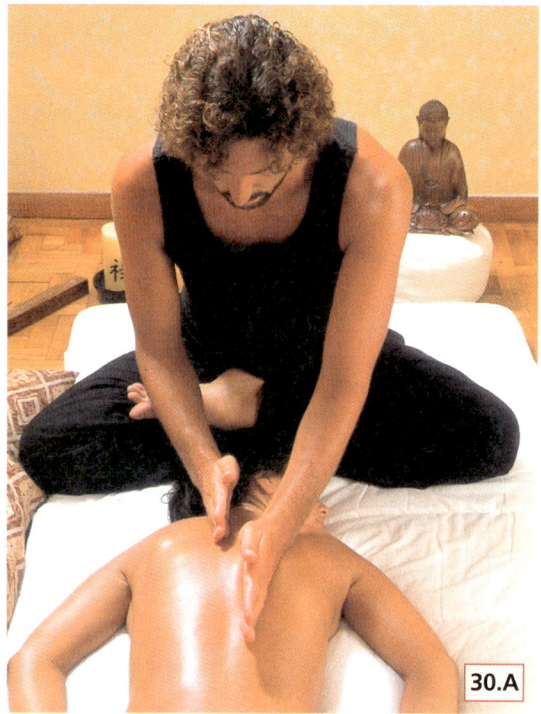

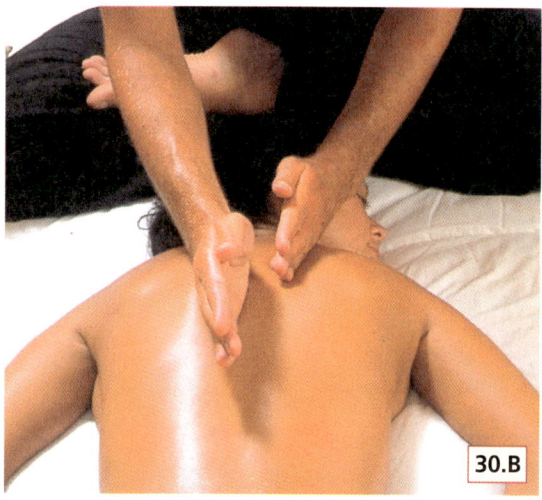

30. Cuchillos entre las vértebras: *Con el dorso de la mano, friccionamos enérgicamente desde la zona cervical hasta la mitad de la espalda. Este movimiento produce un tremendo alivio de los dolores y activa la circulación tanto de la sangre como de la energía vital.*

31.A

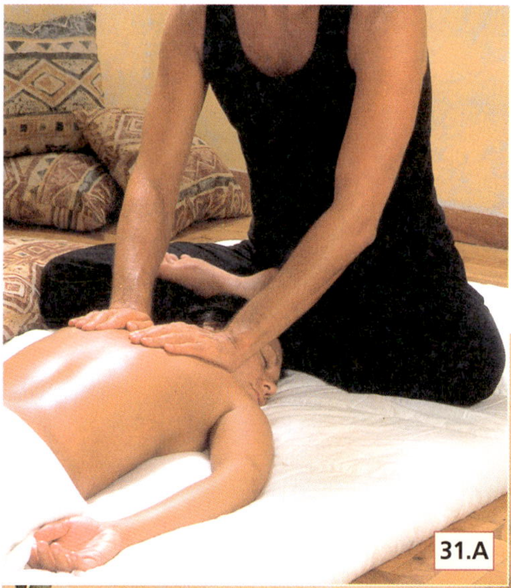

31. Deslizamiento total por la espalda: *Desliza las dos manos abiertas desde el centro de la espalda hasta el sacro, y sube por ambos laterales hasta el cuello. Repite el movimiento otra vez.*

31.B

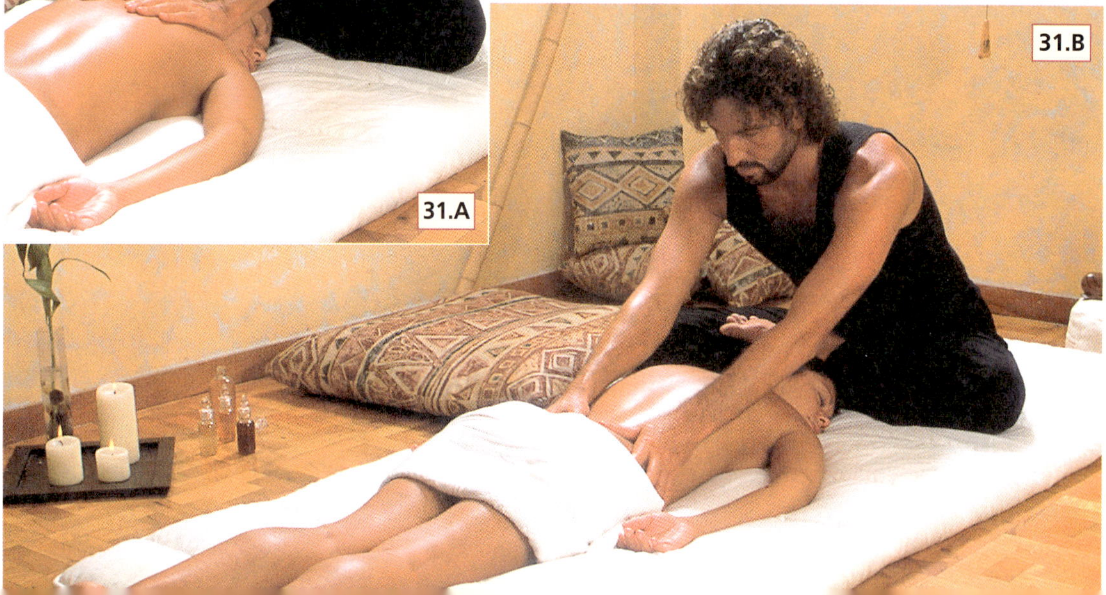

32. Golpeteos: *Con los puños cerrados, golpea suavemente toda la zona alta de la espalda, excepto en la parte superior de las vértebras.*

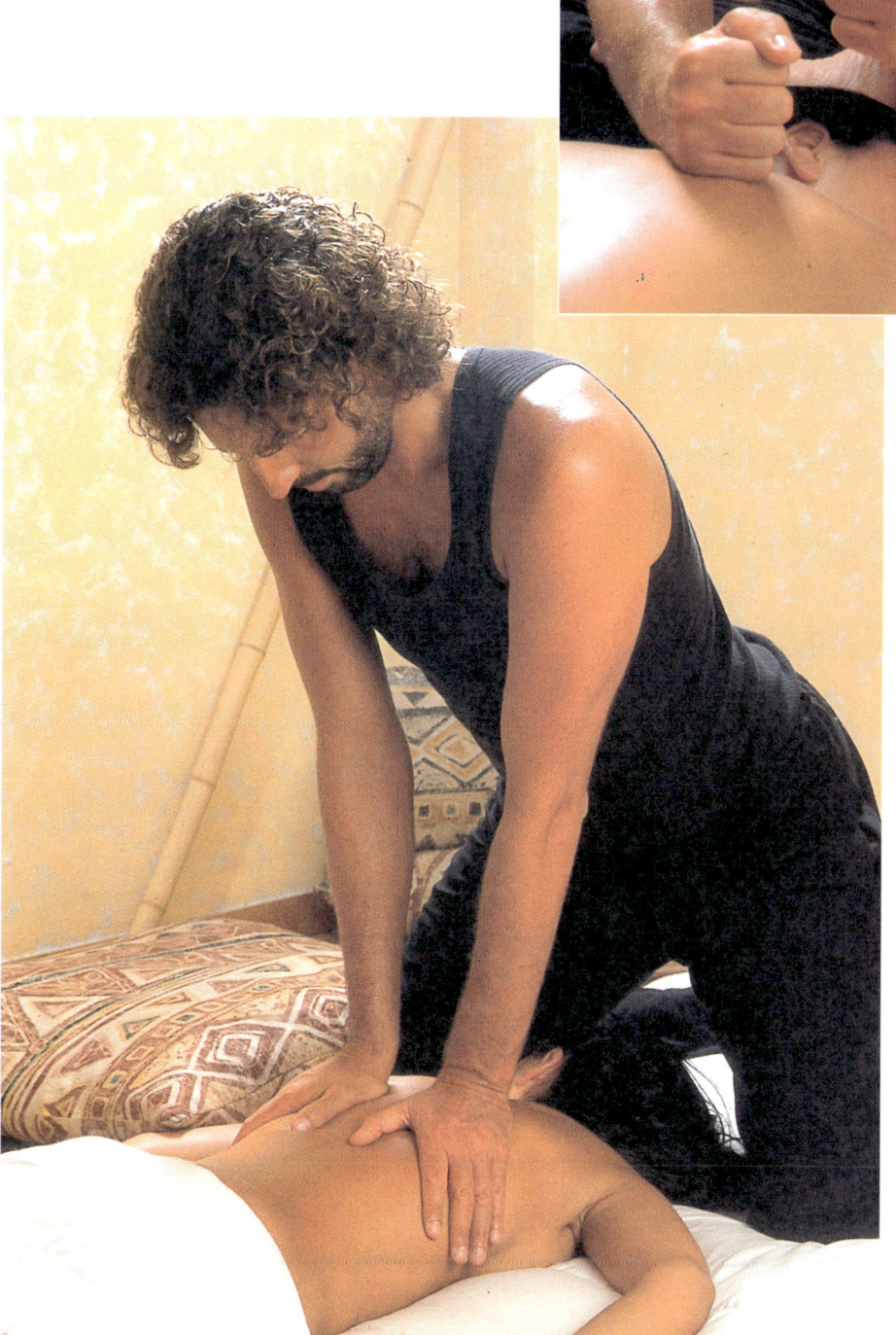

33. Presiones sostenidas:
Presiona con ambos pulgares todo el recorrido de la espalda (5 segundos en cada punto), desde el cuello hasta el sacro. Esta técnica activa parte del recorrido del meridiano de la vejiga urinaria.

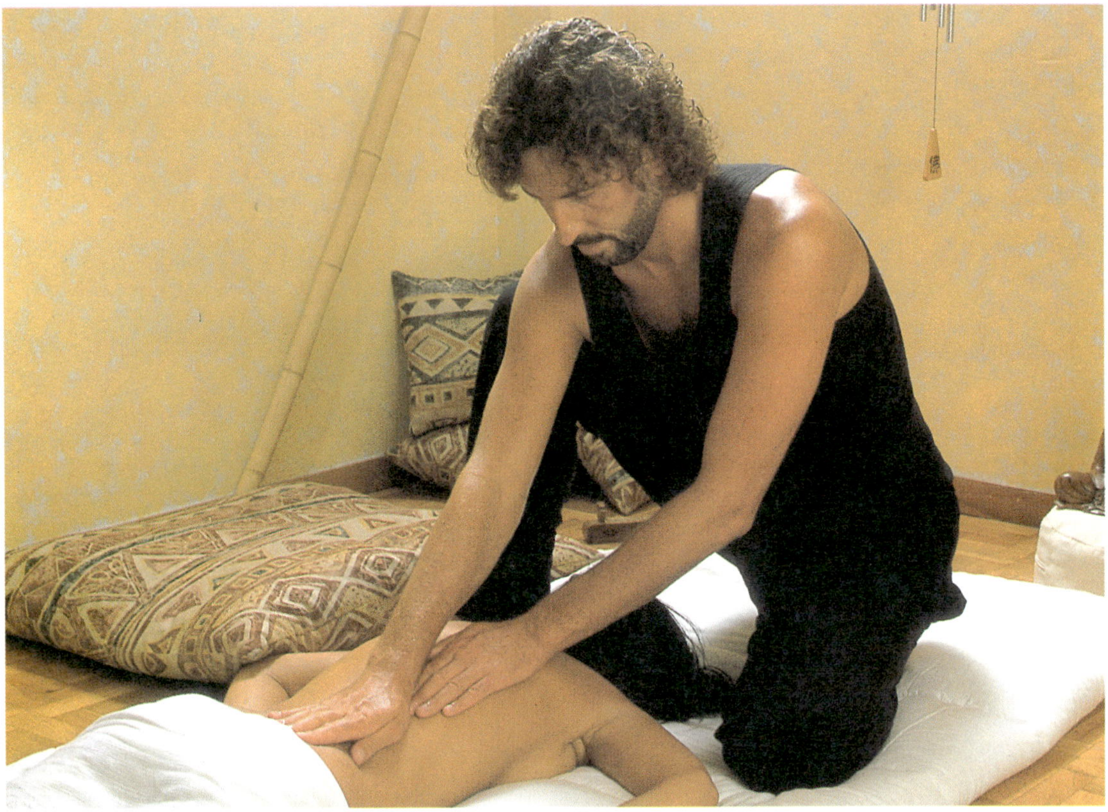

34. Deslizamiento lateral hasta los brazos: *Desliza ambas manos desde el sacro hasta el cuello; primero por un lado y luego por el otro. Abarca todo el lateral de la espalda hasta los hombros y desciende por los brazos hasta alcanzar las manos.*

35. Masaje con piedras calientes: *Ten a mano un par de piedras y caliéntalas en una olla a fuego lento (con 2 minutos es suficiente para que queden a una temperatura suave). Deslízalas untadas en aceite por la espalda, glúteos y piernas. Puedes alternar con otro juego de piedras para que, cuando se enfríen unas, puedas emplear las otras. Trabaja con una piedra en cada mano, realizando círculos y movimientos ondulantes muy lentos. Es una técnica muy placentera por su doble efecto de presión y calor envolvente.*

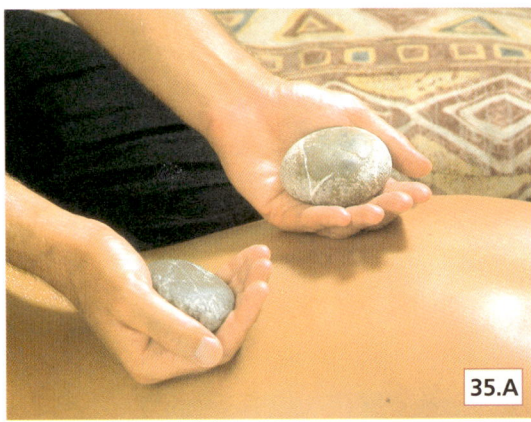

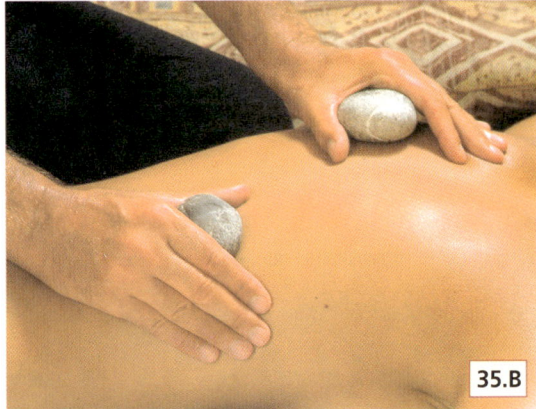

TÉCNICAS PARA EL SACRO Y EL CIÁTICO

Este es uno de los problemas más difíciles de tratar, debido a que el nervio ciático es la base del ser humano, y cuando por algun razón genera dolor lo hace desde la zona del sacro hasta el talón pasando por toda la pierna.

Veremos a continuación una serie completa de técnicas de masaje shiatsu muy efectivas para tratar esta dolencia.

Todas las técnicas se repetirán de 10 a 12 veces.

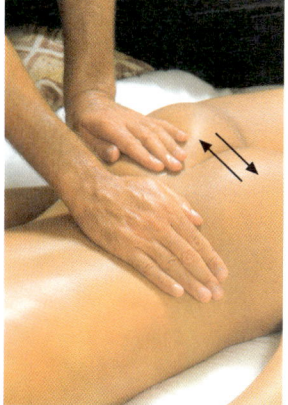

1. Entrar en calor: *Con ambas manos, frotar alternativamente la zona del sacro con movimientos horizontales.*

2. Amasamientos en los glúteos: *Movilizaremos este importante grupo muscular, ya que muchas veces es una gran fuente de tensión. Amasaremos los glúteos con las manos como si fuese pan. También podemos realizar unos sellitos con los puños cerrados, apoyando los nudillos para deslizarlos después, una y otra vez, en toda la espansión del musculo. Realizaremos un movimiento de medio círculo.*

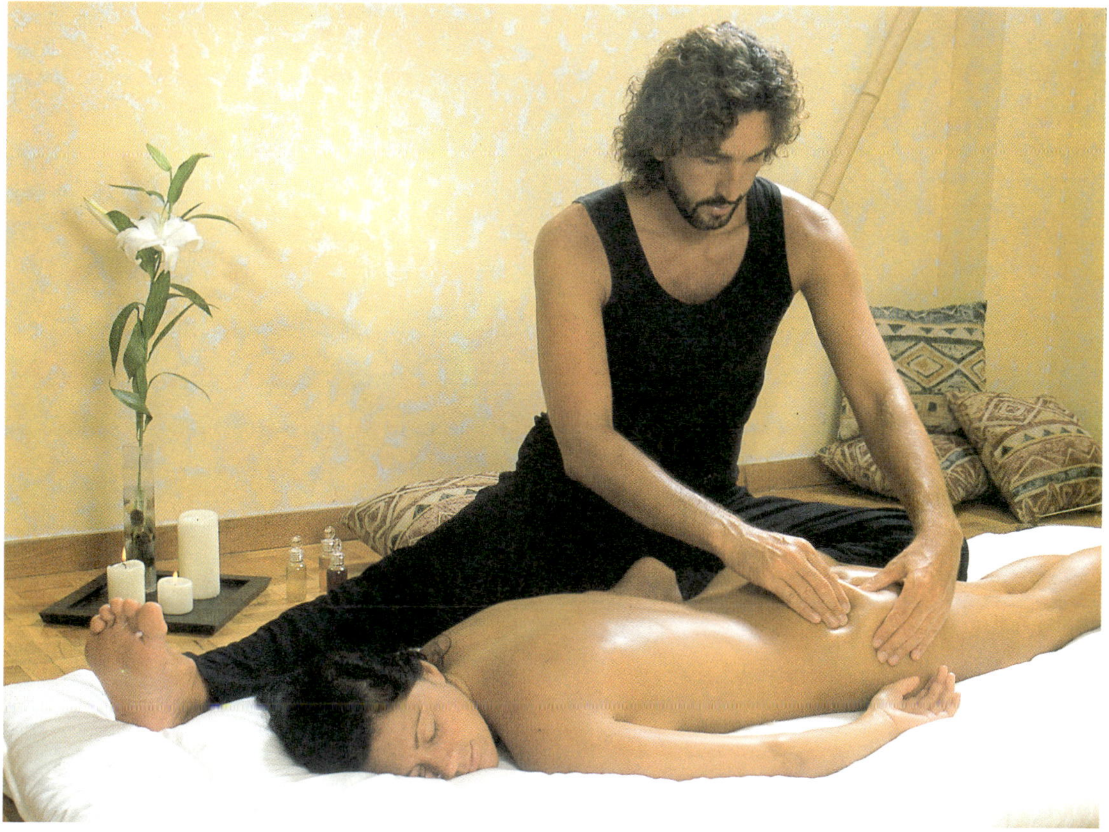

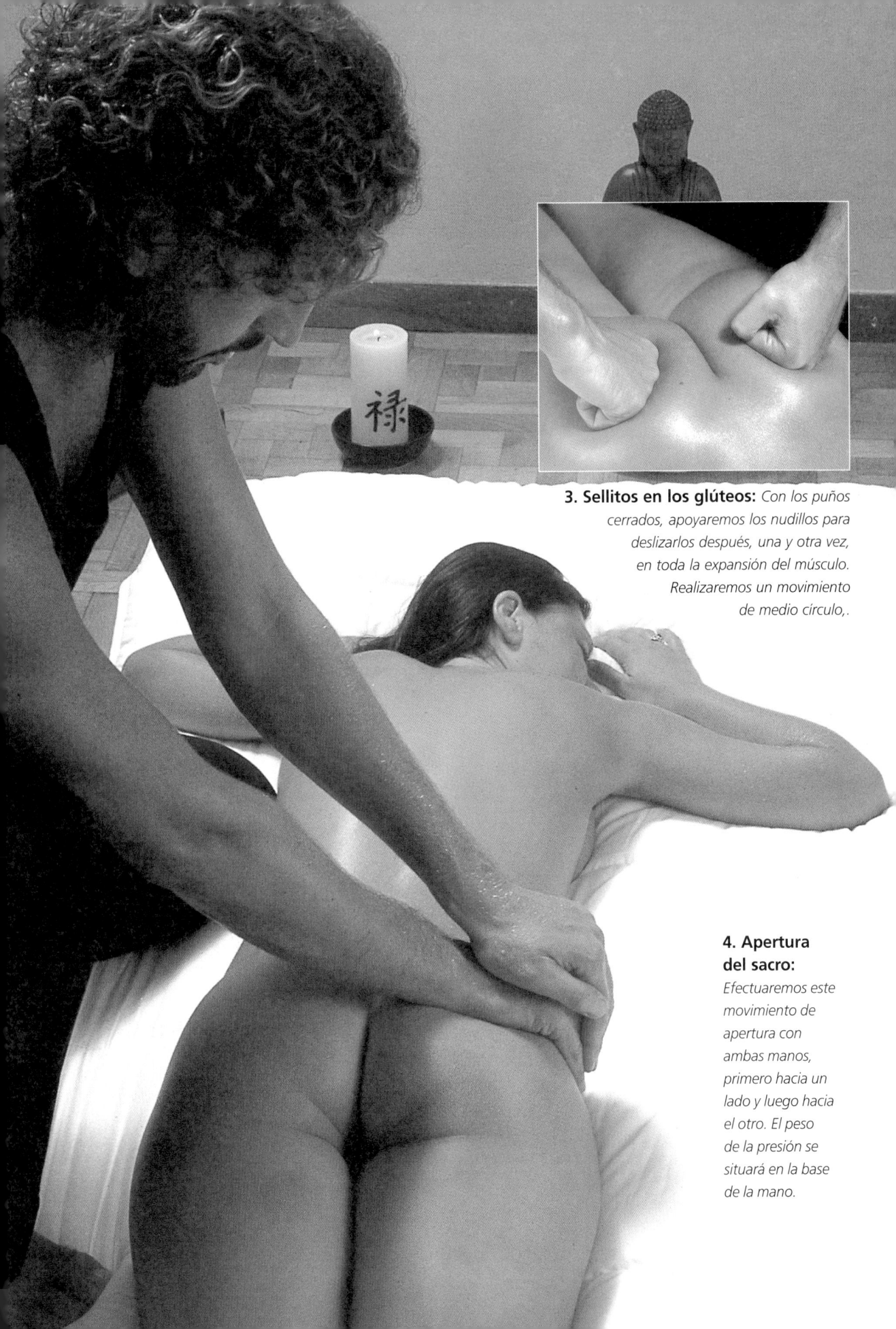

3. Sellitos en los glúteos: *Con los puños cerrados, apoyaremos los nudillos para deslizarlos después, una y otra vez, en toda la expansión del músculo. Realizaremos un movimiento de medio círculo,.*

4. Apertura del sacro: *Efectuaremos este movimiento de apertura con ambas manos, primero hacia un lado y luego hacia el otro. El peso de la presión se situará en la base de la mano.*

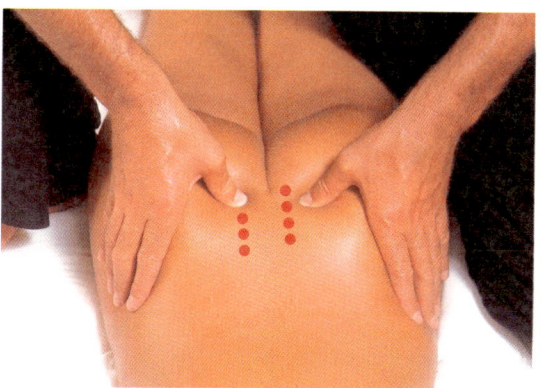
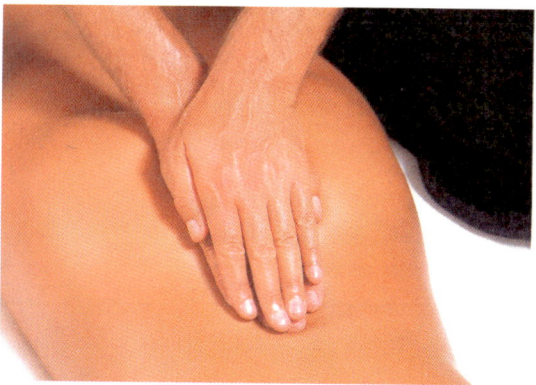

5. Agujeros sacros: *El sacro es el hueso más resistente de todo el cuerpo. Contiene cuatro agujeros en cada lado. Presionamos con los pulgares bajando por cada agujero, para aliviar la tensión. Recuerda, una vez más, presionar y sacar o rotar, según corresponda.*

6. Presiones en el sacro: *Realizaremos movimientos circulares sobre el hueso sacro con toda la base de la mano. Si hay dolor y tensión, aliviaremos en sentido contrario a las agujas del reloj; pero si, por el contrario, hay baja energía tonificaremos en sentido horario.*

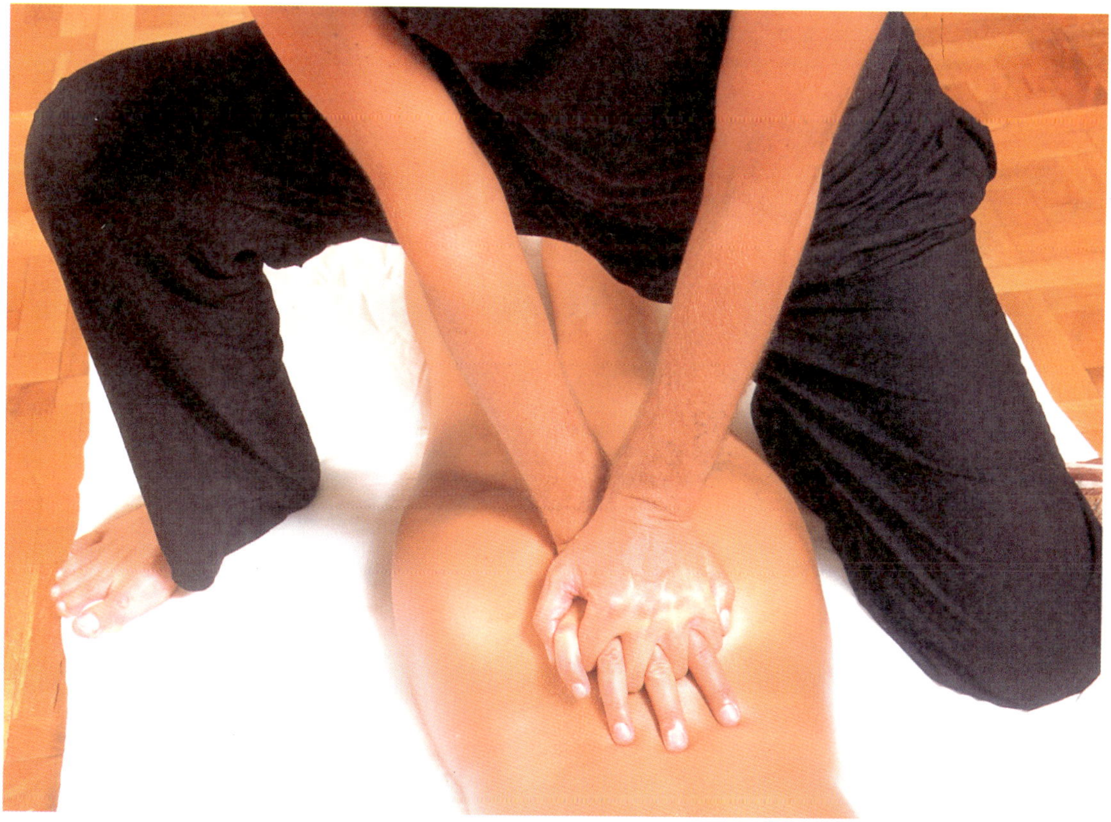

7. La planchita: *Con una mano encima de la otra, ejerce rápidamente una fricción que estimule, nutra, caliente y llene de energía la zona del sacro. La planchita sirve también para otras zonas del cuerpo, fundamentalmente la espalda y pecho.*

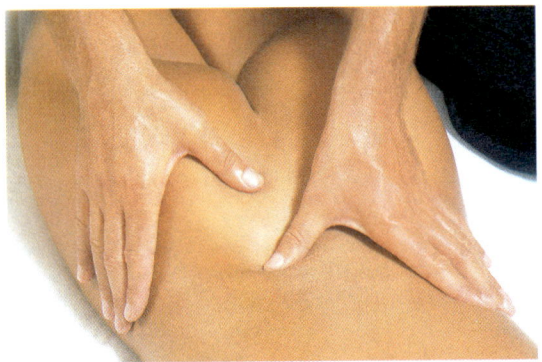

8. Escalerita con los pulgares: *Del sacro al lumbago, subir y bajar con ambos pulgares por los laterales de lacolumna, nunca sobre las vértebras.*

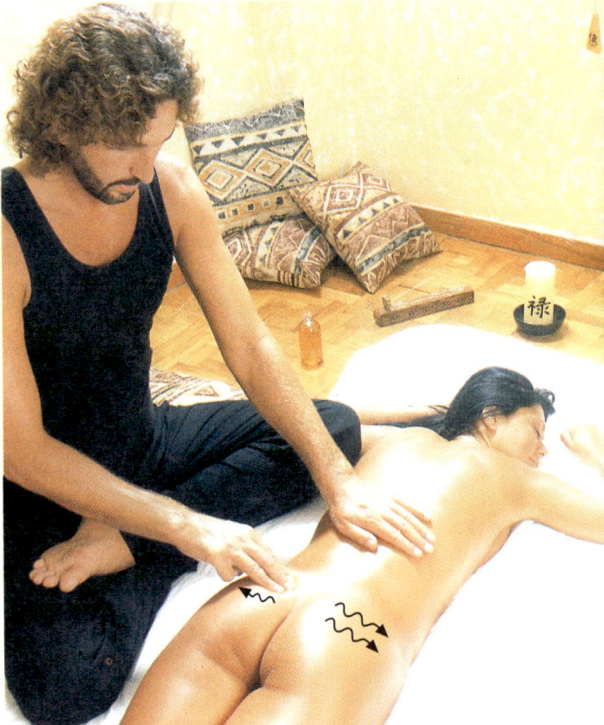

9. Vibración: *Desliza tres dedos (el anular, el índice y el corazón) desde el centro del sacro hacia los laterales, realizando un movimiento de zigzag.*

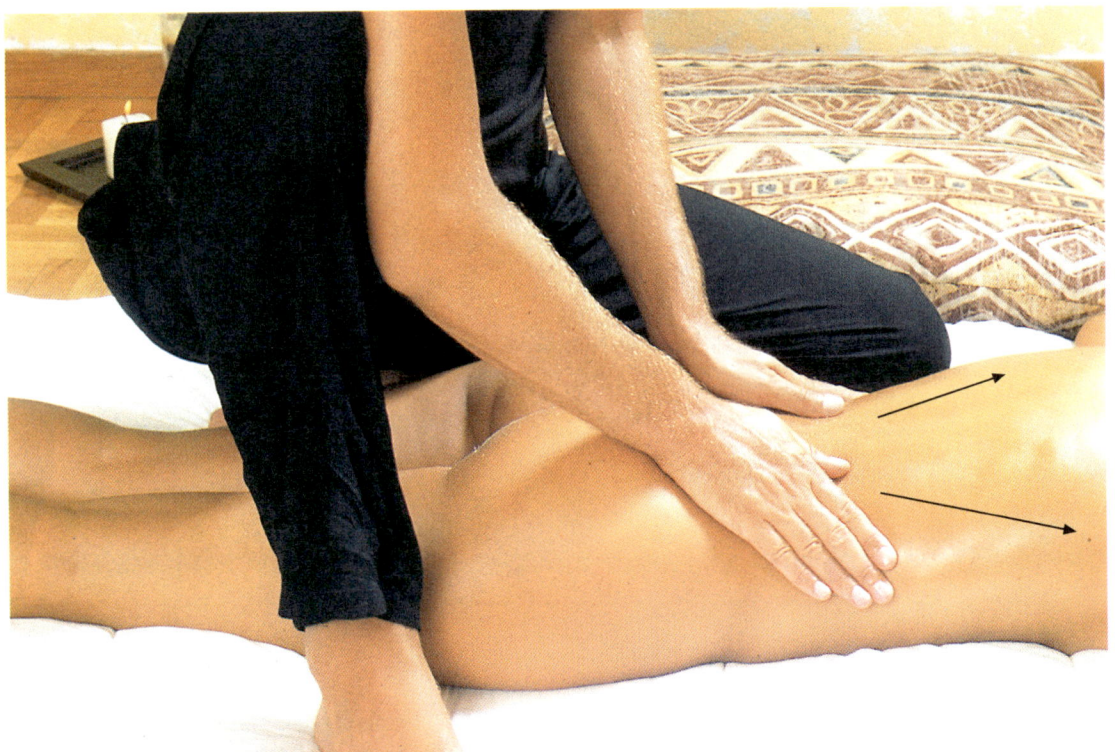

10. Movimiento en «V»: *Con ambas manos, realizamos un movimiento en forma de «V» desde el sacro a la zona dorsal, para así aliviar los dolores de dicha área.*

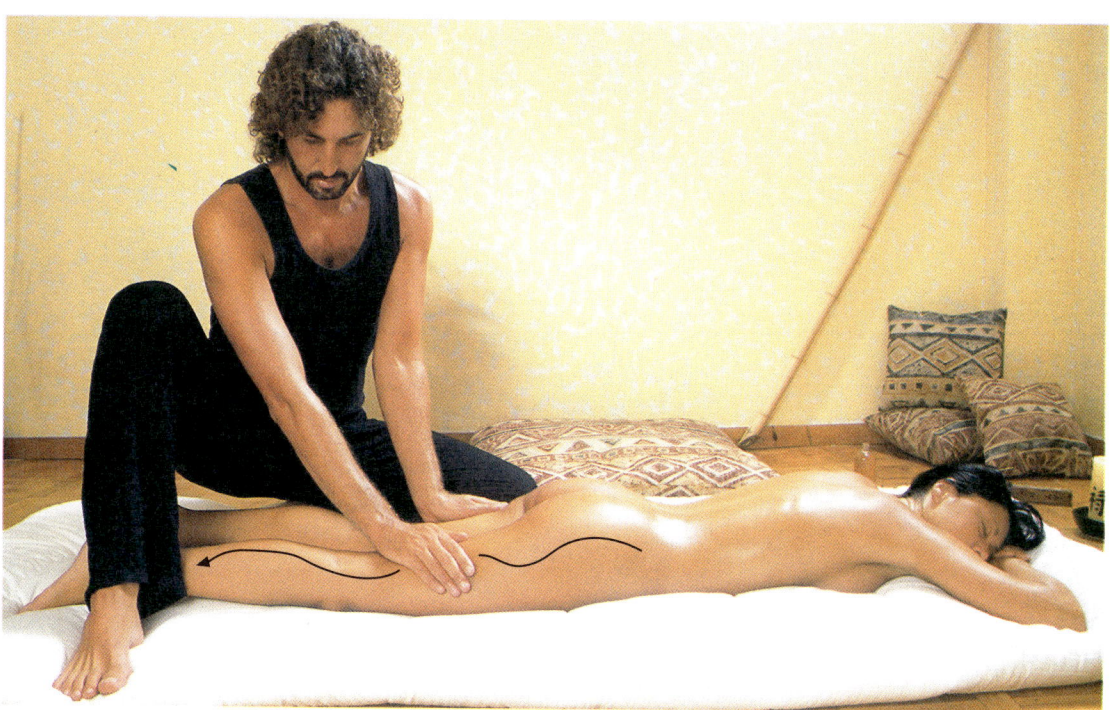

11. Movimiento de olas: *Deslizamos la mano con un movimiento ondulante desde el sacro, descendiendo por la pierna y alcanzando el talón.*

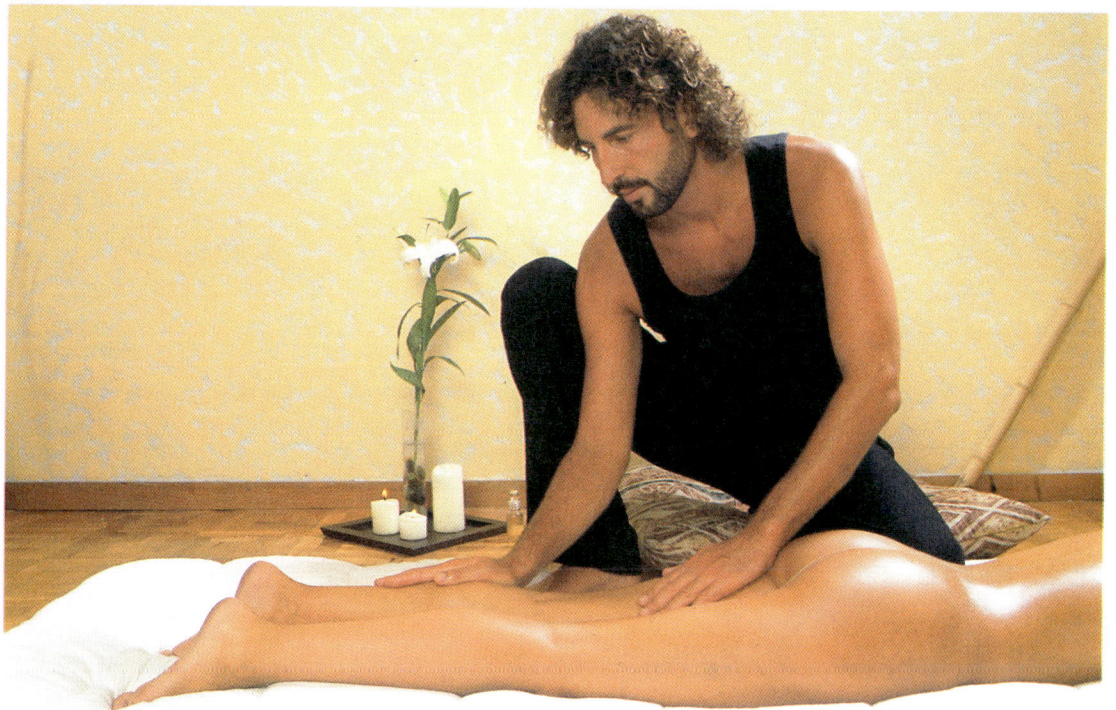

12. Fricciones: *Subimos y bajamos las manos por toda la pierna, desde el glúteo hacia abajo. Mediante este movimiento generaremos calor y reactivaremos la circulación de la energía.*

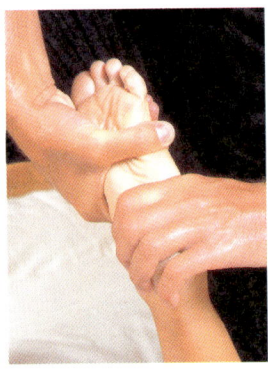

13. Amasar los pies: *Como si retorciéramos la ropa, amasaremos un pie y, después, haremos lo mismo con el otro.*

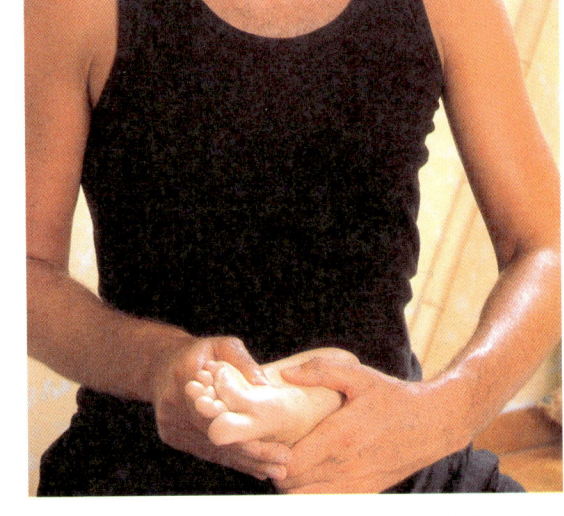

14. Apertura de los pies: *Con movimientos ascendentes de los pulgares, abrimos toda la planta del pie.*

15. Estímulos en los pies: *Con los nudillos, damos pequeños golpecitos por toda la planta del pie para estimular la zona.*

16. Amasamiento del talón: *Con ambas manos alternadas, amasaremos el talón para relajar esta zona tan imporante, pues en ella se acumula todo el peso del cuerpo.*

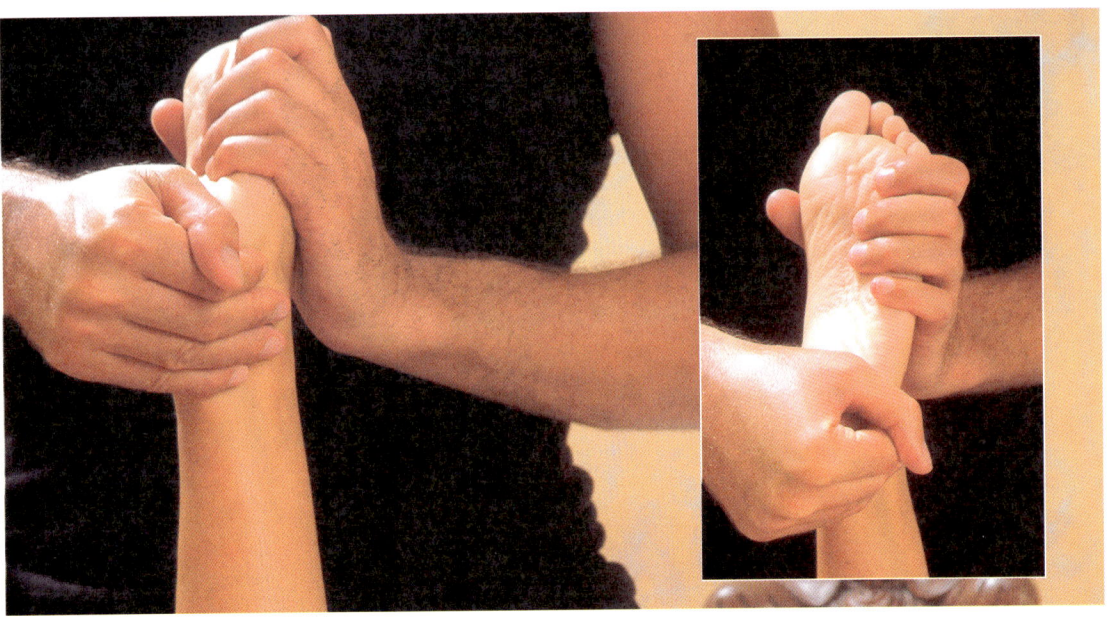

TRILOGÍA ANTIDOLOR

Existen tres puntos maestros o puntos especiales que tienen la particularidad de eliminar todo tipo de dolencias. Al trabajar en ellos, sedándolos o estimulándolos, contribuimos a la recuperación del estado de salud natural y el alivio casi instantáneo del dolor, pues regulamos la circulación energética. Dichos puntos son los siguientes:

- Estómago 36: La divina indiferencia
- Intestino grueso 4: El gran eliminador
- Hígado 3: La relajación total

E 36

A través de los siglos, las culturas orientales han demostrado su amor por la belleza, tal y como demuestra el nombre de este punto: la divina indiferencia, que encierra en sí mismo toda una filosofía de vida.

Este punto es uno de los más importantes dentro del sistema circulatorio energético, por eso es usado con mucha asiduidad en la acupuntura y en el shiatsu, ya que no existe casi enfermedad para el cual no sea utilizado.

Lo ubicamos en la intersección de dos líneas: a 6 cm de la parte más saliente de la rótula y a 3 cm de la tibia. Aunque estas medidas varían con la altura, el peso y el tamaño de los huesos de cada paciente, es un hueco sensible a la presión.

Una vez localizado, presionaremos con el pulgar, aplicando de 3 a 4 kg de peso durante algunos minutos.

IG 4

Se ubica en el hueco que se forma entre los huesos del pulgar y el índice. Casi siempre, la presión aquí se hace dolorosa.

Este punto rige el meridiano del intestino grueso y se emplea con frecuencia para aliviar dolores de cabeza, de muelas, de oídos y de hombros, así como para los trastornos digestivos y los problemas de circulación de los brazos.

H 3

El punto número tres del meridiano del hígado se encuentra ubicado en en el hueco que se forma entre los huesos del pulgar y el índice del pie.

Resulta especialmente útil para problemas del hígado y trastornos estomacales u oculares, aunque también se emplea para una gran variedad de problemas.

Recomendaciones

- Utiliza los tres puntos en todas las sesiones.
- Presiona, como en todos los puntos de shiatsu, de 3 a 5 minutos para tonificar y de de 5 a 7 minutos para sedar.
- Toma conciencia de que estás trabajando con la energía, por lo que siempre asume una actitud meditativa, atenta y perceptiva a todo lo que vaya ocurriendo.
- No utilices los puntos de shiatsu durante el embarazo y recuerda siempre que cada paciente es Dios en forma humana.

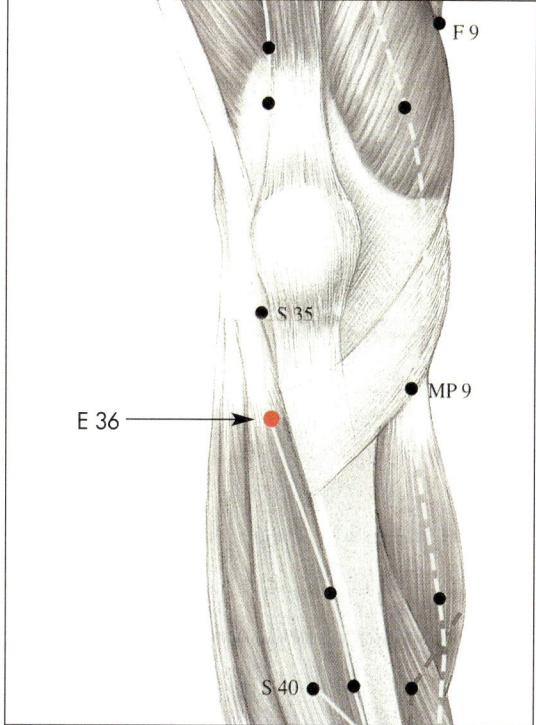

Estómago 36, la divina indiferencia.

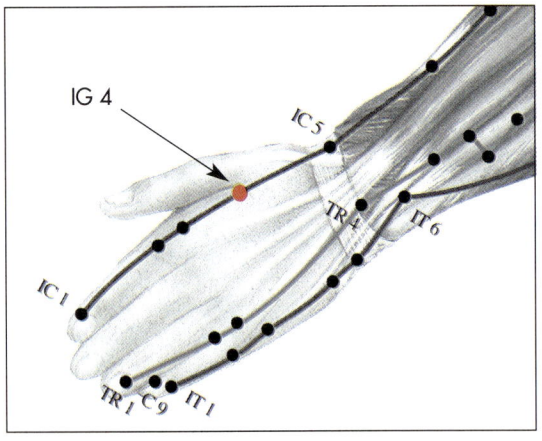
Intestino grueso, el gran eliminador.

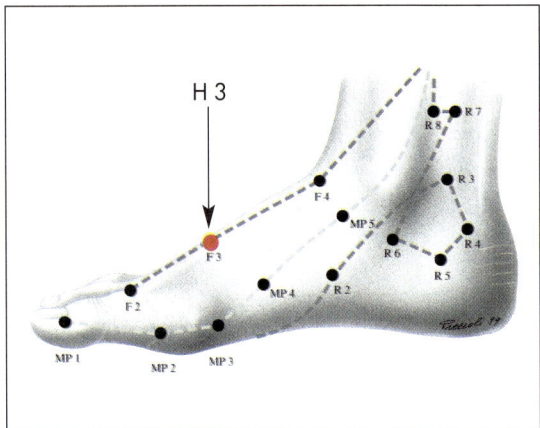
Hígado 3, la relajación total.

PUNTOS DE ZEN SHIATSU PARA TRABAJAR PROBLEMAS ESPECÍFICOS

A continuación se detallan los puntos que benefician ciertas dolencias y problemas. Búscalos en los gráficos de los meridianos para que vayas familiarizandote con las ubicaciones (a partir de la página 119). La memorización vendrá con la práctica, el aprendizaje y el amor por tu trabajo.

PRINCIPALES TRASTORNOS Y SU TRATAMIENTO CON ZEN SHIATSU

Asma: V 13, V 17, V 23; VC 17; P 5, P 6, P 7, P 9; E 36; VB 21, VB 34; IG 4, IG 10.
Ciática: V 25, V 36, V 37, V 54; VB 30, VB 31, VB 34, VB 40; E 30, E 31, E 34.
Diarrea: E 25, E 36; BP 9; VC 6; V 23, V 25, V 32; R 16.
Dolor de cabeza y migraña: VB 8, VB 20, VB 21; V 10, V 17, V 60; IG 4; P 6, P 7; H 3; VG 20; TR 3, TR 5; E 36.
Dolor de cuello y trapecios: VB 20, VB 21; V 10, V 11; ID 3, ID 11, ID 12, ID 14; P 7; IG 4, IG 11; C 3.
Dolor de hombros: IG 4, IG 11, IG 14, IG 15; TR 14; ID 9, ID 10, ID 11, ID 12, ID 14.
Dolor en el codo: IG 10, IG 11; VB 34; P 5.
Dolor en el dedo gordo del pie: H 3; BP 4.

Dolor en el pulgar: IG 4; P 10.
Rotar el pulgar vigorosamente y tirar de él varias veces movilizando sus articulaciones.
Dolor en el tobillo: VB 34, VB 40; E 41; R 3, R 6, R 7; BP 6; V 60.
Dolor en la muñeca: P 7; C 7.
Dolor en la parte baja de la espalda: V 23, V 25, V 32, V 36, V 37, V 40, V 54, V 57, V 60; VB 30; VG 4.
Dolor en la rodilla: E 34, E 35, E 36; R 10; H 8; V 40, V 57; VB 34; BP 9, BP 10.
Estreñimiento: E 25, E 36; IG 4; V 25.
Insomnio: BP 6; E 36; C 7; P 6, P 8; R 1; H 3.
Intestino irritable: E 25, E 36; VC 6, VC 12; BP 6; IG 4, IG 10, IG 11; R 16; V 20, V 21, V 25, V 32.
Sinusitis: IG 4, IG 20; V 2; P 5.

EL HARA: CENTRO DE LA ENERGÍA VITAL

El hara o *Tan Tien* es un centro de poder de vital importancia para los orientales. Podemos dividirlo en dos zonas: el alto hara (en la boca del estómago) y el bajo hara (8 centímetros bajo el ombligo).

Este punto es el centro de la vida y de la muerte, de ahí que los japoneses aniquilaran ese centro vital para suicidarse, haciéndose el así denominado *harakiri*.

Si el hara se encuentra en equilibrio, otorga buena salud, alta autoestima, vitalidad, respiración fluida, actitud positiva frente a la vida, impulso creativo, voluntad y buen estado de ánimo. Sin embargo, este punto constituye una zona de residuos psíquicos: la ira contenida, las preocupaciones, la ansiedad, las bajas emociones, el miedo, las represiones sexuales, la baja autoestima... Todo contribuye a deteriorar el hara y a sobrecargarlo con energía negativa.

El masaje sobre este punto recibe el nombre de *ampuku* y con él buscamos desbloquear, limpiar y potenciar su energía. Esta técnica permite movilizar dicha energía y eliminarla, primero por la orina y después por la respiración, el ayuno y todas las técnicas que pondremos en práctica.

La técnica *ampuku* se realiza como un reloj: ubicaremos las 12 en la boca del estómago y las 6 debajo del ombligo, en el bajo hara. Estos dos puntos se trabajan con tres dedos (figura 1), ejerciendo presiones suaves y rotando en sentido antihorario para sedar y en sentido horario para estimular.

Ubica la 1 a la derecha de las 12, dos dedos a la derecha, y así sucesivamente hasta las 5. Estos puntos se trabajan con el pulgar derecho (figura 2). Los restantes puntos (7, 8, 9, 10 y 11) se trabajan también con el pulgar.

Pueden suceder dos cosas importantes en la zona: los latidos o los crujidos. Los latidos indican que la zona ya ha recibido suficiente energía y que debemos cambiar de punto; mientras que los crujidos (suenan como cuando tienes hambre) indican que la zona estimulada está recibiendo bien la energía y que podemos continuar.

Trabajaremos cada punto durante 1 ó 2 minutos, presionando y sacando, o rotando el pulgar.

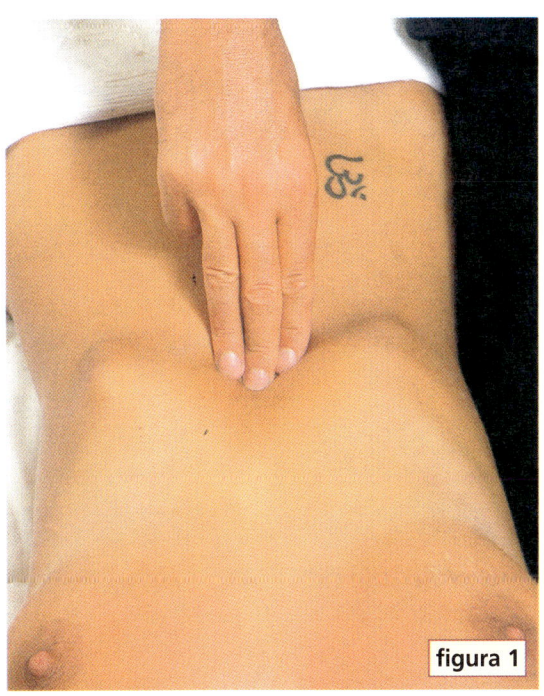

figura 1

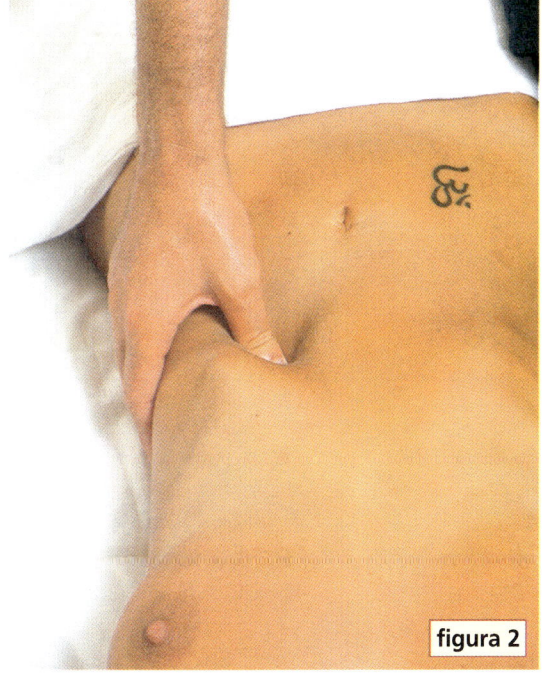

figura 2

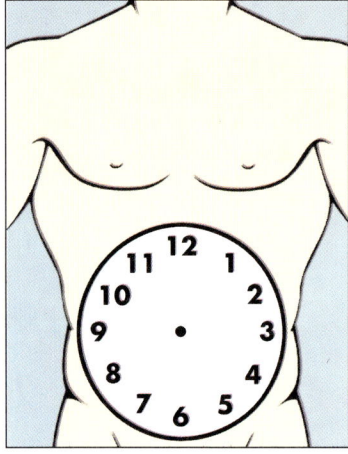

- Es una zona delicada, por lo que debes ser cauteloso al trabajar sobre ella. Recuerda que estarás movilizando no sólo los órganos y las vísceras, sino los viejos conflictos emocionales y sentimientos sin resolver.
- La utilizaremos como trabajo específico para personas con baja energía, depresión, estrés y estados nerviosos, ansiedad, miedos, preocupaciones y un bajo nivel de energía sexual.

SHIATSU EN LA CARA Y EN LA CABEZA

La cabeza es la zona más yang del cuerpo y en su interior se concentra y retiene la energía de toda nuestra actividad mental diaria. Por ello, el masaje en esta zona ayudará a aliviar la tensión que producen los pensamientos, sobre todo los negativos.

El pensamiento es energía que, si se mantiene, forma una idea, que a su vez puede formar después una creencia. Las creencias impiden sentir la experiencia directa, la vivencia.

Mi trabajo está enfocado para que la persona pueda desprenderse de sus creencias y perciba el presente directo, el vivir. Por diferentes creencias se ha matado y se han iniciado guerras. El ser humano ha perdido la capacidad de vivir el presente, sometido a falsos estereotipos del futuro o guiado por el pasado. El futuro genera preocupación y el pasado recuerdos y melancolía, el presente es la eternidad.

La enseñanza que hemos recibido y el propio miedo proyectan la mente hacia adelante o hacia atrás: «tienes que estudiar, sino no serás nadie el día de mañana»; «ahorra dinero, nadie sabe que será de ti más adelante»; «todo tiempo pasado fue mejor»; «si no tienes un título, nadie te respetará»; etc. Estos mensajes han destrozado la mente de la gente, dividiéndolos, ofreciéndoles una zanahoria que nunca pueden alcanzar: ser el mejor, competir con los compañeros. Siempre el mismo patrón del futuro.

La mente no se detiene para saborear las delicias del presente. Tanto el zen como el shiatsu hacen especial hincapié en este punto.

El masaje en la cabeza silencia la mente, detiene el flujo ininterrumpido y desordenado de los pensamientos. A través de la respiración y la práctica, el paciente podrá acercarse a la experiencia de vivir el presente. Asimismo, este masaje trabaja los puntos nerviosos de la cabeza, permitiendo que las energías de las zonas yang y yin del cuerpo se armonicen y actúen en equipo.

Es indicado iniciar el masaje por la cabeza con personas cerebrales, pensantes, preocupadas por su porvenir, ya que habrán acumulado un exceso de energía (estrés).

Beneficios
- Incrementa el suministro de oxígeno fresco al cerebro.
- Relaja el sistema nervioso y elimina el cansancio causado por la tensión mental y el agotamiento.
- Mejora la circulación de lo que constituye nuestra savia vital, ese elemento protector que es el líquido cerebro espinal.
- Aumenta la secreción de las hormonas de crecimiento y de las encimas necesarias para el desarrollo de las células cerebrales.
- Aumenta el nivel de energía *ki* en el cerebro.
- Retrasa la pérdida de cabello, la calvicie y las canas prematuras.

SHIATSU EN LA CARA Y EN LA CABEZA

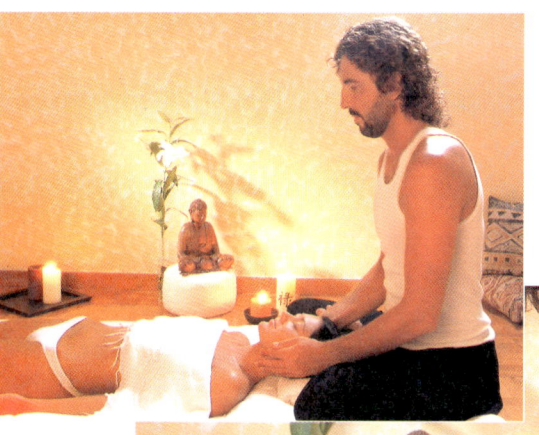

1. Apertura de la cabeza, cuello y nuca:
Tomamos la cabeza con ambas manos y las deslizamos suavemente, primero una y después otra, desde el nacimiento del cuello hasta la nuca. Esta técnica permite que el paciente comience a «entregar» su cabeza con todo lo que ella contiene.

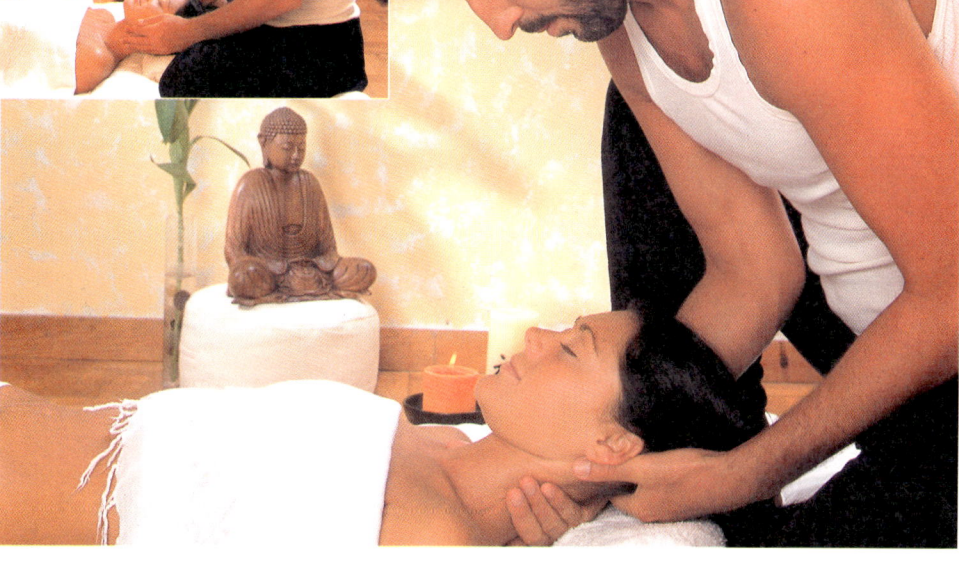

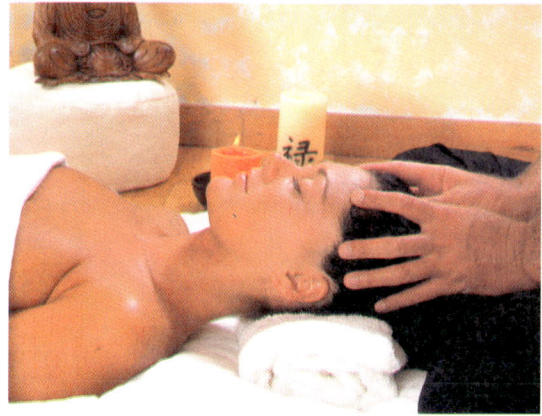

2. Estimular el cuero cabelludo: *Con los diez dedos, masajea todo el cuero cabelludo como si lavaras la cabeza. Esto estimulará todos los puntos nerviosos del cráneo y aliviará la tensión. También contribuye a mover la energía yang estancada y liberarla. Es muy placentero.*

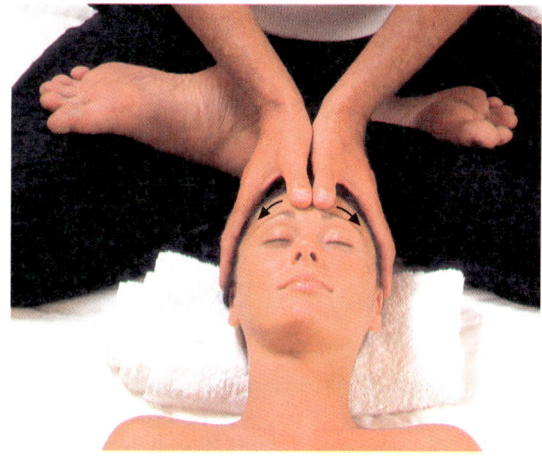

3. Apertura de la frente: *Abre la frente con ambos pulgares, desde el tercer ojo hacia afuera. Contribuye a aliviar el flujo continuo del pensamiento, centrando al receptor.*

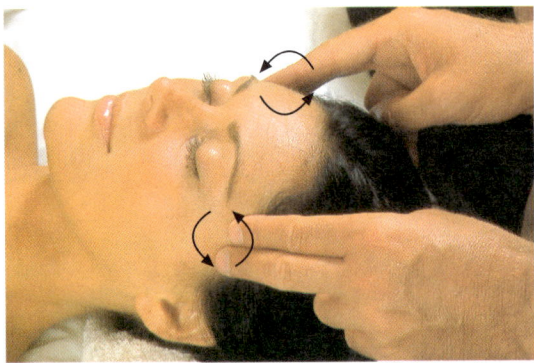

4. Círculos: *Con el índice y el dedo corazón realiza movimientos circulares muy suaves en las sienes.*

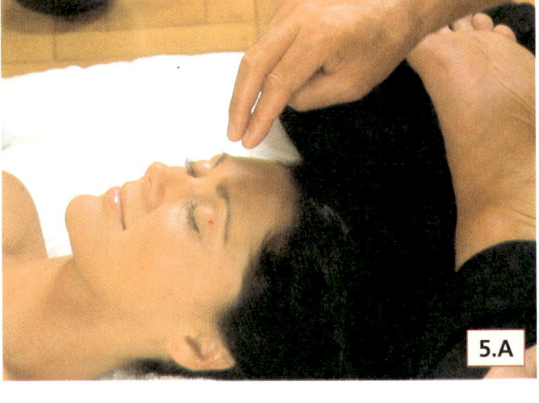

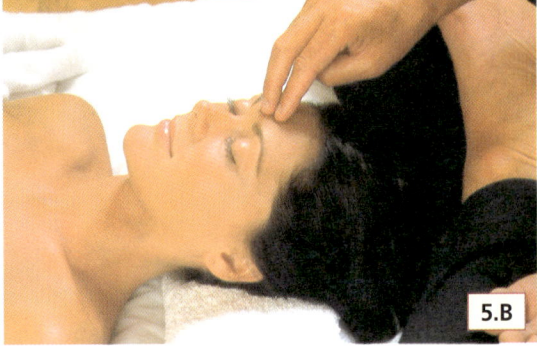

5. Golpecitos: *Con el índice y el dedo corazón, efetúa unos pequeños golpecitos en la zona del tercer ojo.*

6. Presiones en los ojos: *Con movimientos muy suaves, ejerce presión bajo los ojos con los pulgares.*

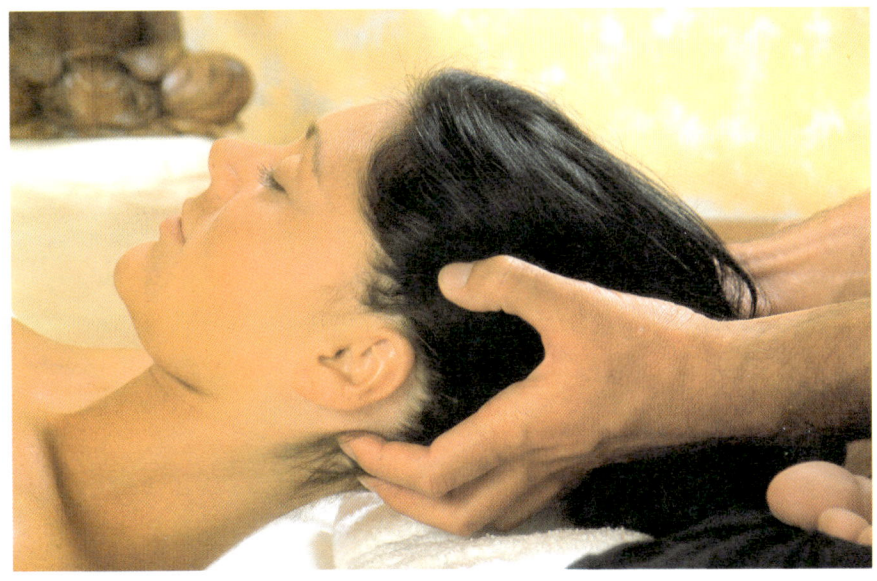

7. Deslizamiento por la nuca: *Con ambas manos realiza un masaje activo en la zona del cuello y la nuca.*

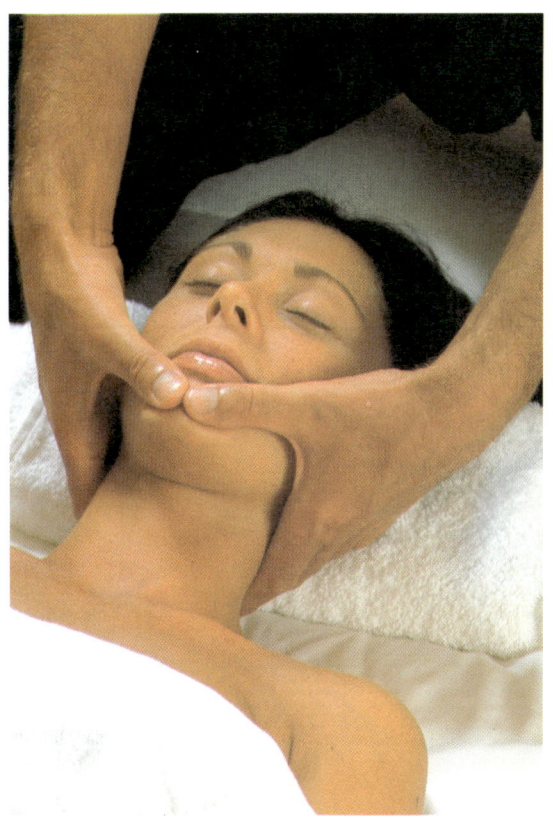

8. Apertura del labio: *Masajea la zona inferior del labio y la superior bajo la nariz, abriéndola con ambos pulgares. Esta última zona es importante por unirse el meridiano del vaso concepción y del vaso gobernador.*

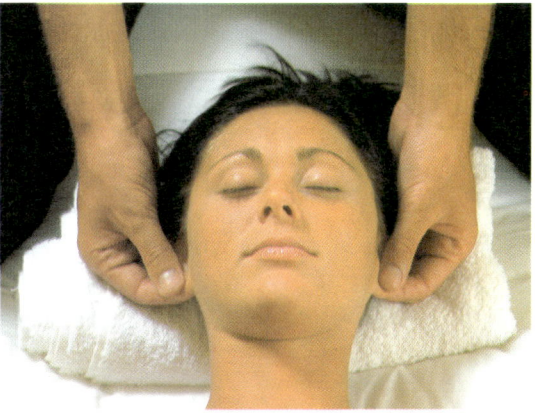

9. Presiones en las orejas: *Estimula ambas orejas al mismo tiempo, desde los lóbulos a todo el contorno. Al igual que los pies, las orejas contienen todos los puntos del cuerpo.*

10. Presionar el cabello: *Desliza las manos por los cabellos, cogiéndolos después como un sólo mechón. Esta es una técnica que brinda una sensación de mucha liberación y sirve para eliminar la tensión, ya que los cabellos son como antenas por donde entra y sale la energía vital.*

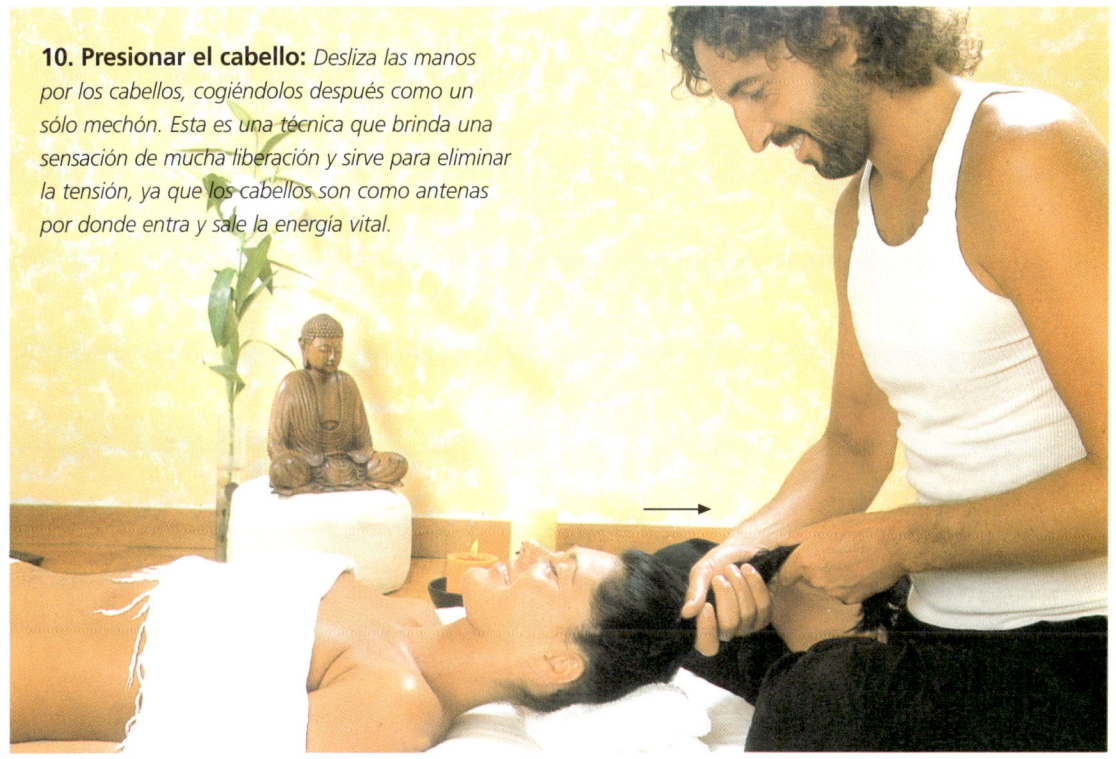

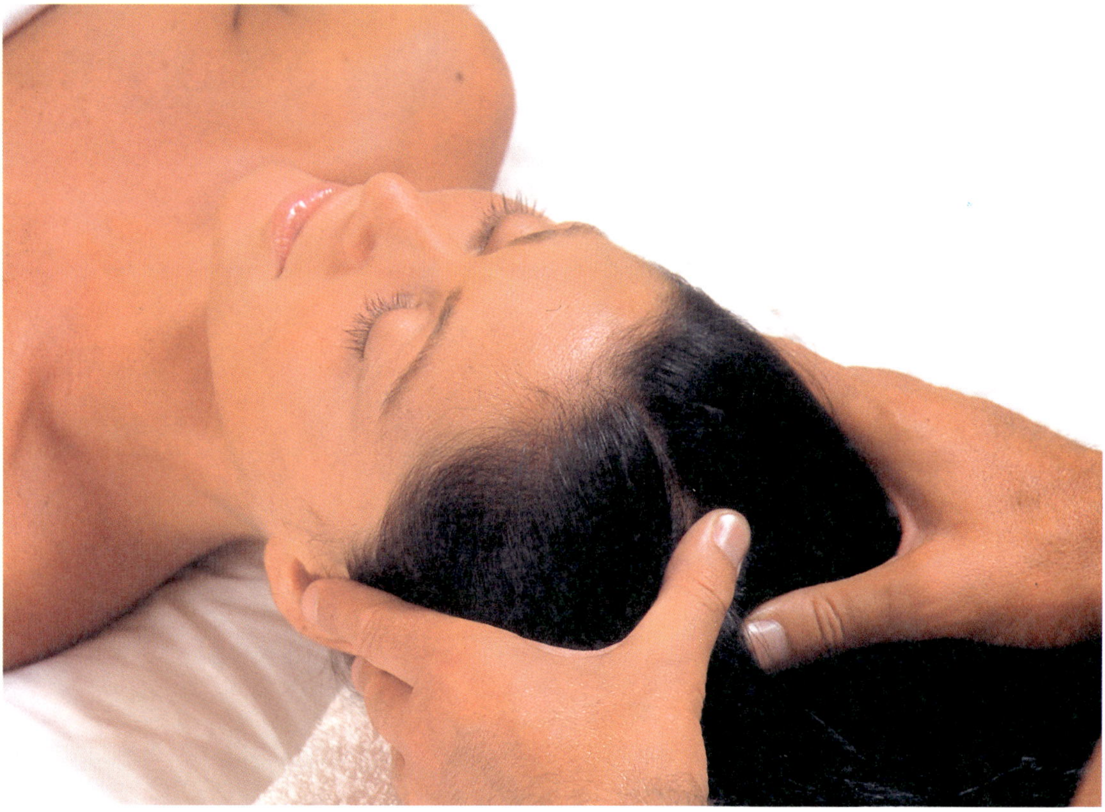

11. Estimular la zona media de la cabeza: *Presiona con el pulgar y con suavidad la zona media de la cabeza, desde el nacimiento del cabello a lo alto de la fontanela.*

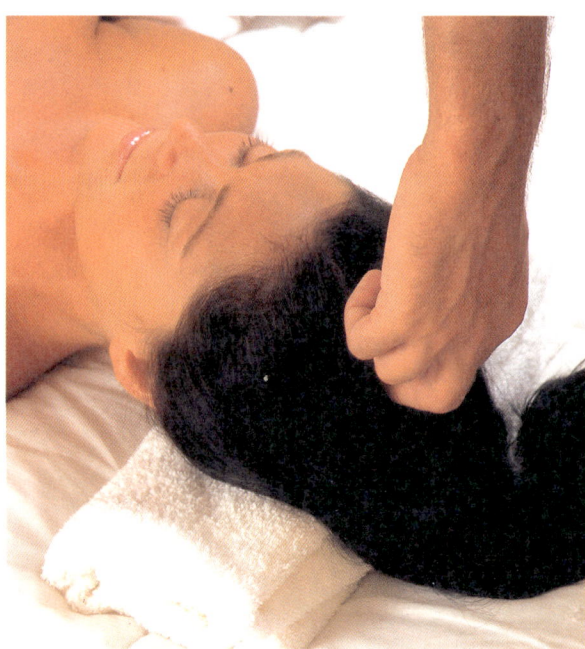

13. Presionar la nuca: *Presiona con el dedo corazón de ambas manos los huecos la zona de la nuca. Esto aliviará los dolores de cabeza.*

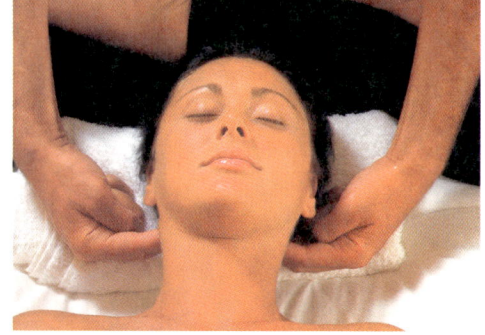

12. Golpecitos en la coronilla: *Realiza pequeños golpecitos con el índice y el dedo corazón en la zona de la coronilla (séptimo chakra).*

14. Pellizcar las cejas:
Con el dedo índice y el pulgar, pellizca la zona de las cejas.

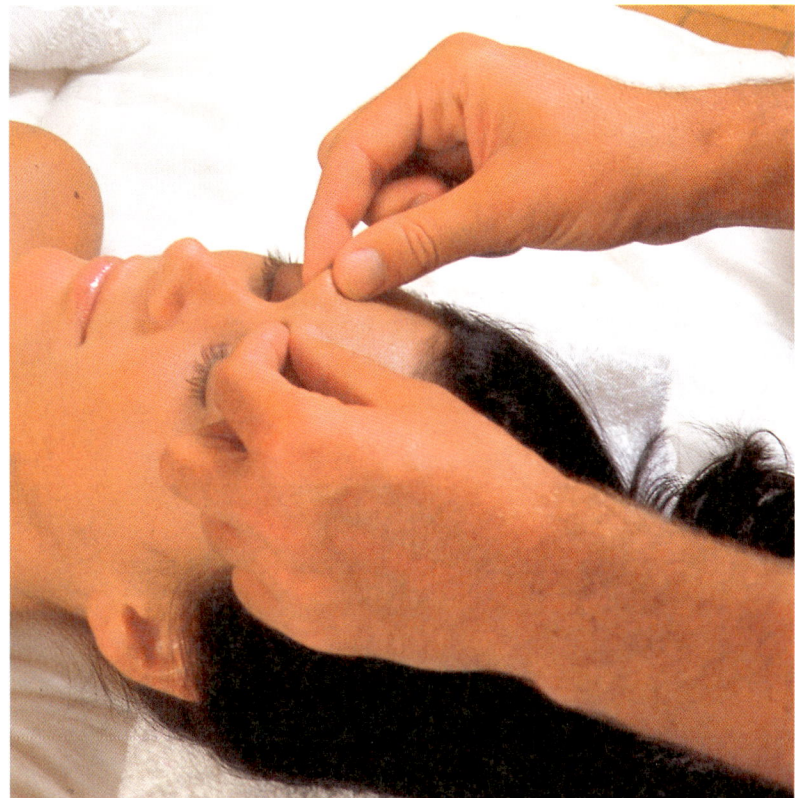

15. Relajar la cara:
Desliza las manos suavemente desde la perilla hasta lo alto del cráneo. Debes efectuar este masaje con mucho amor y suavidad. A continuación, coloca las manos sobre los ojos cerrados del paciente durante un minuto, visualizando su cabeza llena de luz y serenidad.

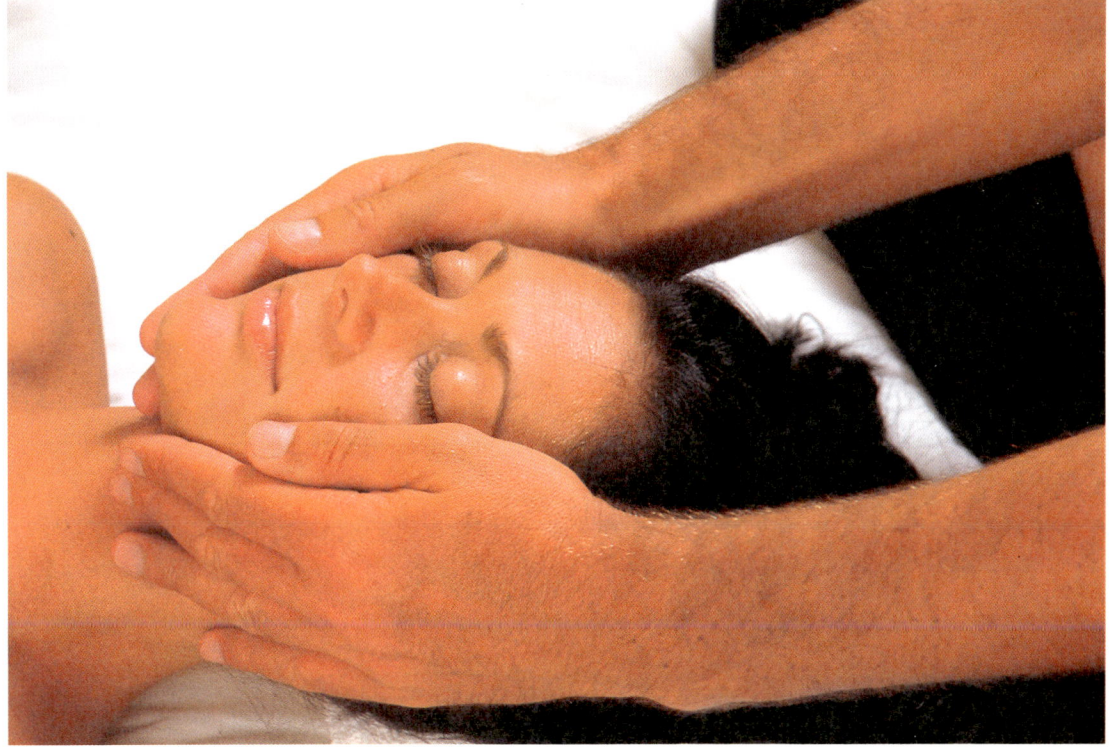

LLAVES DE ZEN SHIATSU

Las llaves sirven para descomprimir las articulaciones y endurer los músculos. También tienen un beneficioso efecto en los meridianos, ya que los movimientos estimulan los meridianos y activan el flujo de energía *kí*.

Beneficios
- Apertura de los meridianos.
- Estiramiento muscular y liberación de todas las corazas.
- Desbloqueos energético-emocionales.
- Sensación de bienestar, laxitud y relajación.
- Resulta especialmente beneficiosa en deportistas y personas física y emocionalmente rígidas.
- Sirve como precalentamiento para la realización de otras técnicas.
- Resulta excelente para realizar después de una gran actividad física o cuando nos encontremos muy cansados.

Recomendaciones
- No realices las llaves con alguien que tenga un mayor peso corporal que tú.
- No son recomendables para embarazadas.
- En todas las llaves, haz una buena base con tus piernas, inhala antes de hacer fuerza y exhala cuando dejes de hacerla.

Boca abajo
Se realizarán todas las llaves 5 veces.

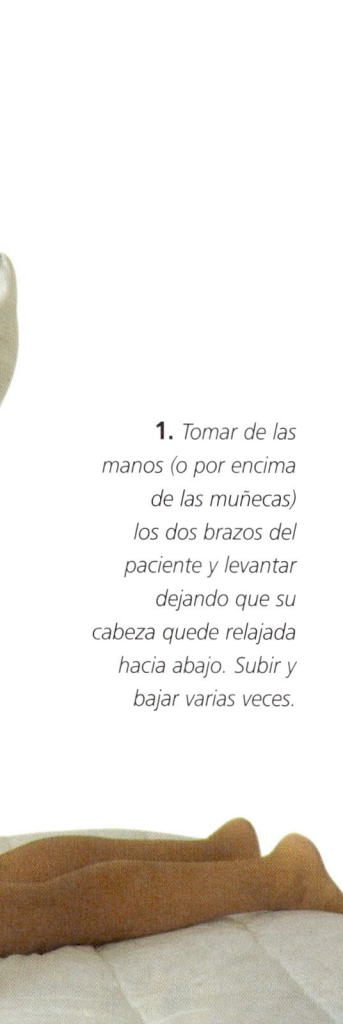

1. *Tomar de las manos (o por encima de las muñecas) los dos brazos del paciente y levantar dejando que su cabeza quede relajada hacia abajo. Subir y bajar varias veces.*

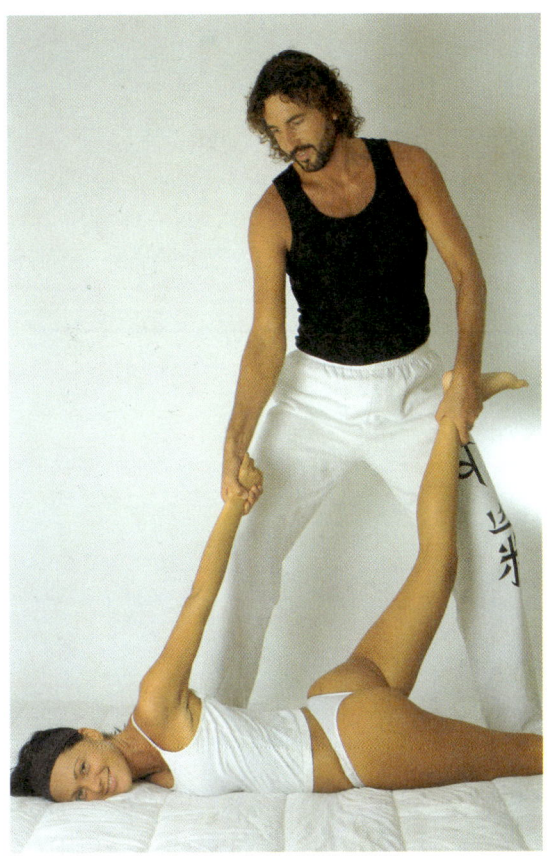

2. Tomar un brazo y el pie opuesto y levantar al mismo tiempo. Luego, cambiar de brazo y pierna. Esto posibilita un excelente estiramiento.

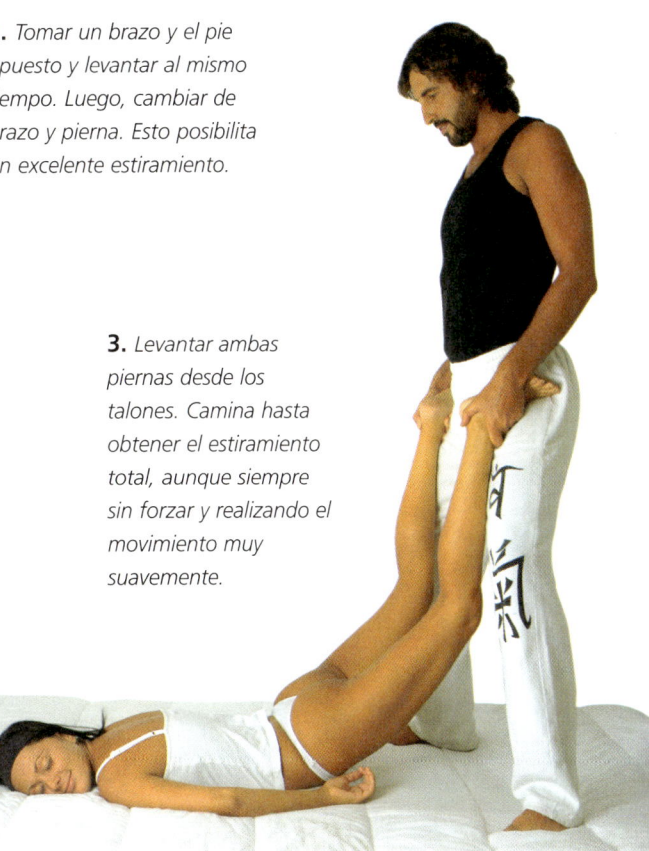

3. Levantar ambas piernas desde los talones. Camina hasta obtener el estiramiento total, aunque siempre sin forzar y realizando el movimiento muy suavemente.

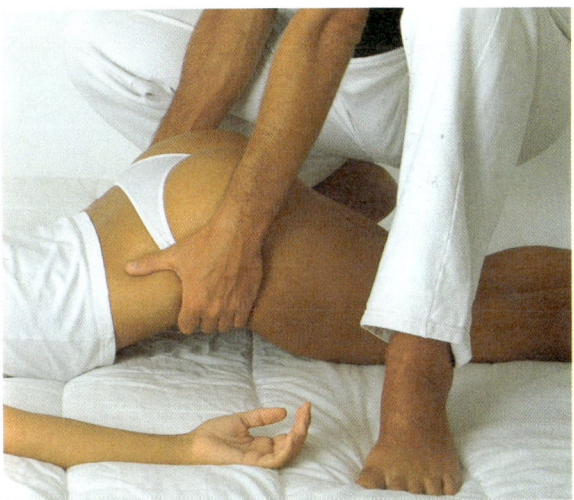

4. Sujetando los huesos de la cadera, subir y bajar varias veces para descomprimir los bloqueos en la zona del sacro y la cadera. Después, haz rotaciones suaves, como si danzaras. Esta técnica es importante, ya que mucha gente se siente «anclada» en esta zona debido a represiones, miedos y traumas sexuales.

5. Colócate detrás de las piernas y lleva ambos talones hasta los glúteos. Esta llave estira de manera considerable el cuádriceps.

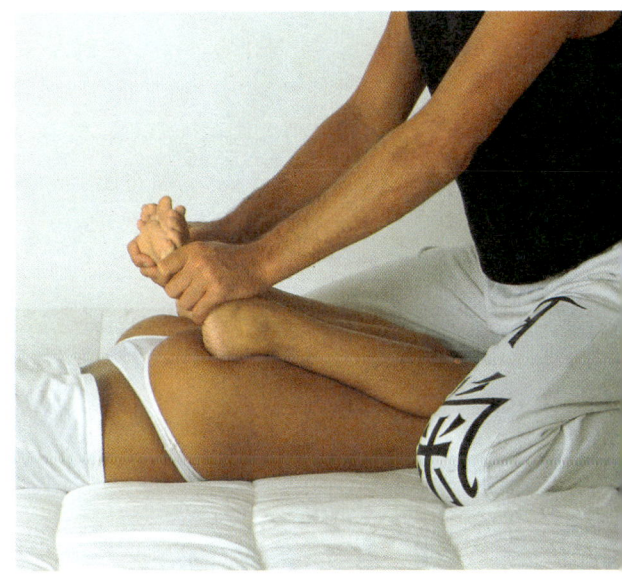

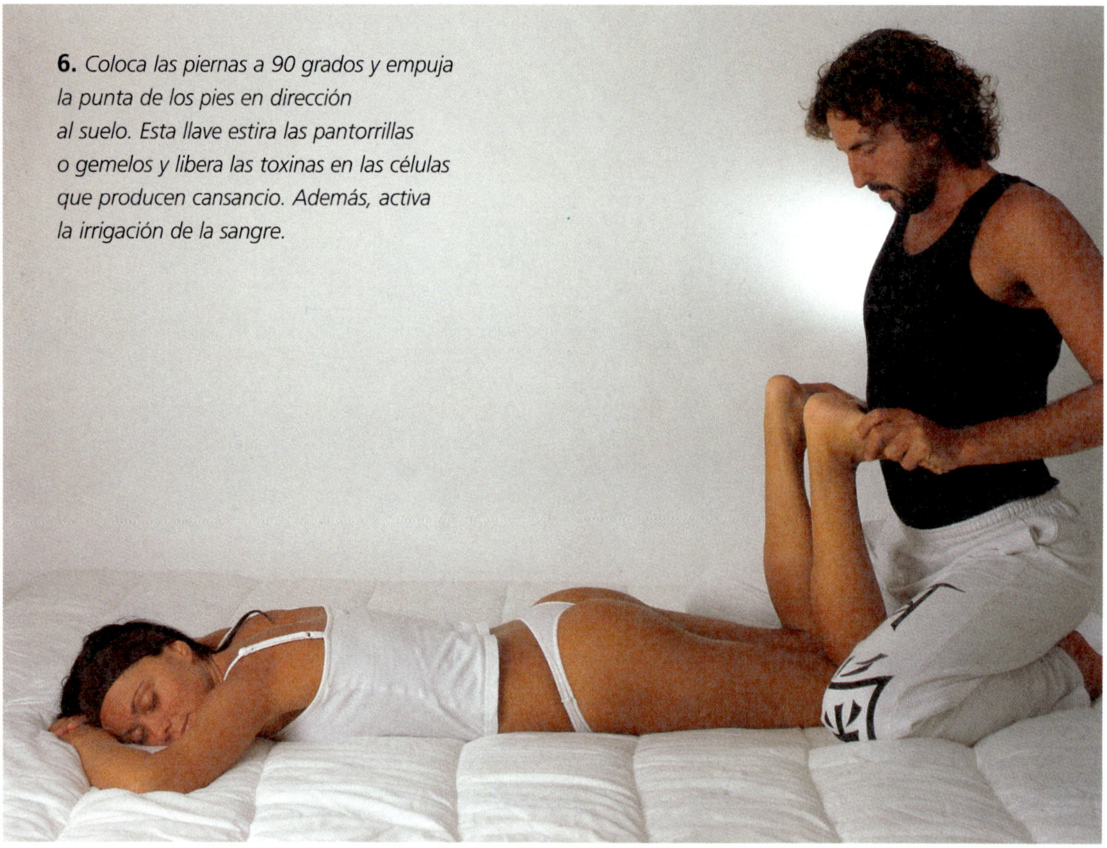

6. *Coloca las piernas a 90 grados y empuja la punta de los pies en dirección al suelo. Esta llave estira las pantorrillas o gemelos y libera las toxinas en las células que producen cansancio. Además, activa la irrigación de la sangre.*

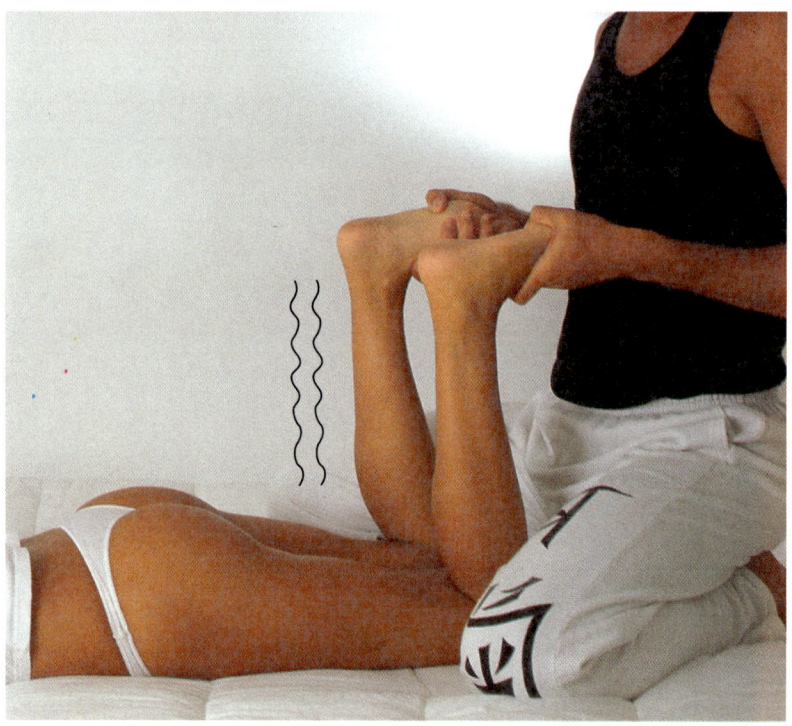

7. *Toma ambos pies desde las puntas y movilízalos dinámicamente hacia los lados. Aflojarás y distenderás los músculos de las piernas. Este movimiento resulta muy placentero para el paciente.*

8. *Colocándote por encima de la cabeza del paciente, toma ambos brazos y déjate caer hacia atrás para estirarlos.*

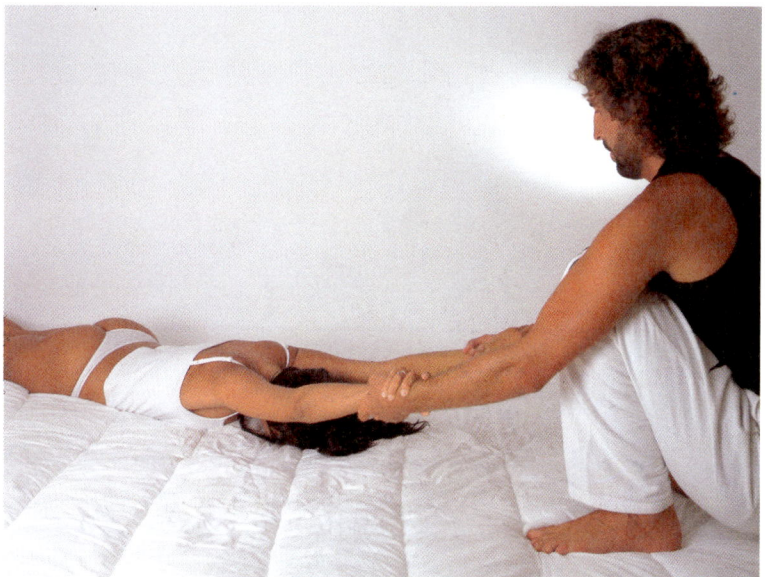

9. *Con las manos entrelazadas y los brazos en la nuca, toma los codos del paciente y levántalos a la vez.*

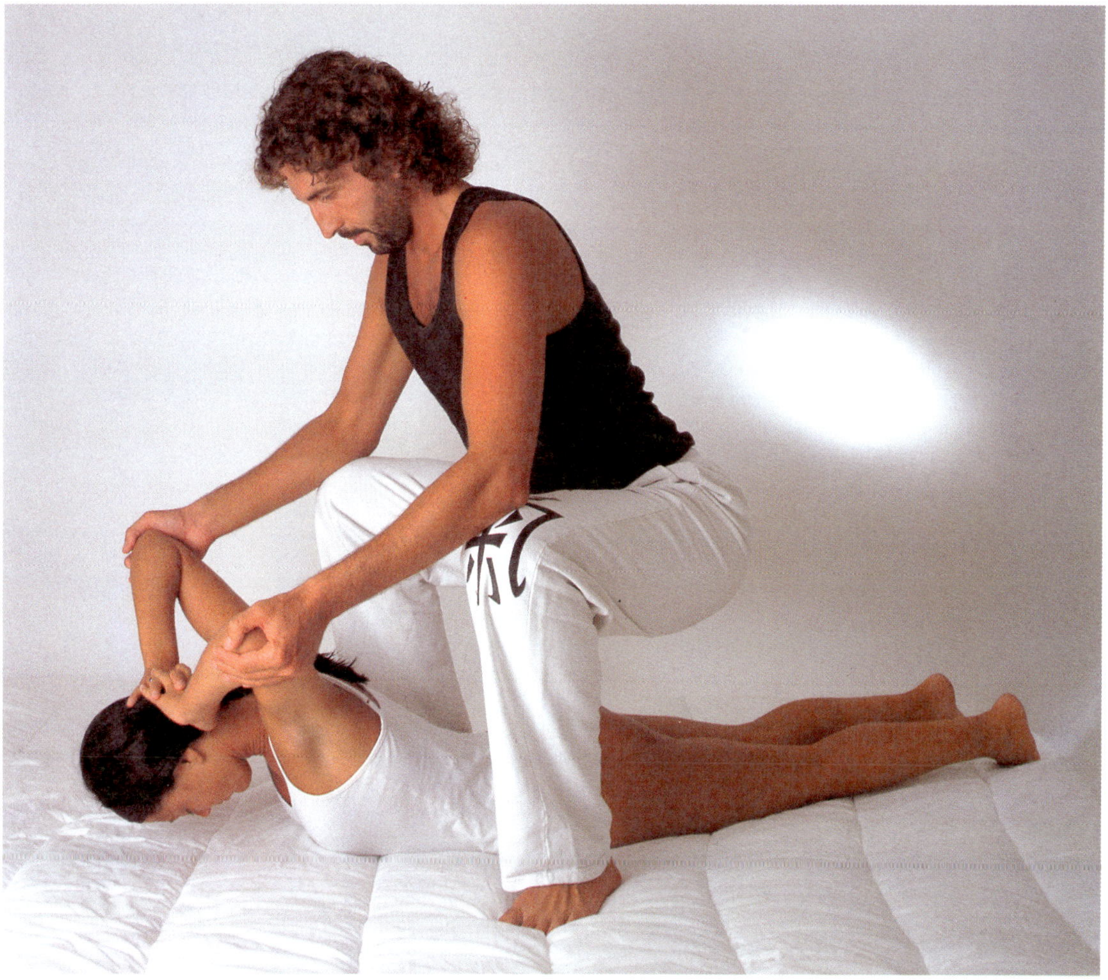

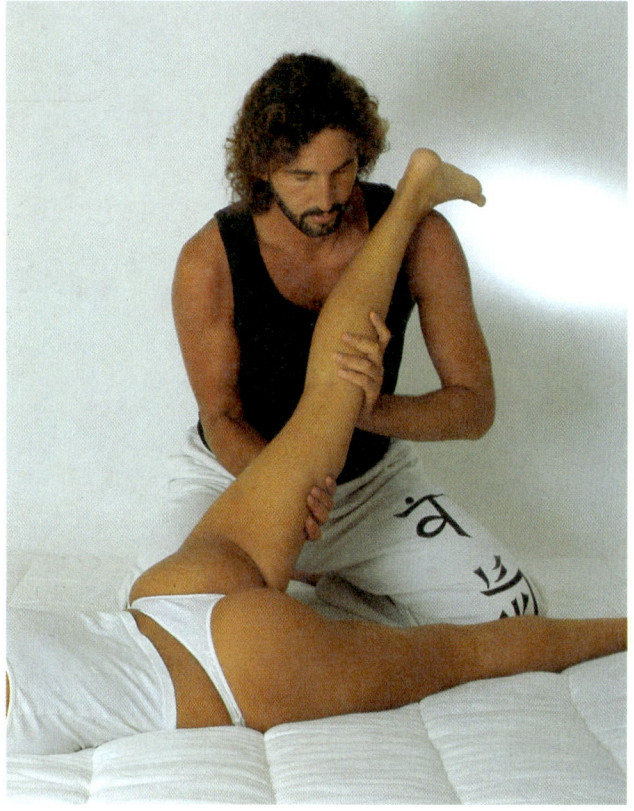

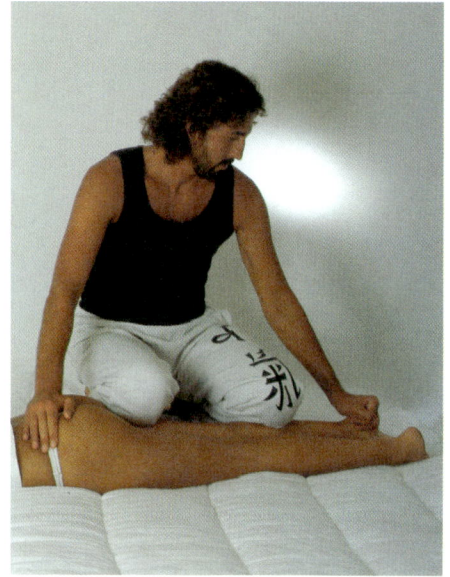

11. También arrodillado, coloca suavemente una mano en el sacro del paciente, luego tu rodilla en la zona del bíceps femoral y la otra rodilla en la zona del medio de la pantorrilla o gemelo. Con tu otra mano presiona la zona del talón.
Esto contribuye a aliviar los dolores del ciático.

10. Arrodíllarte y coloca una pierna del paciente en tu hombro, tomándola con ambas manos para subir y bajarla suavemente. Esta llave estira considerablemente la articulación de la pierna.

Boca arriba

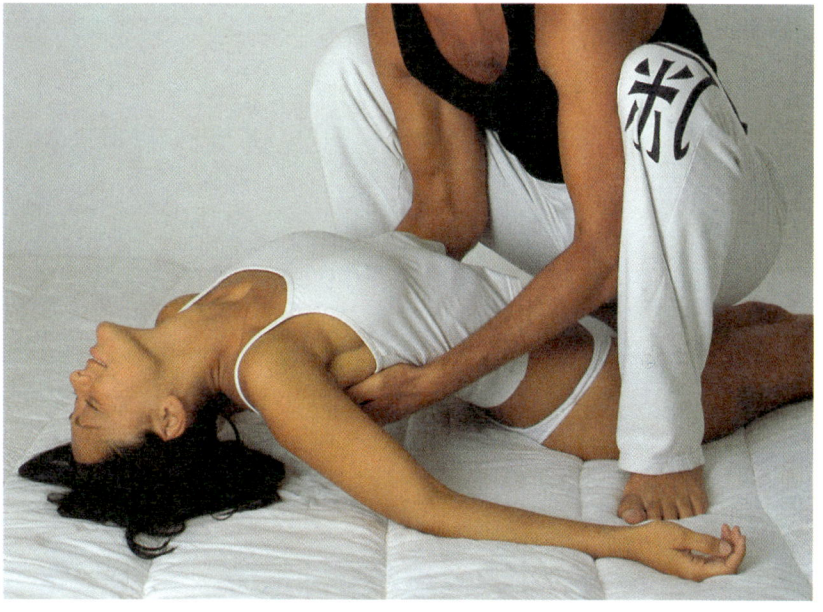

12.
Pasa tus manos por debajo de la espalda del paciente y levanta para que se abra y arquee la zona del pecho. Su cabeza deberá caer hacia atrás, relajada, lo que permite una mayor irrigación y apertura de la garganta. También profundiza la respiración.

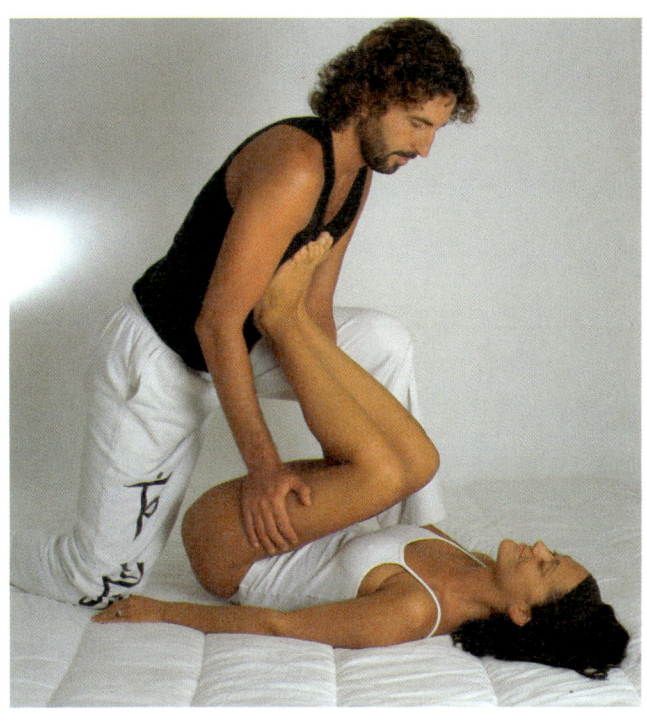

13. Lleva las rodillas del paciente al pecho, tomándolo de los tobillos. Esta llave masajea los órganos del estómago.

14. Con sus piernas estiradas y elevadas, sujeta sus tobillos y sacúdelos alternativamente. Esta llave es muy agradable, permitiendo relajar y aflojar el área.

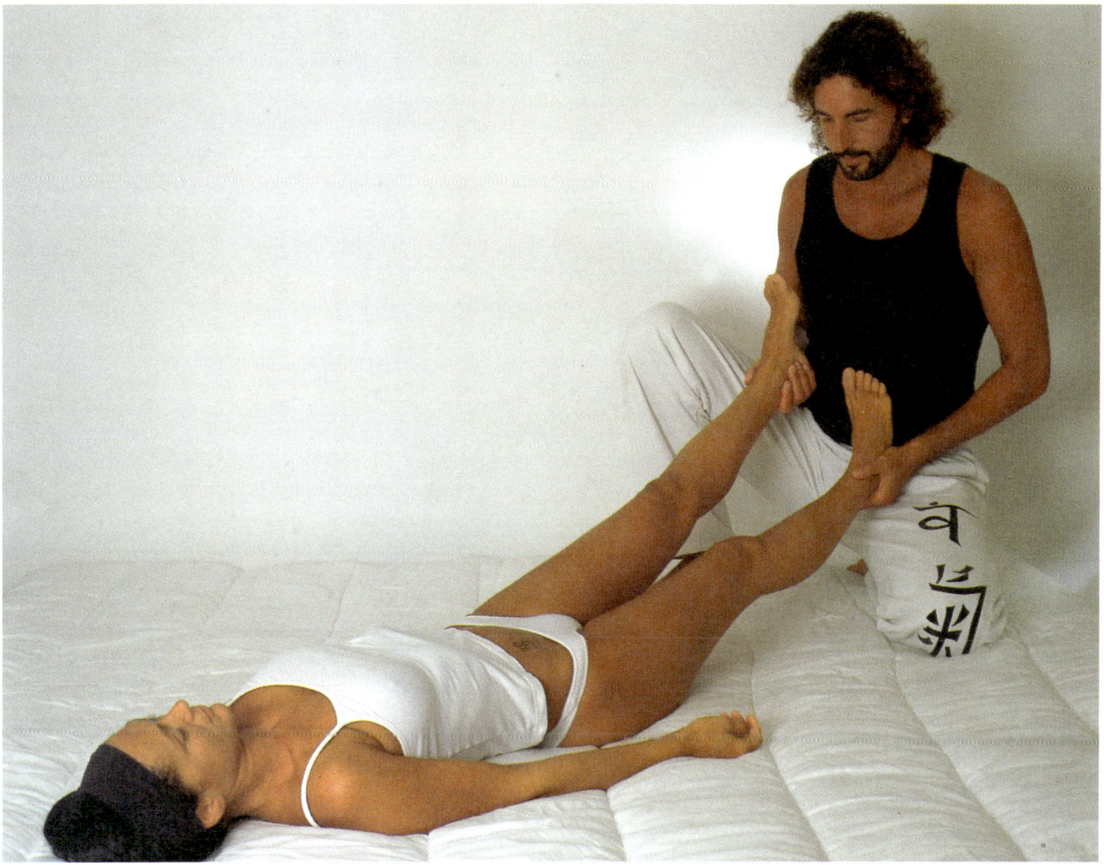

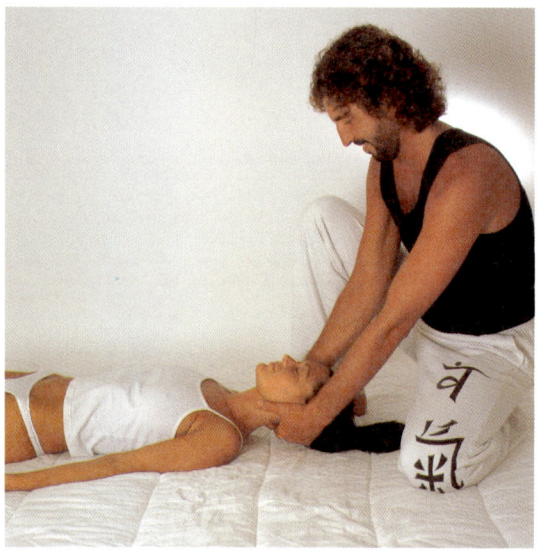

15. *Siéntate detrás del paciente y desliza tus manos por su cuello y nuca, estirando las cervicales todo lo que puedas, aunque sin generar dolor.*

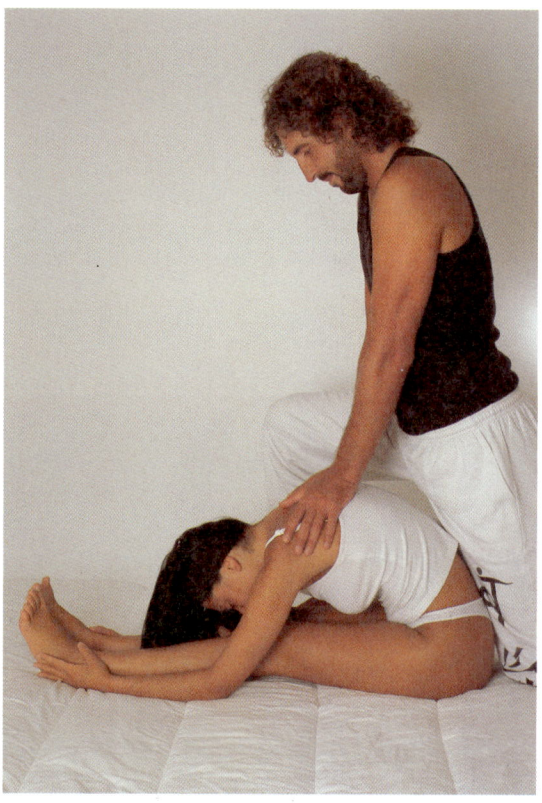

16. *Toma las manos del paciente y llévalas hasta sus tobillos. Después, frota su espalda para estirar las vértebras. Mantén la postura inmóvil de 1 a 2 minutos. La duración es lo que le otorgará flexibilidad.*

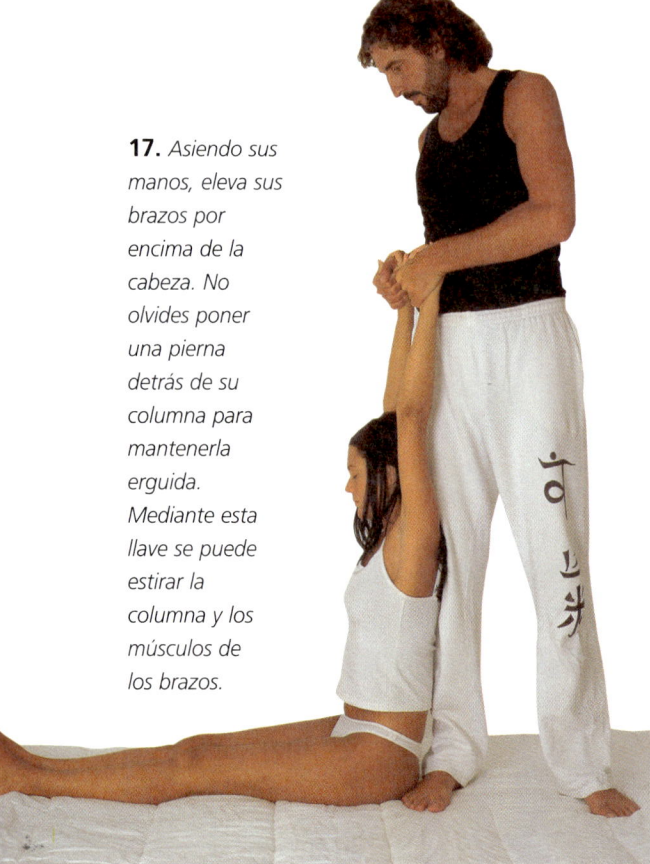

17. *Asiendo sus manos, eleva sus brazos por encima de la cabeza. No olvides poner una pierna detrás de su columna para mantenerla erguida. Mediante esta llave se puede estirar la columna y los músculos de los brazos.*

18. *Esta llave es similar a la número 8, aunque, en este caso, el paciente se encontrará boca arriba.*

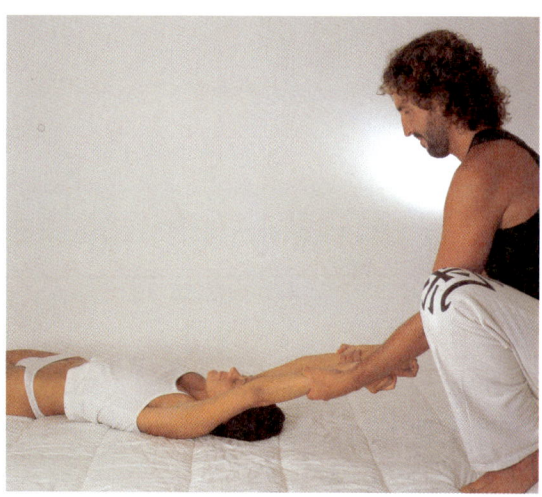

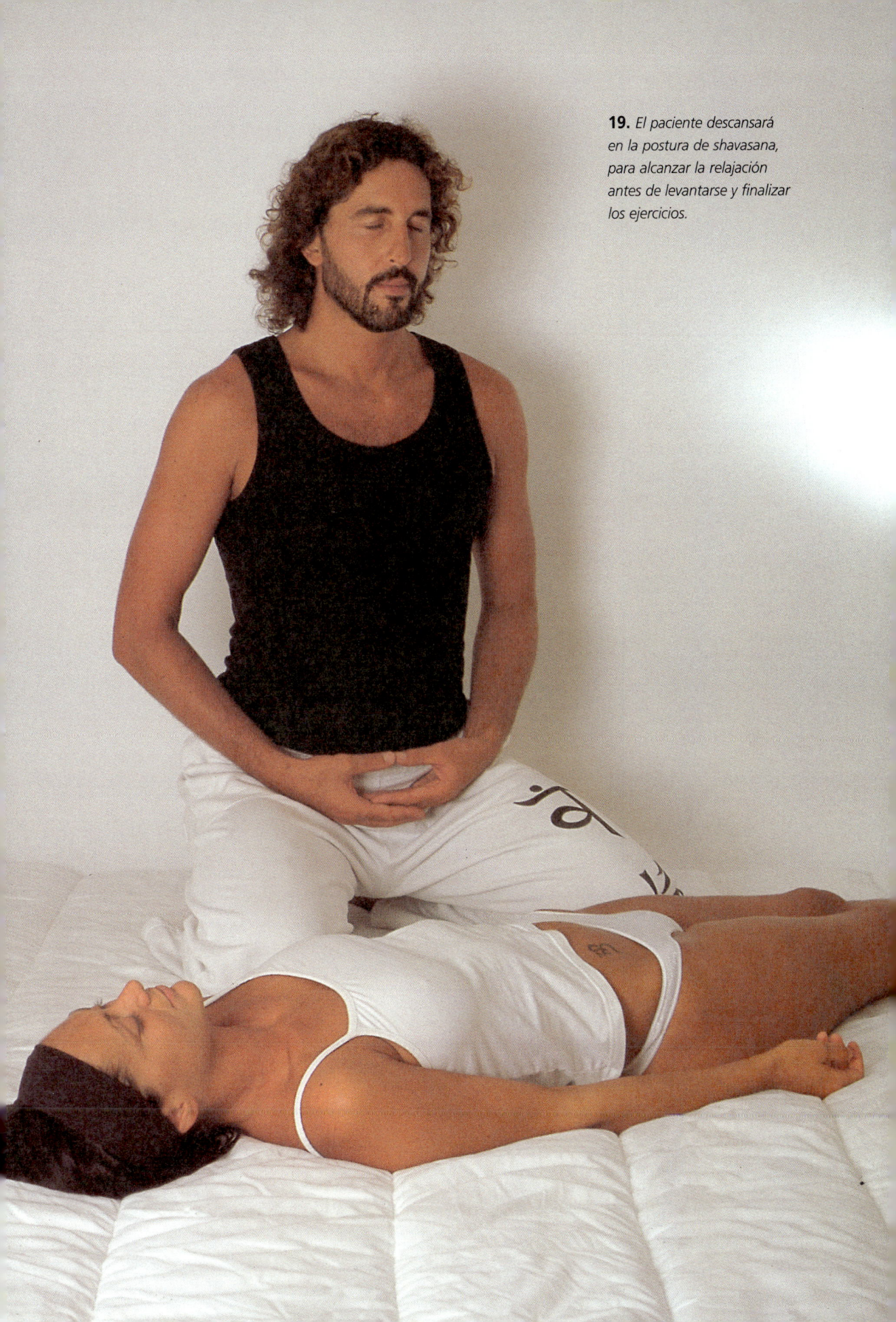

19. *El paciente descansará en la postura de shavasana, para alcanzar la relajación antes de levantarse y finalizar los ejercicios.*

TRABAJO SOBRE LOS PUNTOS DE LA ESPALDA ALTA

Actualmente, 7 de cada 10 personas tiene problemas y dolores en la zona alta de la espalda. Esto se debe a que es un lugar del cuerpo donde se localizan fuertes dolores provocados por las malas posturas, la tensión mental, los conflictos emocionales, el estrés, la rigidez y las corazas que creamos a nuestro alrededor.

La zona afectada es de vital importancia tanto para el correcto funcionamiento de la mente, como para la apertura de viejas emociones que se han ido acumulando en la zona de los omóplatos.

Al trabajar con shiatsu en esta zona, descomprimiremos el *ki* obstaculizado, removiéndolo y activando su circulación. La circulación de la sangre también se beneficiará, obteniéndose como resultado una sensación de ligereza, libertad y un incremento de la energía en el paso de la cabeza al resto del cuerpo. Los puntos se irán presionando de forma bilateral, desde el cuello hacia abajo, y se sostendrá la presión con los pulgares el tiempo necesario; también se efectuarán movimientos circulares antihorarios para sedar los puntos.

- **ID 10:** Ubicado en el borde superior interno del omóplato.
- **ID 12:** Ubicado en el borde superior externo del omóplato.
- **IG 15:** Se ubica en el medio del deltoides.
- **IG 16:** También denominado «el pozo del hombro», es un punto de descompresión de toda la espalda alta. Se notan como dos huecos situados en la parte superior del hombro.
- **V 10:** Se encuentra entre VB 20 y VG 15.
- **V 11:** Es un punto ubicado en la primera vértebra dorsal.
- **V 12:** Se sitúa en la segunda vértebra dorsal.
- **V 13:** Ubicado en la tercera vértebra dorsal.
- **VB 12:** Se encuentra en la parte trasera del cráneo, dos pulgares detrás de cada oreja.
- **VB 20:** Se halla en los huecos de la zona inferior del cráneo. Se siente como dos depresiones situadas a un pulgar de distancia bajo el punto anterior y a un pulgar del nacimiento de las vértebras cervicales.
- **VB 21** y **TR 15:** Son dos puntos que se encuentran casi juntos, en mitad del trapecio.
- **VG 15** y **VG 16:** Están situados en la línea central de la columna, en el nacimiento de las cervicales (en la parte central e inferior del cráneo).

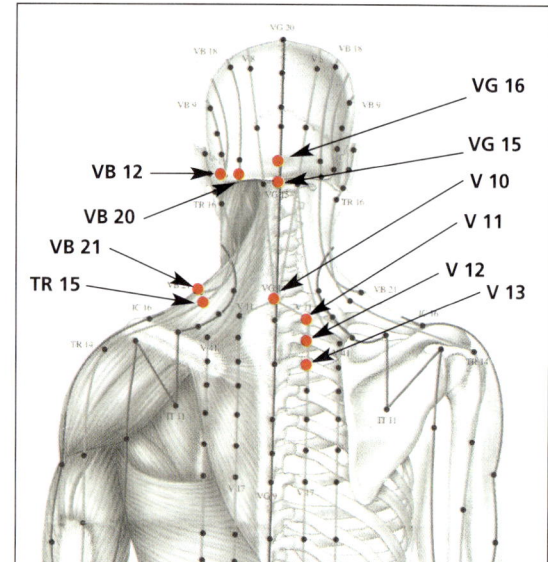

Puntos de shiatsu para trabajar la zona alta de la espalda.

LOS MERIDIANOS Y SUS PUNTOS

El meridiano del pulmón

PUNTOS: 11

Meridiano yin

RECORRIDO: Cara interna de los brazos.

INDICADO PARA TRABAJAR: Problemas respiratorios, catarros, bronquitis, tos y asma; dolor del hombro y del brazo.

Puntos específicos para problemas particulares:
- **P 1:** Resfriados.
- **P 2:** Accesos de tos.
- **P 5:** Problemas pulmonares, accesos de tos, garganta irritada con fiebre; dolor en el codo.
- **P 6:** Ataques de asma y tos.
- **P 7:** Fiebre, tos, dolor de cabeza y de cuello.
- **P 9:** Tos asmática; dolor y parálisis de la muñeca.
- **P 10:** Asma, garganta irritada; dolor en el pulgar.
- **P 11:** Garganta irritada.

Meridiano del intestino grueso

PUNTOS: 20

Meridiano yang

RECORRIDO: Cara externa de los brazos hasta el costado de la nariz.

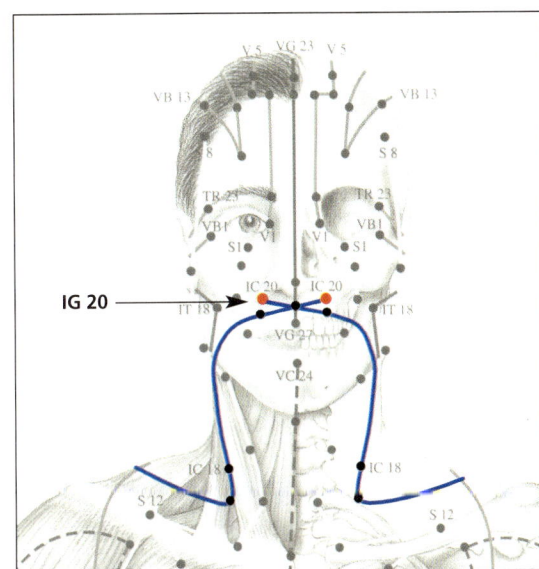

El meridiano del pulmón.

Meridiano del intestino grueso.

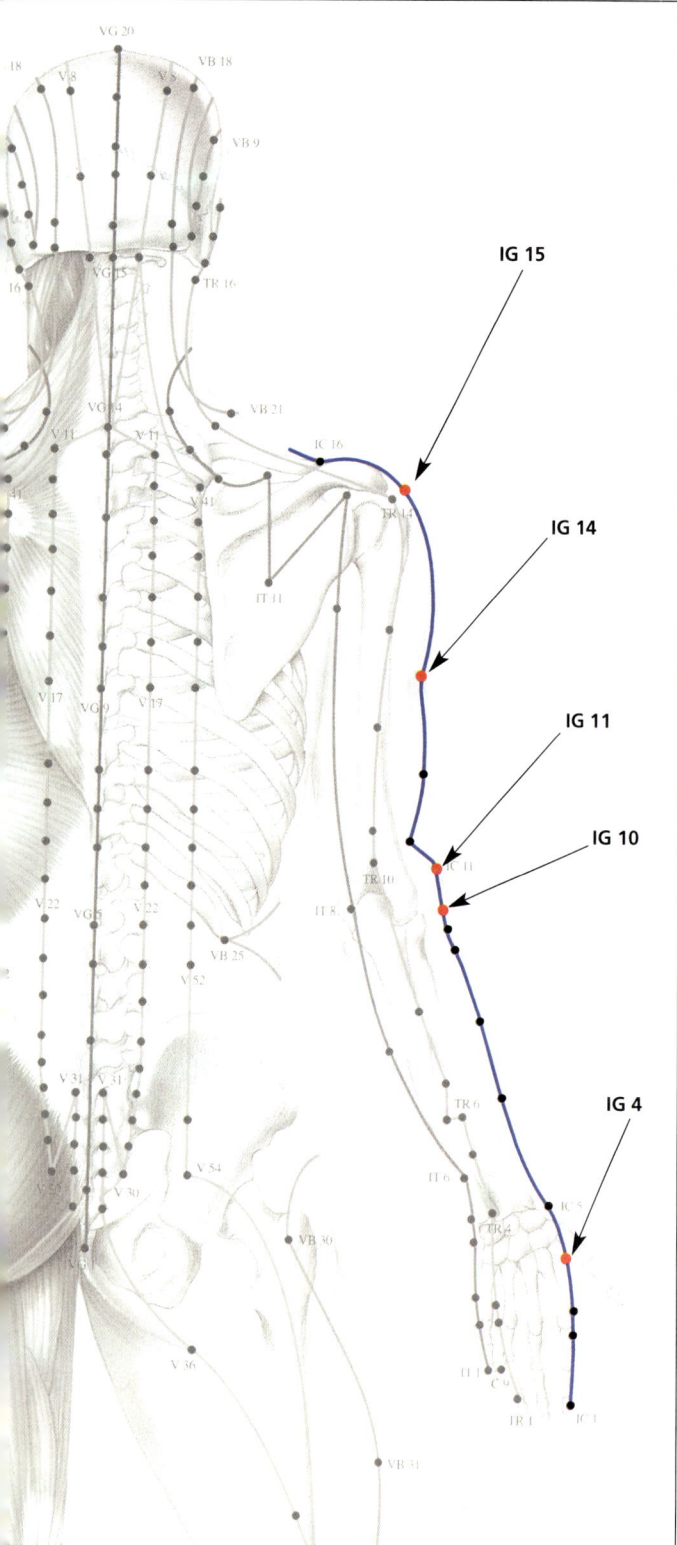

Meridiano del intestino grueso.

INDICADO PARA TRABAJAR: Dolor de cabeza, abdominal, bucal, de garganta y dolores reumáticos del hombro; congestión nasal; estreñimiento; elimina la fiebre alta.

Puntos específicos para problemas particulares:
- **IG 4:** Trata la mayoría de los problemas de cabeza, faciales, muelas, supuración nasal, congestión y audición pobre; dolor en el pulgar, estreñimiento y parálisis en la mano.
  Este es uno de los puntos más poderosos para el bienestar general. No utilizar nunca durante el embarazo.
- **IG 10:** Dolores intestinales y estomacales; indigestión y diarrea.
- **IG 11:** Fiebre asociada con gripes y resfriados. Afecciones de la piel, eczemas y urticaria. Dolores abdominales y diarrea. Presión arterial alta.
- **IG 14, IG 15:** Dolores en la parte superior del brazo y entumecimiento en la región del deltoide.
- **IG 20:** Supuración nasal, sinusitis y parálisis facial.

Meridiano del estómago

PUNTOS: 45

Meridiano yang

RECORRIDO: Desde la cabeza hasta el segundo dedo del pie. Cara delantera del cuerpo.

INDICADO PARA TRABAJAR: Enfermedades digestivas, vómitos, distensión abdominal y dolor de estómago; parálisis facial, cefaleas y hemorragia nasal. Dolor de rodillas.

Puntos específicos para problemas particulares:
- **E 6:** Dolor de muelas, parálisis facial.
- **E 7:** Audición pobre.
- **E 21:** Espasmos musculares del abdomen y diarrea.
- **E 25:** Estreñimiento y menstruación irregular.
- **E 29:** Hernia, menstruación irregular, prolapso del útero e impotencia masculina.
- **E 31:** Dolores abdominales, de piernas y caderas.

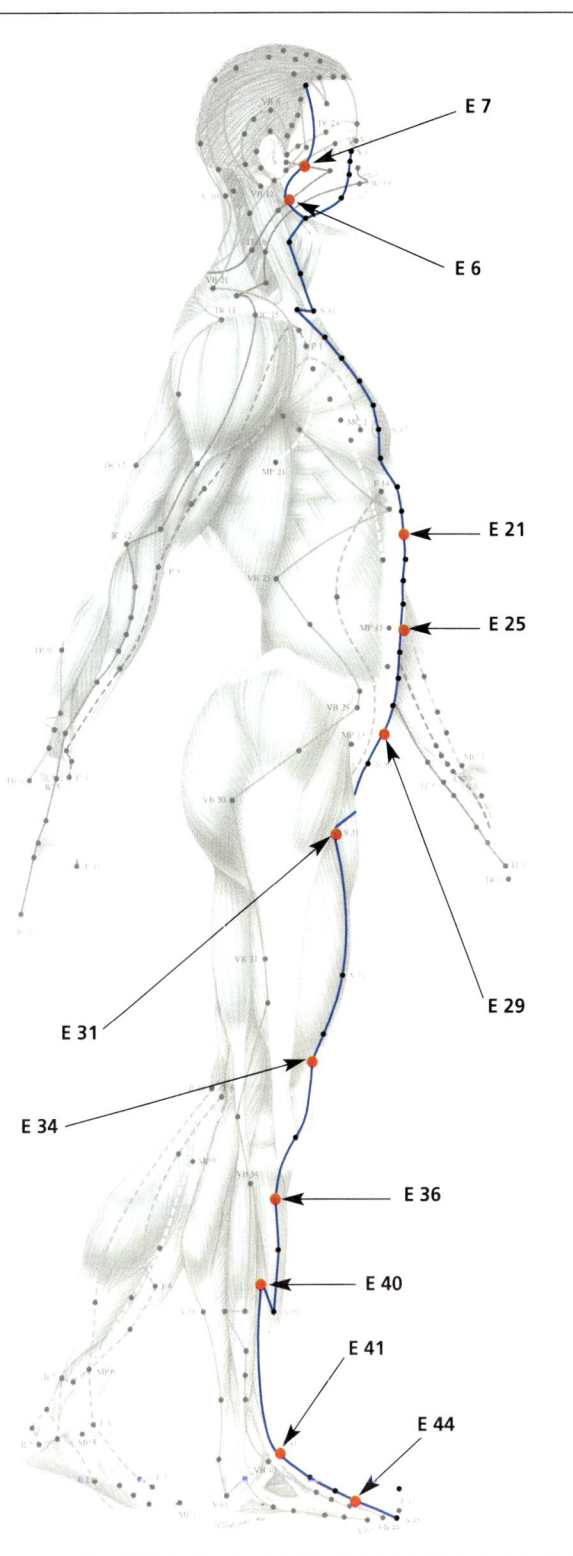

- **E 34:** Dolores de rodilla y de estómago.
- **E 36:** Dolores de estómago; úlceras gástricas y duodenales; diarrea y estreñimiento; retención de agua. Todo tipo de prolapso de órganos internos; menstruación irregular y dolores de rodilla. Este punto es el más poderoso y efectivo de todos, fortalece el sistema inmunológico, tonifica los riñones y regula el bazo y el estómago, influyendo en la digestión de la comida.
- **E 40:** Flemas, congestión mucosa y resfriados.
- **E 41, E 44:** Dolor en el tobillo; dolores de cabeza.

Meridiano del bazo-páncreas

PUNTOS: 21

Meridiano yin

RECORRIDO: Desde el pie hasta el pecho, debajo de la axila.

INDICADO PARA TRABAJAR: Distensión abdominal, dolor de estómago, vómitos y diarrea; hinchazón de piernas, problemas menstruales; insomnio.

Puntos específicos para problemas particulares:
- **BP 4:** Depresión, dolor abdominal e insomnio.
- **BP 6:** Diarrea, hinchazón abdominal; hemorroides; hernia; insomnio y sueño agitado. Irregularidad menstrual. Impotencia y eyaculación precoz, dificultades para orinar.
- **BP 9:** Dolores gástricos, edemas y diarrea.
- **BP 10:** Picores de la piel, eczemas, psoriasis y urticaria. Irregularidades en el ciclo menstrual.
- **BP 15:** Mejora el ritmo del intestino.

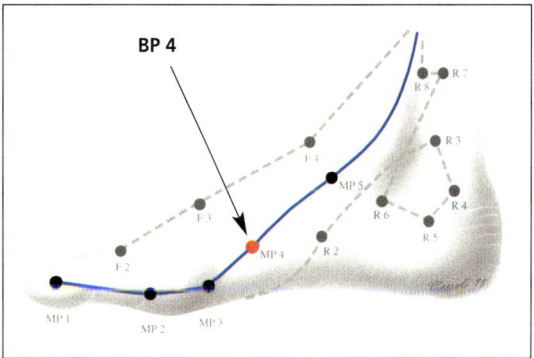

Meridiano del estómago. *Meridiano del bazo-páncreas.*

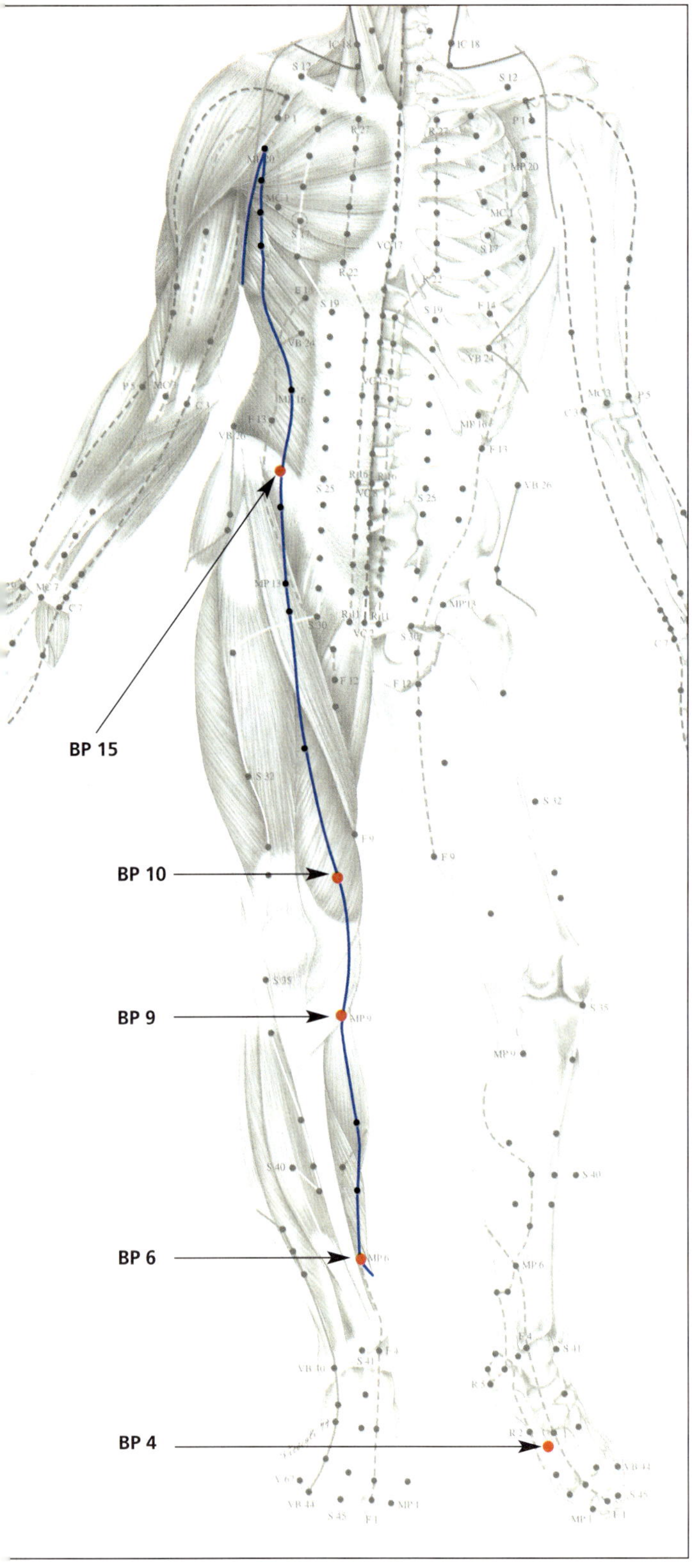

Meridiano del corazón

PUNTOS: 9

Meridiano yin

RECORRIDO: Desde el pecho al dedo meñique.

INDICADO PARA TRABAJAR: Problemas de corazón, insomnio, depresión, dolor de muñeca y de codo.

Puntos específicos para problemas particulares:
- **C 3:** Dolores locales en el codo y músculos atrofiados del brazo.
- **C 7:** Mente preocupada, insomnio y sueño poco profundo; depresión, dolores y palpitaciones cardíacas; problemas de la lengua.

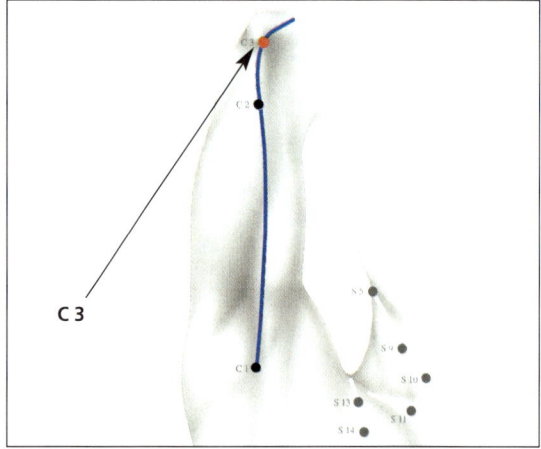

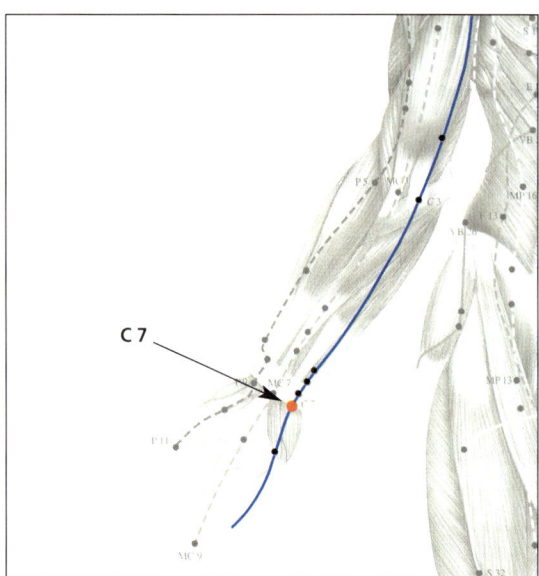

Meridiano del bazo-páncreas. *Meridiano del corazón.*

Meridiano del intestino delgado

PUNTOS: 19

Meridiano yang

RECORRIDO: Desde el dedo meñique hasta la cabeza.
INDICADO PARA TRABAJAR: Sordera; dolor de cuello.

Puntos específicos para problemas particulares:
- **ID 3:** Dolor de la zona externa de la mano y del brazo; parálisis del dedo meñique y entumecimiento del cuello.
- **ID 8:** Dolor y entumecimiento del brazo.
- **ID 9:** Inmovilidad del brazo y dolores del hombro.

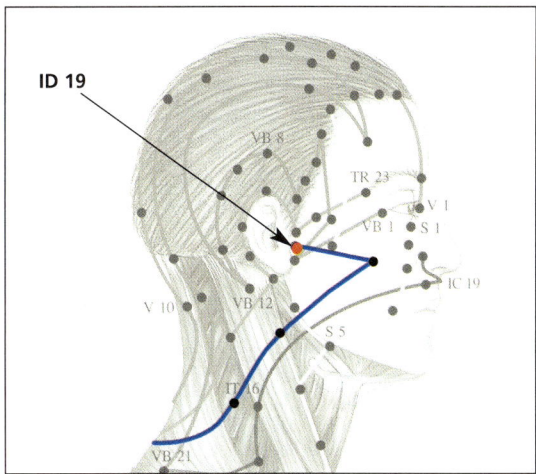

Meridiano del intestino delgado.

- **ID 15:** Entumecimiento del cuello y dolores de hombro y de espalda.
- **ID 19:** Trata problemas de oído.

Meridiano de la vejiga urinaria

PUNTOS: 67

Meridiano yang

RECORRIDO: Desde los costados de las cejas, por detrás de la espalda y las piernas, hasta el dedo pequeño del pie.
INDICADO PARA TRABAJAR: Cefaleas. Esguinces, lumbago, dolor de la columna, muslos doloridos, mala circulación de piernas y pies fríos.

Puntos específicos para problemas particulares:
- **V 10:** Relaja los músculos tensos de la base del cráneo, disminuyendo el dolor y la tensión.
- **V 11:** Ayuda a eliminar los bloqueos de *kí* en los huesos y articulaciones del cuello, del hombro y de la espalda.
- **V 13:** Trata el asma y los accesos de tos, así como problemas en los bronquios.
- **V 15:** Afecciones cardíacas, anemia, epilepsia, tirantez de pecho e insomnio. Calma la mente.
- **V 17:** Trastornos de la circulación sanguínea y urticaria.
- **V 20:** Elimina el cansancio, falta de energía, indigestión; alivia los vómitos y diarrea.

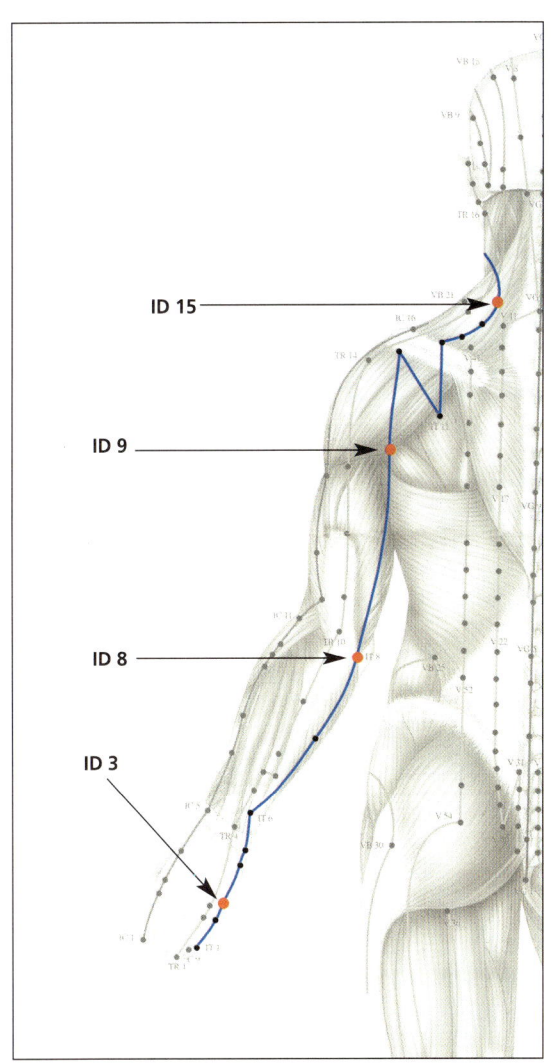

Meridiano del intestino delgado.

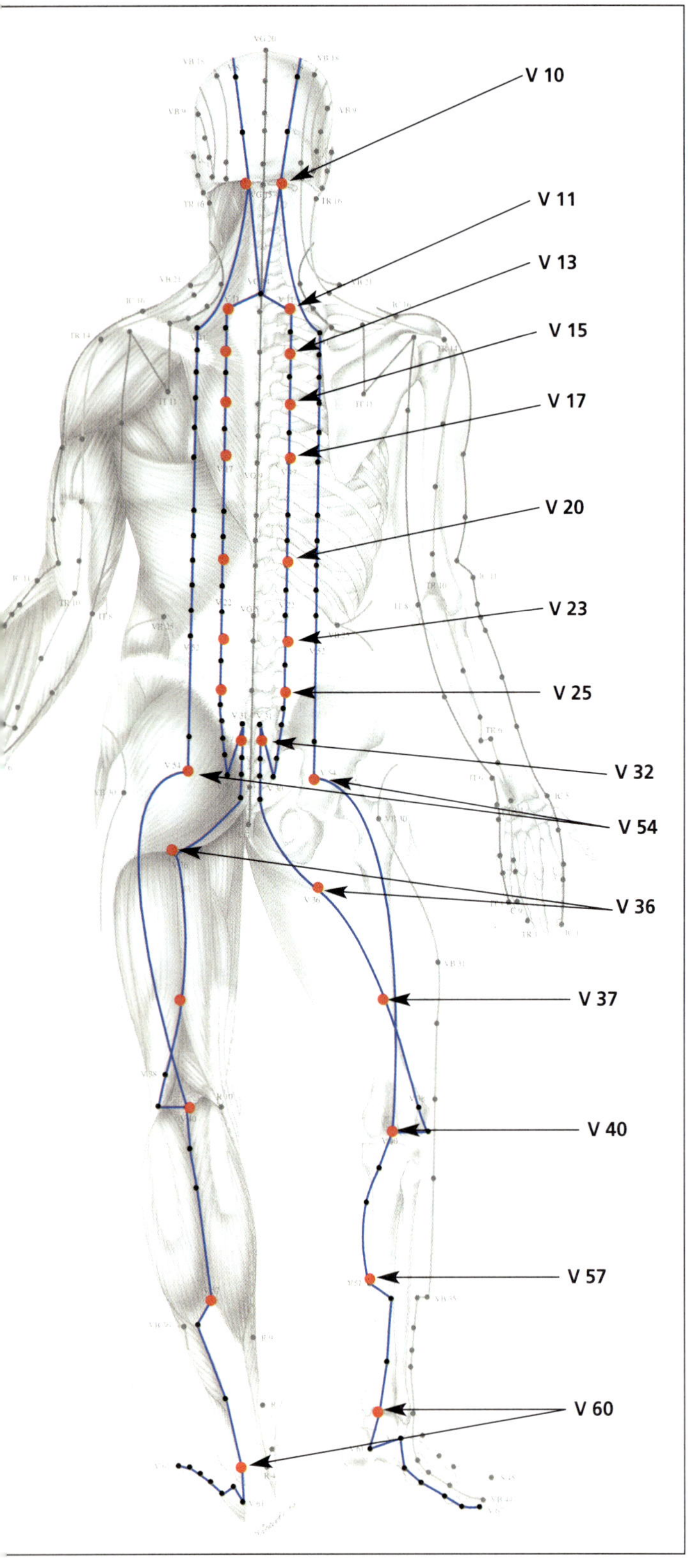

- **V 23:** Potencia el buen funcionamiento de los riñones, alivia el dolor crónico de la parte baja de la espalda. Alivia los problemas de oído, zumbidos y audición escasa.
- **V 25:** Alivia el dolor del ciático, irriga *kí* por la zona lumbar, sacra y de las nalgas. Regula el intestino grueso, trata efectivamente la diarrea y el estreñimiento.
- **V 32:** Alivia el lumbago. Trata la infertilidad, la descarga vaginal excesiva y los trastornos en el útero.
- **V 36:** Alivia el dolor de las piernas y del nervio ciático.
- **V 37:** Este punto es muy efectivo para combatir el dolor en la parte baja de la espalda, ciática y parte inferior de las piernas.
- **V 40:** Dolor agudo en las pantorrillas y agujetas. Alivia el dolor lumbar, distendiéndolo.
- **V 54:** Trata el dolor en la parte baja de la espalda, ciática y dolor del talón.
- **V 57:** Dolor agudo en las pantorrillas.
- **V 60:** Dolor en los tobillos causado por esguinces y por problemas del talón. Alivia tanto el dolor de cabeza, como el de la parte baja de la espalda y la ciática.

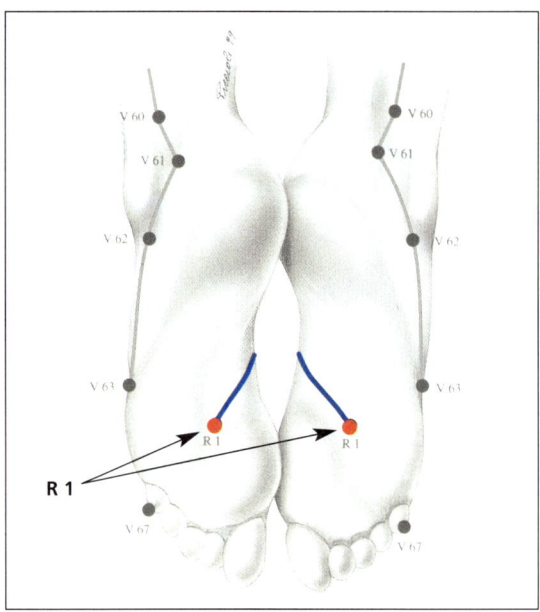

Meridiano de la vejiga urinaria.   *Meridiano del riñón.*

Meridiano del riñón

PUNTOS: 27

Meridiano yin

RECORRIDO: Comienza en la planta del pie, asciende por el borde interno de la pierna y recorre el abdomen hasta alcanzar el pecho, terminando bajo la clavícula.

INDICADO PARA TRABAJAR: Tos, lumbalgia, esguinces, dolor en las articulaciones de las piernas, edemas, asma, pies y manos fríos.

Puntos específicos para problemas particulares:
- **R 1:** Desmayos, shock, mente agitada, epilepsia, convulsión infantil y dolores agudos como el de muelas. Para el sueño y el apetito.
- **R 3:** Dolor en la parte inferior de la espalda, micción frecuente, zumbidos, visión pobre, insomnio e irritabilidad.
- **R 7:** Edemas y sudores nocturnos excesivos.
- **R 10:** Problemas de ligamentos de la rodilla.
- **R 16:** Dolor abdominal y diarrea.
- **R 25:** Accesos de tos, asma y estrés cardíaco.

Meridiano de la circulación y la sexualidad

PUNTOS: 9

Meridiano yin

RECORRIDO: Desde el pecho, recorre el brazo en la línea media hasta el dedo medio.

INDICADO PARA TRABAJAR: Palpitaciones, vómitos, angustia, confusión mental, emociones inestables, esguinces de las articulaciones del brazo, problema del corazón y en el pecho, ansiedad.

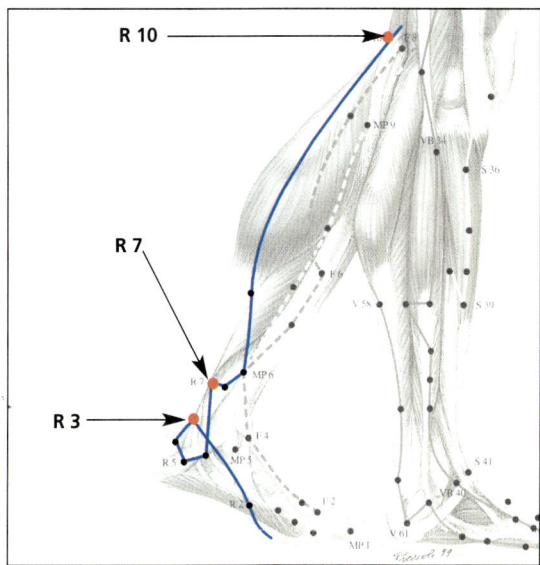

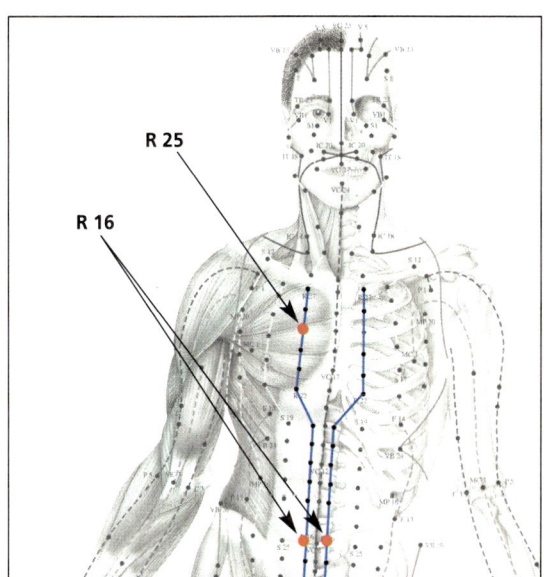

Meridiano del riñón.

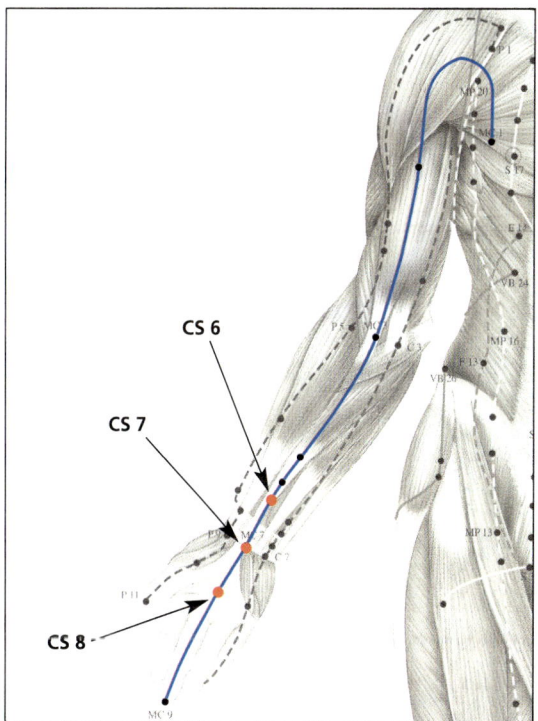

Meridiano de la circulación y la sexualidad.

Puntos específicos para problemas particulares:
- **CS 6:** Nauseas, mareos; dolores emocionales resultantes de conflictos amorosos, preocupaciones; insomnio, latidos de corazón irregulares.
- **CS 7 :** Ansiedad, palpitaciones; dolores en la muñeca y parálisis de los dedos (sobre todo el pulgar, índice y corazón).
- **CS 8:** Mente inquieta perturbada y dolor cardíaco.

Meridiano del triple recalentador
PUNTOS: 23
Meridiano yang
RECORRIDO: Comienza en el dedo anular, cruza el dorso de la mano y recorre todo el brazo por la línea media dorsal, atraviesa el hombro hasta llegar detrás de la oreja y de allí al ángulo externo de la ceja.

INDICADO PARA TRABAJAR: Cefaleas, sorderas, problemas de oídos; dolores oculares; anginas, dolores reumáticos del brazo, dolor en las caderas, el cuello y en las articulaciones del brazo, la muñeca y el codo.

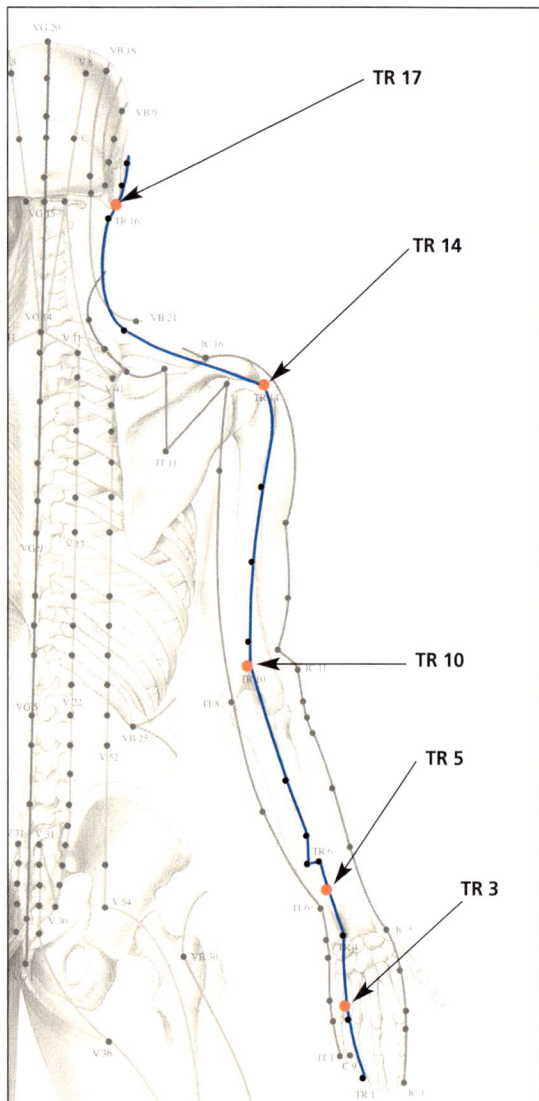

Meridiano del triple recalentador.

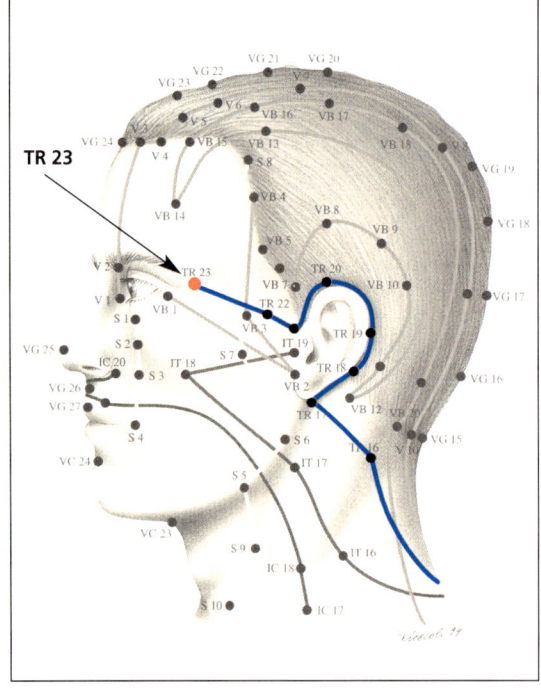

Meridiano del triple recalentador.

Puntos específicos para problemas particulares:
- **TR 3:** Trastornos auditivos, audición pobre; migraña, dolor en general y parálisis de la mano.
- **TR 5:** Dolor de hombros, dolor de cabeza, problemas de audición, fiebre o resfriados.
- **TR 10:** Dolor en el codo.
- **TR 14 :** Dolor e inmovilidad en el hombro.
- **TR 17:** Zumbidos, sordera; parálisis facial, dolor de muelas, neuralgia en la mandíbula inferior.
- **TR 23:** Dolores de cabeza, mareos, parálisis facial y conjuntivitis.

Meridiano de la vesícula biliar

PUNTOS: 44

Meridiano yang

RECORRIDO: Comienza en el ángulo externo del ojo, se dirige a la oreja, la contornea tres veces, llegando a la nuca, cruza la clavícula, llega a la axila y desciende en zig zag por la cara lateral del tronco. Después, pasa por la cara externa de la pierna hasta el ángulo externo del cuarto dedo del pie.

INDICADO PARA TRABAJAR: Cefaleas, sordera, alteraciones musculares, dolor ocular, neuralgias intercostales, dolor de cadera, cólicos billiares, dolor en las rodillas, problemas de hígado, dolor en el cuello, el hombro, la pierna, la rodilla y el tobillo.

Puntos específicos para problemas particulares:
- **VB 1:** Problemas oculares.
- **VB 2 :** Problemas de oídos.
- **VB 8:** Migrañas.
- **VB 14:** Parálisis facial, dolor de cabeza y tirantez en los párpados.
- **VB 20:** Todo tipo de dolores de cabeza, problemas en los ojos, oídos y nariz, tensión en los músculos del cuello y problemas cervicales. Gripe y resfriado, síndrome de parkinson, epilepsia y parálisis facial.

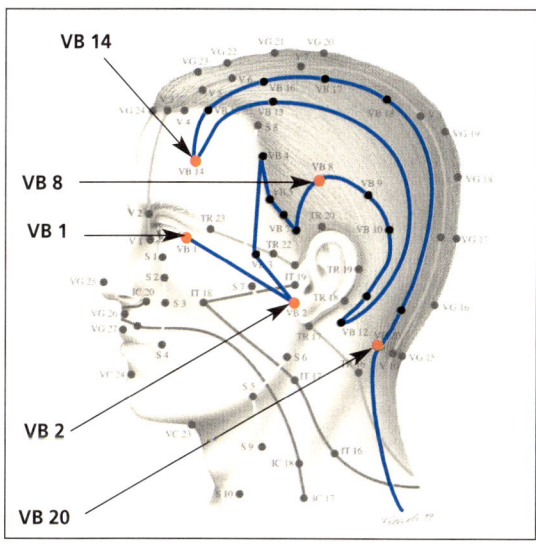

Meridiano de la vesícula biliar.

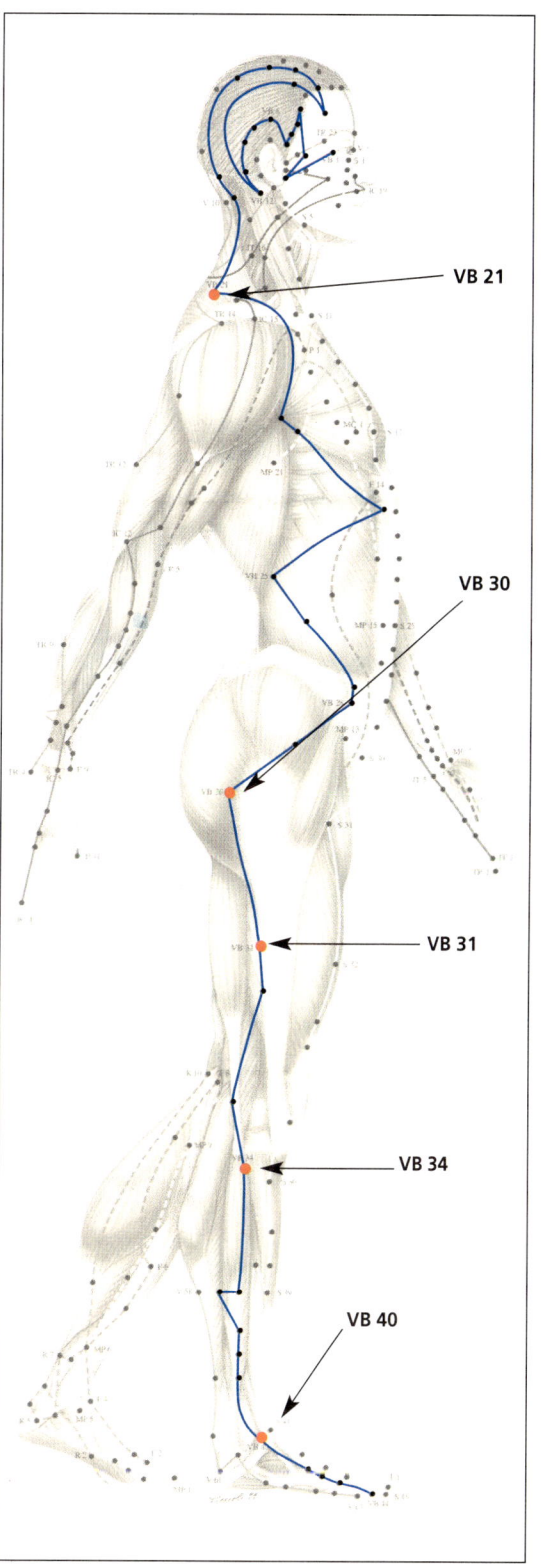

Meridiano de la vesícula biliar.

- **VB 21:** Problemas de cuello y dolor en el hombro.
- **VB 30:** Lumbago, ciática, dolor en la región de la cadera, debilidad en la parte inferior en la pierna.
- **VB 31:** Parálisis en el muslo y ciática.
- **VB 34:** Calambres y espasmos en la parte inferior de la pierna, dolor de rodilla y tobillo, cuello dolorido, ciática y dolor en los músculos de la cadera. Este punto tiene, en general, un efecto relajante muscular.
- **VB 40:** Dolor en los músculos del tórax y esguince de tobillo.

Meridiano del hígado

PUNTOS: 14

Meridiano yin

RECORRIDO: Comienza en el dedo gordo del pie, asciende por el borde interno de la tibia, la cara interna del muslo y por el abdomen, recorriendo el espacio intercostal donde termina.

INDICADO PARA TRABAJAR: Lumbalgia, diarrea, dolor genital en las mujeres, retención urinaria, ira, dolores de cabeza, mareos y espasmo facial.

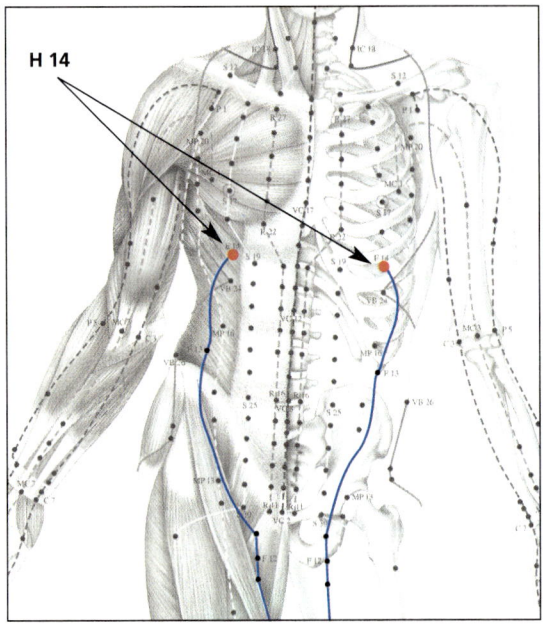

Meridiano del hígado.

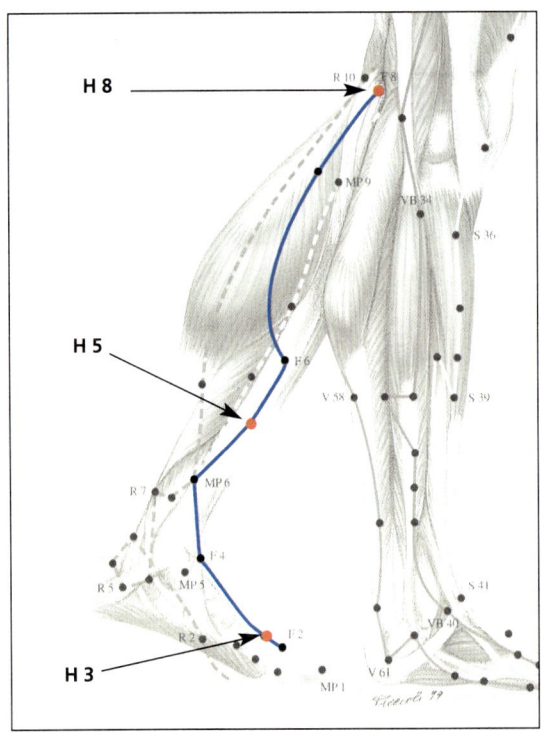

Meridiano del hígado.

Puntos específicos para problemas particulares:
- **H 3:** Calma los problemas emocionales, sobre todo la ira. Dolores de cabeza y migrañas, problemas de hígado, hepatitis, menstruaciones irregulares y problemas en la vesícula biliar.
- **H 5:** Exceso de libido, impotencia en los hombres. Es importante para los genitales externos.
- **H 8:** Problemas en las rodillas.
- **H 14:** Vómitos, dolor abdominal.

Meridiano del vaso gobernador

PUNTOS: 28

Meridiano yang

RECORRIDO: Comienza en el extremo del coxis, asciende por la columna vertebral hasta la nuca, continúa por la cabeza y baja por la cara hasta la encía superior.

Puntos específicos para problemas particulares:
- **VG 4:** Dolor en la parte baja de la espalda y lumbago. Asma, epilepsia y esquizofrenia.
- **VG 20:** Todo tipo de dolor de cabeza y zumbidos.
- **VG 26:** Restablece la conciencia.

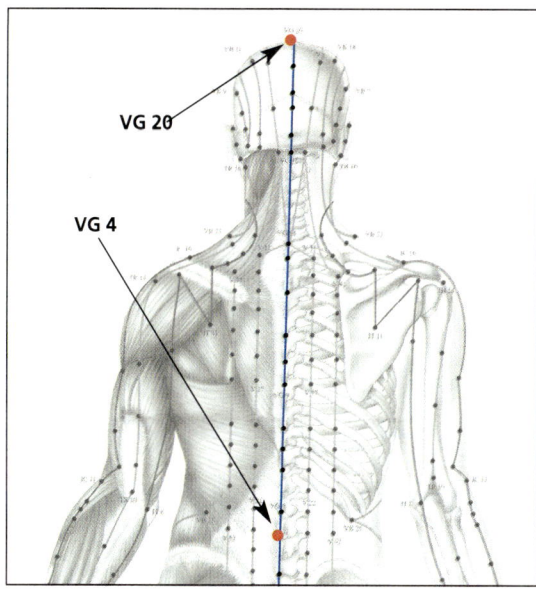

Meridiano del vaso gobernador.

Puntos específicos para problemas particulares:
- **VC 3:** Retención y goteo de orina, impotencia, emisión seminal, menstruación irregular y problemas en el sistema reproductor.
- **VC 6:** Prolapso de los órganos internos, debilidad del riñón; todas las deficiencias de *kí*.
- **VC 12:** Dolores gástricos, vómitos, nauseas, flatulencias e hipo.
- **VC 17:** Dolores cardíacos de pecho, asma y accesos de tos.

Este punto tiene un gran efecto relajante.

Meridiano del vaso de la concepción

PUNTOS: 24

Meridiano yin

RECORRIDO: Comienza en la zona genital (entre el ano y los genitales) y asciende por la línea media hasta el mentón.

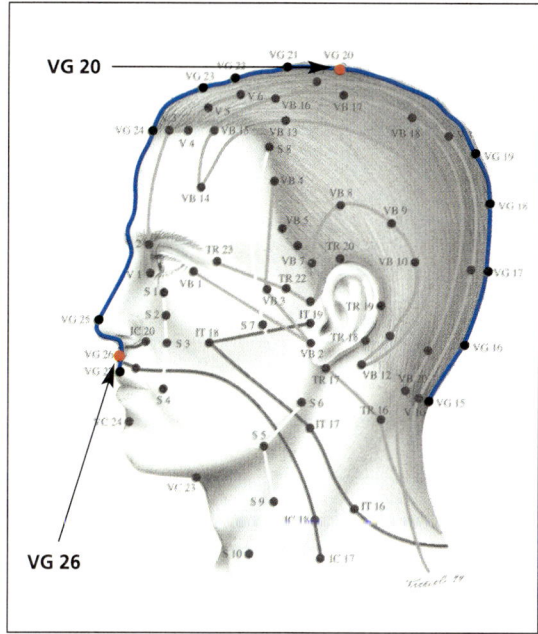

Meridiano del vaso de la concepción.

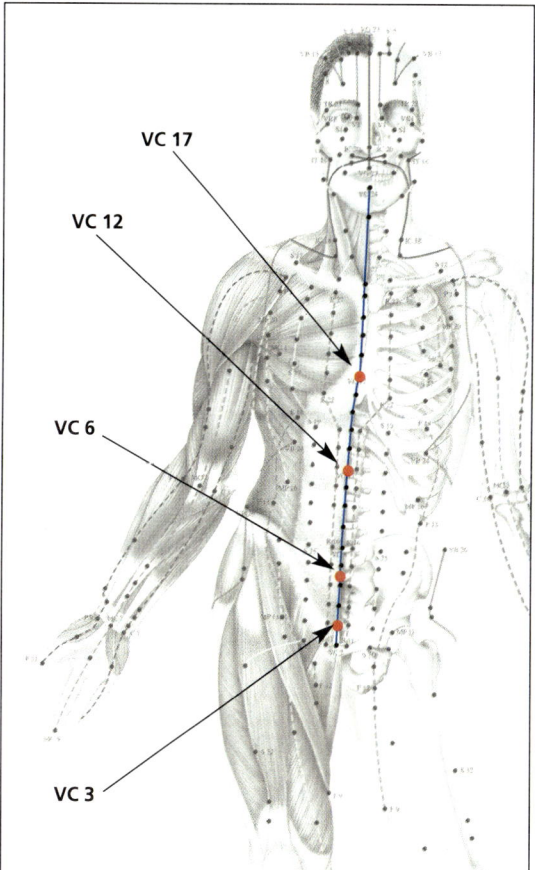

Meridiano del vaso de la concepción.

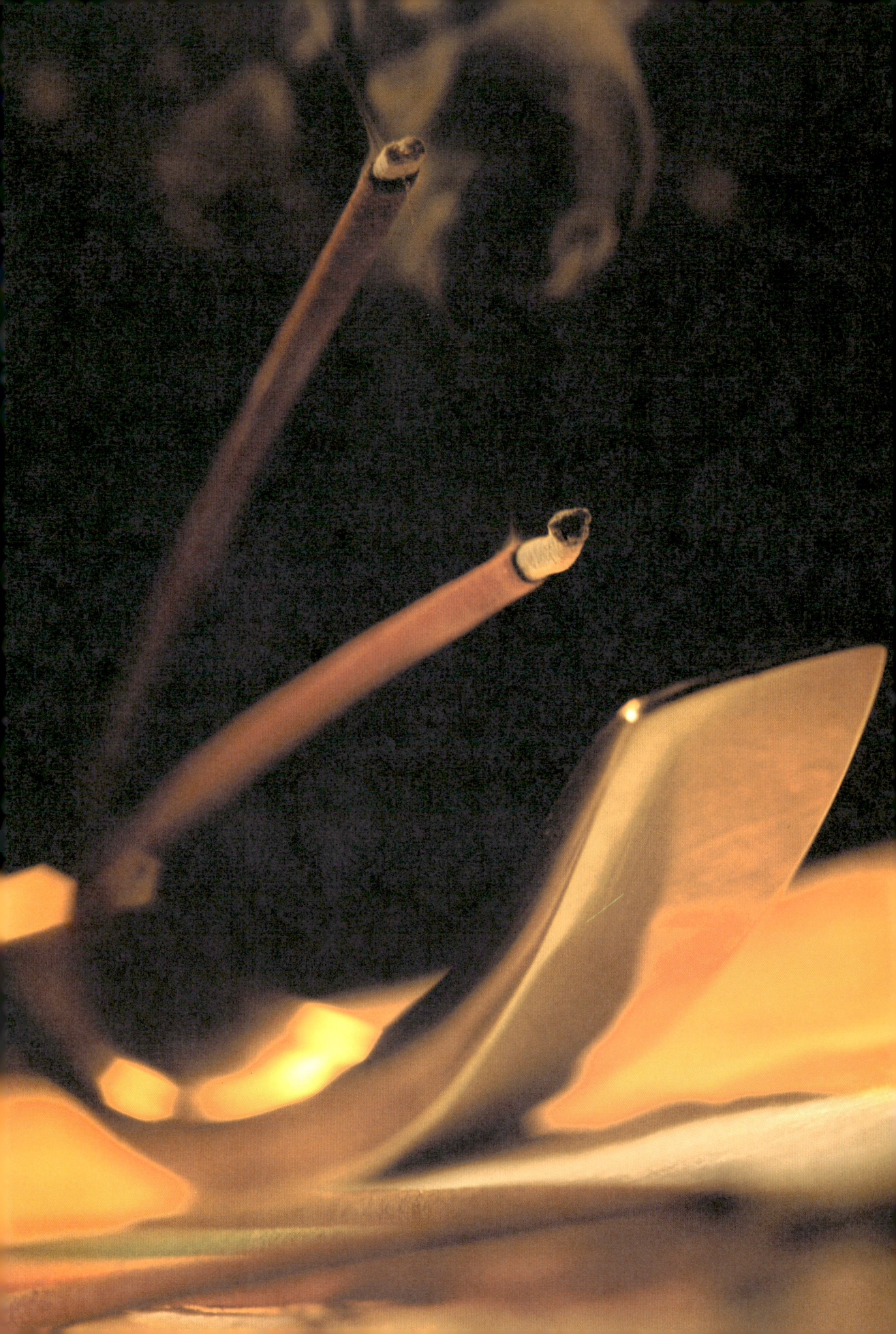

El masaje tántrico

El masaje tántrico nació en la India, durante la denominada Era dorada de India, en la cual se respetaba el cuerpo, se gozaba del sexo meditativo, se enfatizaba el placer en todos sus aspectos, se orientaba al ser humano hacia el arte y hacia la contemplación de la belleza.

El tantra se encuentra íntimamente ligado con la conciencia sagrada. Las 64 artes del *Kamasutra* («sabiduría del deseo») muestran que el individuo debe dominar temas muy variados, entre los que se encuentran el arte del masaje. Así pues, el masaje es concebido como una de las artes que impulsa el tantra, siendo esencial para el desarrollo global del ser humano.

También el sexo es considerado un arte. Lamentablemente, las mentes cerradas han mal interpretado el tantra y lo han encasillado por desconocimiento sólo en el sexo.

Pero el tantra no sólo es eso: constituye una vía completa y transformadora de la vida de una persona. Es un cambio de actitud y de visión.

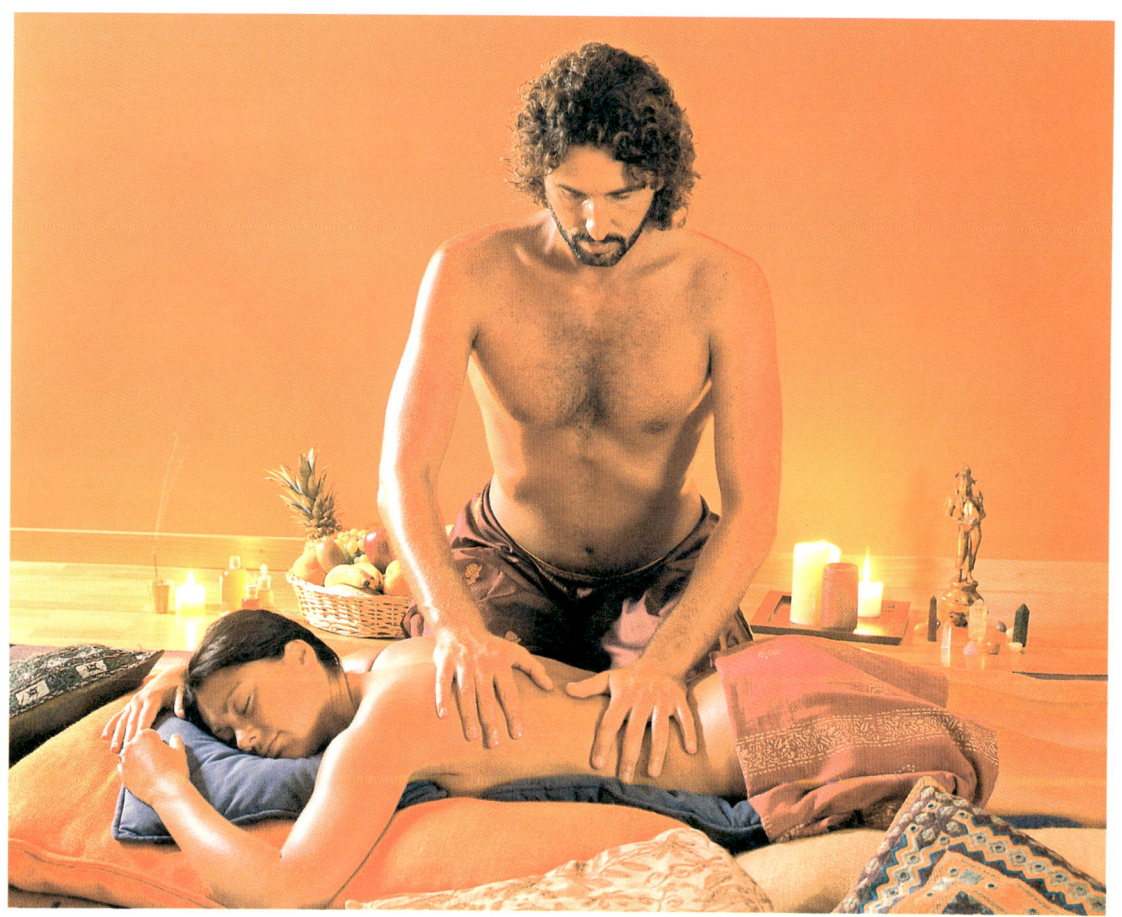

El tantra emplea el masaje como vía para que dos personas puedan acercarse a la experiencia de la unidad primordial. De dicha unidad se derivan las dos polaridades complementarias: Shakti, lo Femenino, y Shiva, lo Masculino. Dentro del cuerpo de cada persona conviven en armonía ambos principios cósmicos, así como sucede en todo el universo, y es el mantenimiento inteligente de dicha armonía lo que conserva la salud.

El tantra es un sendero para despertar el potencial de amor (*prema*) y unirla a la inteligencia innata (*prajña*) que trae cada uno.

Los principios del masaje tántrico son:

- Énfasis en la unión, por una parte, del cuerpo físico con el cuerpo del universo y, por otra parte, del alma individual con el alma universal, a través del tacto y de los sentidos en general.
- Se estimulan, sedan o armonizan cada uno de los siete chakras del sistema energético.
- Los chakras se trabajan desde la espalda, la zona delantera y también desde los pies.
- El masaje tántrico intenta despertar los sentidos a través de estímulos.
- Puede activar la energía psicosexual, llamada *kundalini*, y hacerla recorrer todo el cuerpo, proporcionando una ola de placer y conexión.

Para ello, el masaje tántrico se sirve de las siguientes técnicas:

- Respiraciones especiales de limpieza y poder.
- Visualizaciones.
- Aceites especiales preparados para cada uno de los chakras.
- Sonidos armonizadores (desde la música favorita hasta los mantras).
- Empleo de colores, gemas y cuarzos.

El tantra considera que muchas enfermedades, estados depresivos, el estres y los conflictos se deben a la no realización de algún deseo básico. Por ello, se centra en el mantenimiento del estado de salud de una forma inteligente, atendiendo a la realización de los deseos de cada individuo. El cuerpo físico es cuidado, venerado y respetado como el templo del alma. El alma individual (*jiva*) necesita movilizarse en un cuerpo físico fuerte, sano y flexible, para que el alma universal (*atman*) pueda manifestarse creativamente.

La fórmula del tantra es unir la conciencia y la energía. El masaje tántrico buscará distribuir conscientemente la energía *kundalini* por todo el sistema vital del individuo. En este masaje, se explora el cuerpo, buscando el equilibrio del sistema emocional y la unión con lo divino dentro del cuerpo femenino o masculino, para así trascender la mente hacia el estado de silencio.

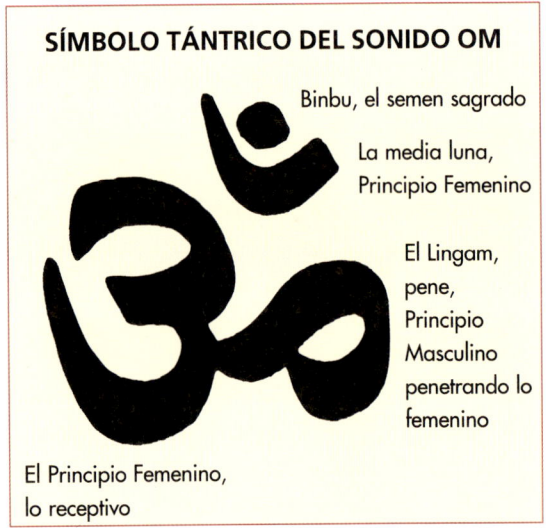

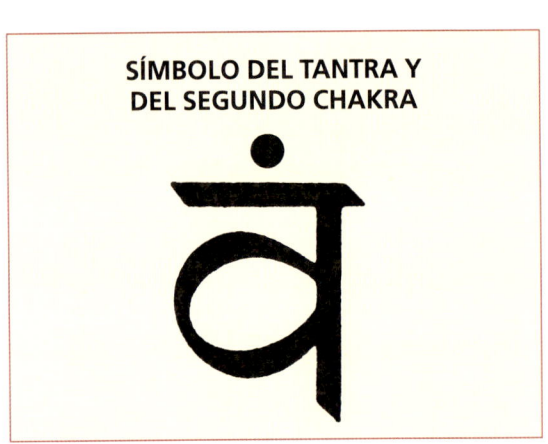

EL BIG BANG: LLUVIA DE LUZ EN LAS CÉLULAS

Los científicos hablan del comienzo de la creación como el Big Bang, la gran explosión; la Biblia dice: «En el comienzo fue el Verbo», obviamente de ese verbo surgió un sonido.

Personalmente y bajo una visión tántrica, pienso que el comienzo fue «una gran explosión de gozo, el orgasmo de lo Divino, la fusión de los Principios Femenino y Masculino». Y esta explosión continúa expandiéndose, pues no terminó en siete días: la creación sucede día a día, porque está viva.

Los pétalos de una rosa (femenino) y el tallo (masculino), el día y la noche, el frío y el calor... Todo está equilibrado. Y el tantra incita a vivir orgásmicamente, esto es, alegremente, en éxtasis con la mañana, el sol del mediodía, el atardecer, la noche, las estrellas, la luna, el mar, la tierra, el fuego... y todo lo que sucede creativamente.

Por ello, en el masaje tántrico el terapeuta dominará la energía y creará con ella vías internas de acceso a niveles más elevados de percepción festiva, orgásmica.

El orgasmo no se vincula sólo a lo sexual. Cuando escuchas tu música favorita, tus hormonas explotan, tus emociones surgen, te sientes feliz, cantas, eres uno con la vida, con lo positivo, deseas crear, eres entusiasmo.

Así pues, el masaje tántrico es una invitación hacia un estado de explosión, de luz en las células, un estado de gozo.

Científicamente ya se ha descubierto que cuando una persona se siente bien y está contenta genera en sus glándulas las hormonas de la felicidad, denominadas endorfinas. A través de mi experiencia tántrica, creo que la humanidad no vive feliz porque no usa su inteligencia para mirar hacia su interior. Nos hemos peleado por la tierra, sin que ninguno sea en verdad su dueño. Nos preocupamos por sucesos que no han pasado todavía y ni sabemos si sucederán. Se critica en vez de usar la creatividad. Se tiene miedo en vez de entregarse al amor.

El ser humano necesita vivir tántricamente, disfrutando de todo sin apegarse, guiando su destino en libertad para elevarse como alma, entendiendo la vida como un ciclo natural de etapas positivas y etapas negativas, gozando, cantando y también llorando. Usando todo lo que Dios y la Diosa, han puesto en tu vida para que seas feliz.

A continuación describiré diversas maneras de trabajar tántricamente en un masaje.

LOS SIETE PRINCIPIOS DEL MASAJE TÁNTRICO

Este masaje será para que el receptor sienta en su interior los siete principios de la vida, que son:

1. El Principio del Cuerpo.
2. El Principio del Movimiento y de la Danza.
3. El Principio de la Respiración.
4. El Principio del Fuego y de la Excitación.
5. El Principio del Placer y del Amor.
6. El Principio de la Unión de Shiva y Shakti.
7. El Principio del Silencio, del Extasis y de la Unidad.

Por ejemplo, cuando una persona se torna rígida en su carácter y tiene sólo su punto de vista como verdad original, es un individuo tenso, rígido que se desliga del principio de la danza y el movimiento. Como en la vida todo está moviéndose, danzando, jugando con la energía, esta persona «cree» saberlo todo y se priva de la vivencia, que es lo válido para el tantra.

Cada principio intentará despertar la sabiduría natural que ha quedado dormida, es decir, aquello que alejó al ser humano de sí mismo.

Estos principios pueden compartirse con la pareja o con cualquier persona, sólo recuerda cuatro puntos: respeto, conciencia, despersonalización y silencio de la mente.

1. EL PRINCIPIO DEL CUERPO

El primer principio que haremos sentir será la toma de contacto consciente con todo el cuerpo.

Las personas con tendencia cerebral han llevado toda su energía a la cabeza, olvidándose de sus piernas, su columna, su zona sacra y su pelvis amurallada.

El Principio del Cuerpo nos llevará hacia el camino de retorno a la unidad, partiendo desde el primer escalón.

Para iniciarlo, el paciente se situará boca abajo. Primero untaremos su cuerpo desnudo con aceite, de forma uniforme y empleando presiones de los dedos y apoyo de nuestra mano en todo el cuerpo.

Puedes usar un aceite de sándalo, rosa, jazmín o loto, así como cualquiera de las combinaciones que describo en el capítulo 4.

Recuerda hacer énfasis en el tacto para que los sentidos del paciente comiencen a despertar.

Espalda y boca abajo

Todas las técnicas que mostramos a continuación se repiten de 4 a 5 veces, en ambos lados.

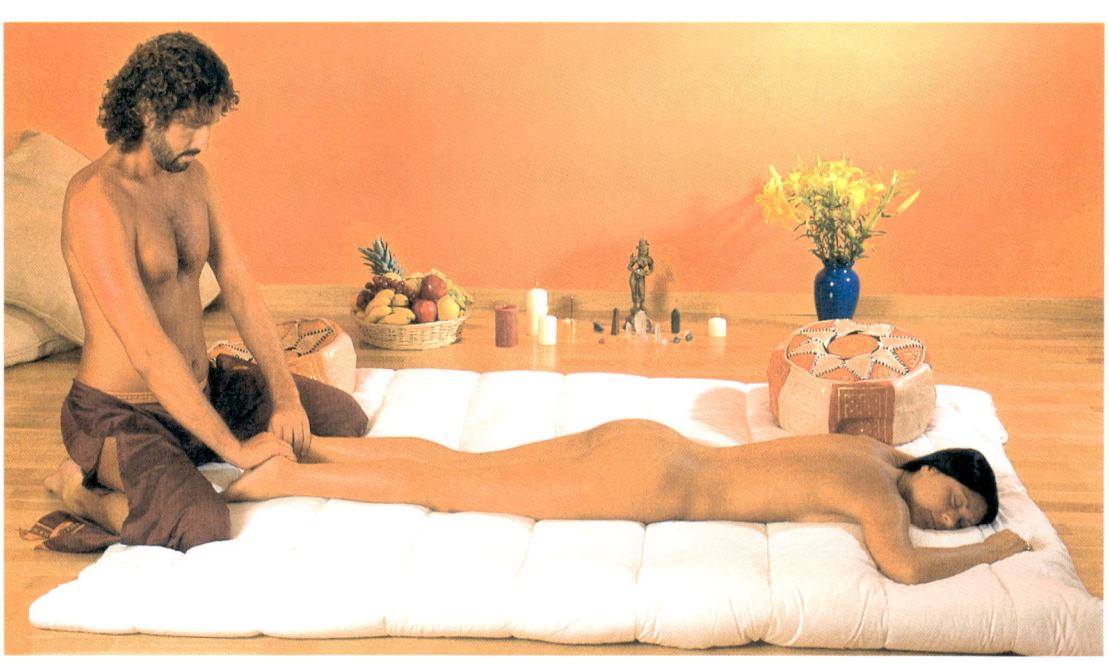

1. Estimular la planta del pie: *Frotaremos toda la base del pie, ya que a través de ésta podemos estimular muchos órganos del cuerpo.*

2. Presiones dedo por dedo: *Con el pulgar e índice irás presionando todos los dedos.*

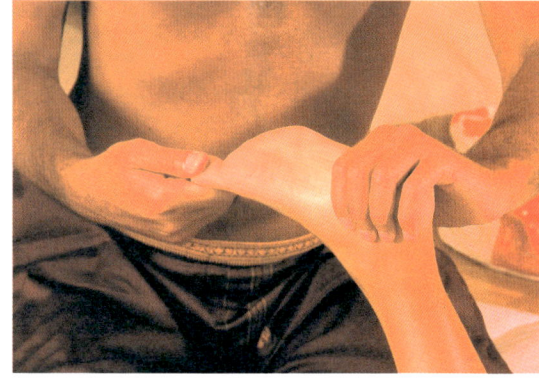

EL MASAJE TÁNTRICO

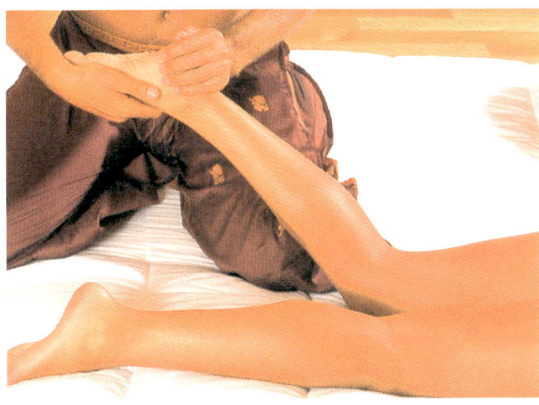

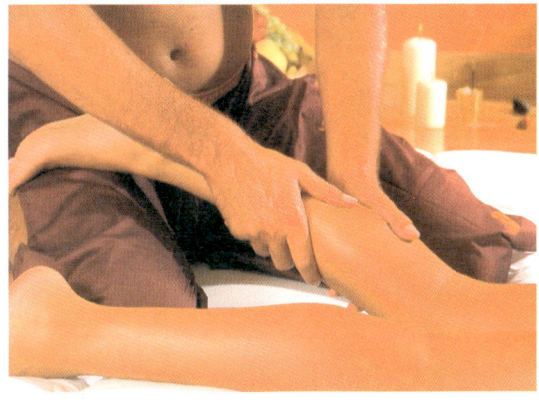

3. Frotar los tobillos y el empeine: *Frota enérgicamente los tobillos y el talón de Aquiles, hasta el empeine.*

4. Amasar la pantorrilla: *Desliza tus palmas por la pantorrilla y la tibia, amasando la zona.*

5. Amasamiento del biceps femoral: *Con las manos abiertas, amasa la parte posterior y superior de la pierna.*

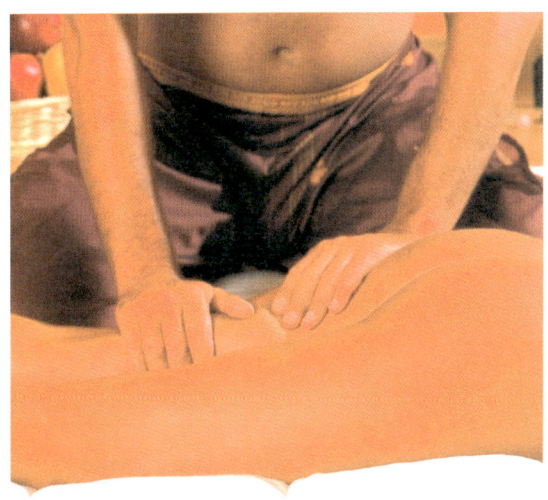

6. Amasar los glúteos: *Tonifica los glúteos mediante amasamientos. Esta técnica liberará la energía kundalini que se encontraba bloqueada. Es muy común que aquí se sienta una oleada de energía que asciende hacia la cabeza.*

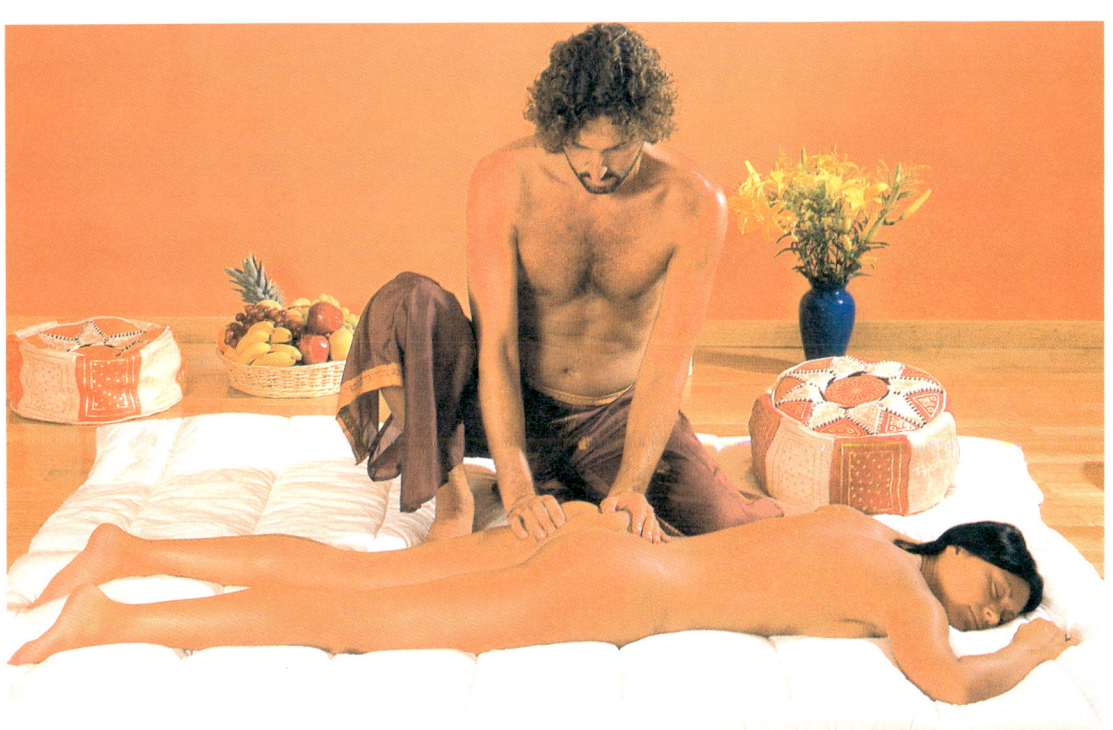

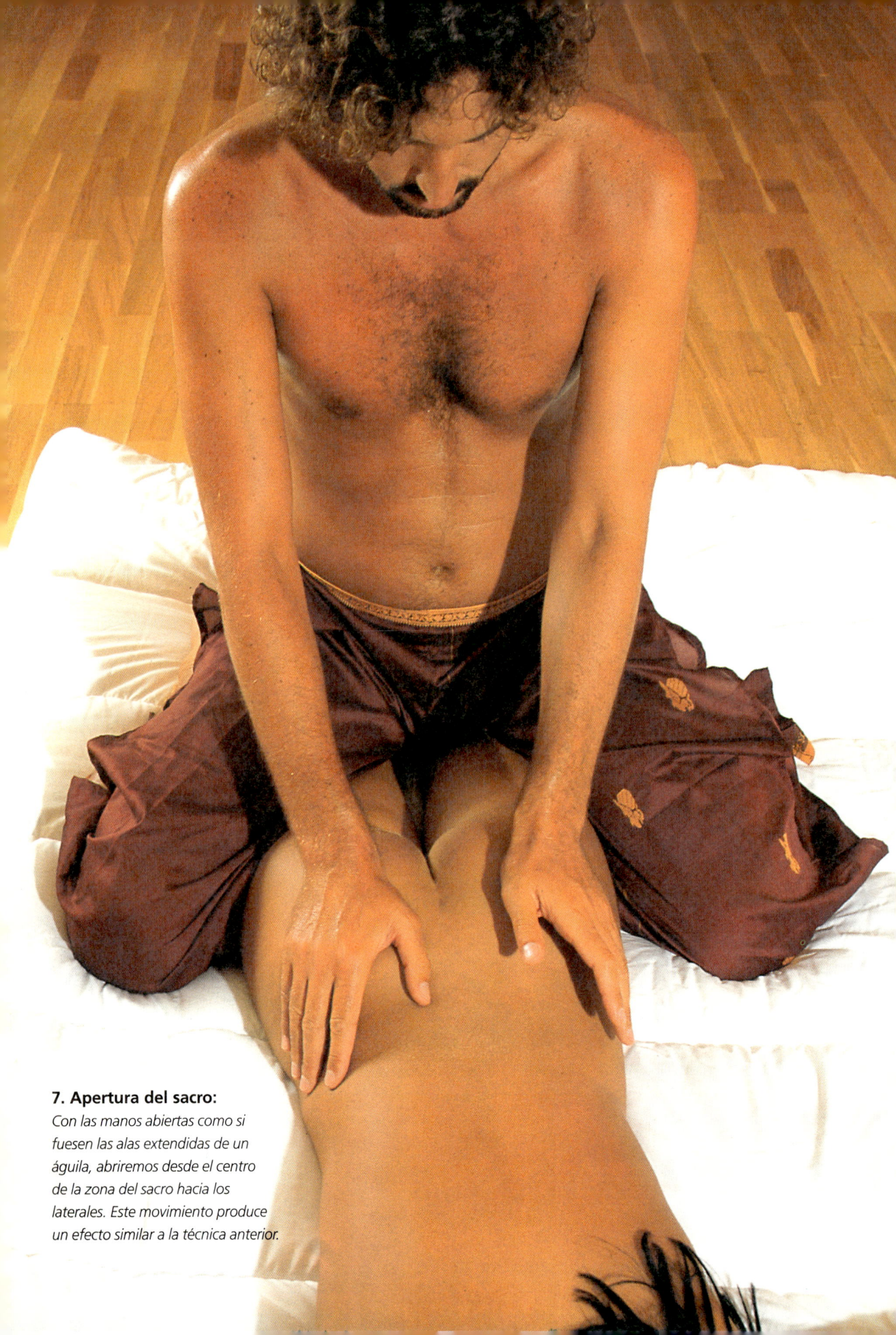

7. Apertura del sacro:
Con las manos abiertas como si fuesen las alas extendidas de un águila, abriremos desde el centro de la zona del sacro hacia los laterales. Este movimiento produce un efecto similar a la técnica anterior.

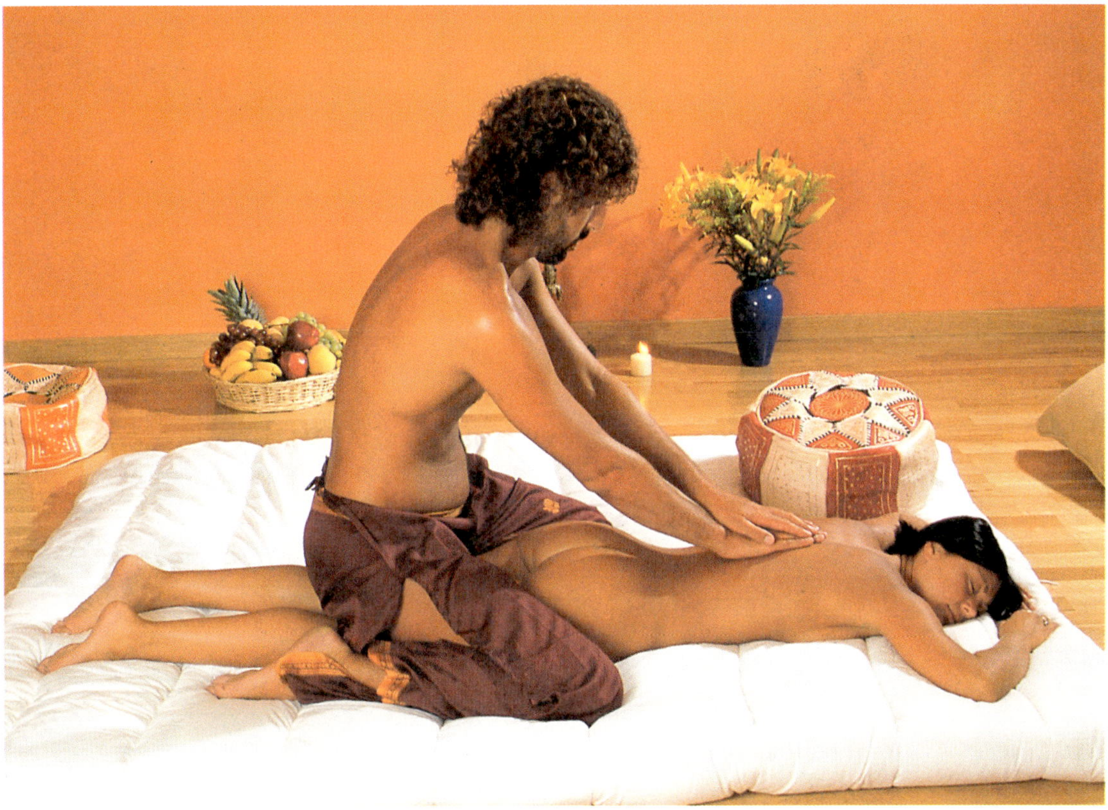

EL MASAJE TÁNTRICO

8. Frotar la columna: *Con las manos colocadas como una plancha, sube enérgicamente desde el sacro hasta el cuello generando calor.*

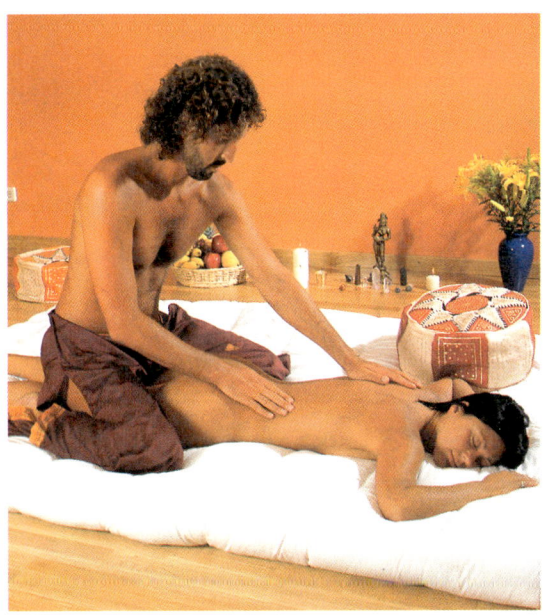

9. Estimular la espalda: *Desliza ambas manos por toda la superficie de la espalda.*

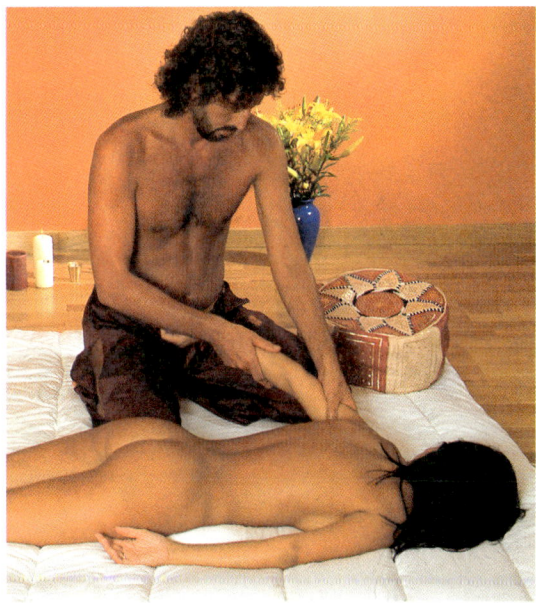

10. Aflojamiento de los brazos: *Amasar suavemente los brazos con ambas manos.*

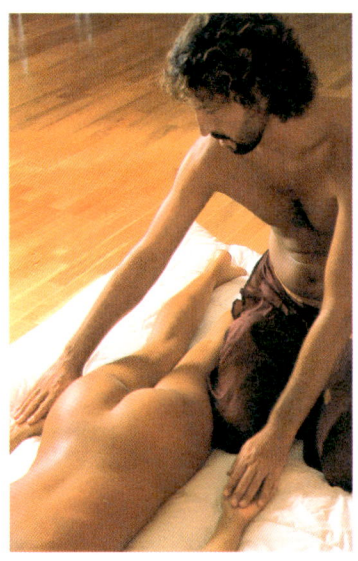

11. Deslizamiento por las manos:

Esta técnica es muy importante, ya que las manos tienen una gran sensibilidad. Desliza suavemente tu mano por la del receptor, estimulando también los dedos y las uñas. Siente el lenguaje del cuerpo, y el despertar de la sensibilidad. Es muy común que la gente falta de afecto abrace tu mano de forma inconsciente durante un rato.

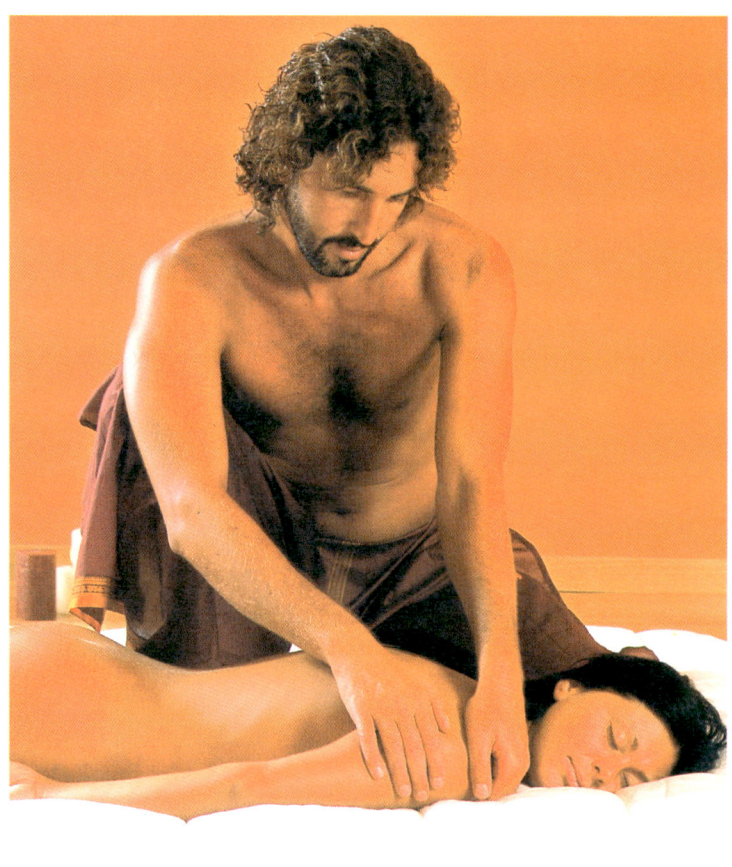

12. Amasamiento del hombro: *Con la base de las manos, amasaremos como si fuese pan la zona del deltoide, ya que se suele acumular mucha tensión.*

13. Estímulos suaves por el cabello:

Acaricia la cabeza, amasándola delicadamente. A continuación, mueve su energía contraída para dejarla vacía de preocupaciones y llena de relajación. Por último, desliza tus manos por el cabello del paciente, cogiéndolo para eliminar cualquier residuo de tensión. Esta técnica produce gran placer y entrega.

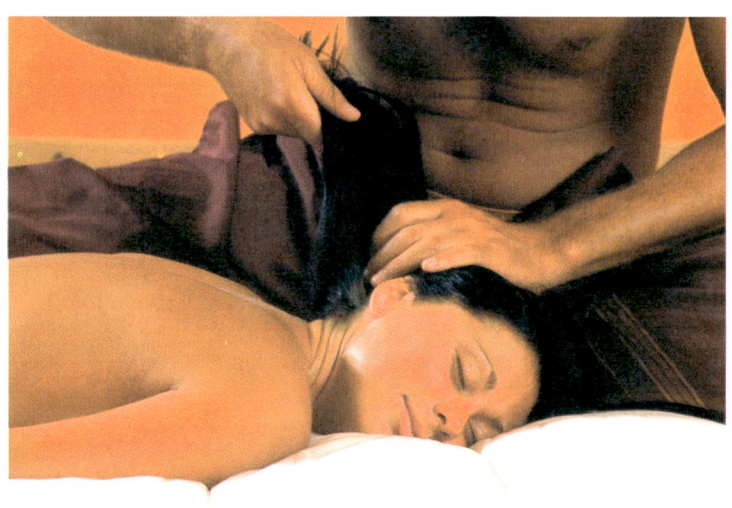

Boca arriba

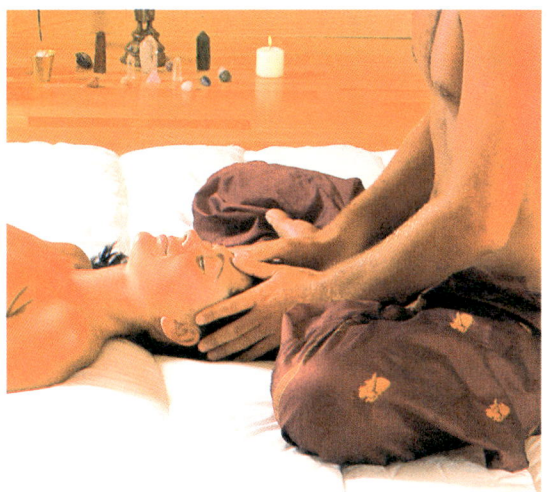

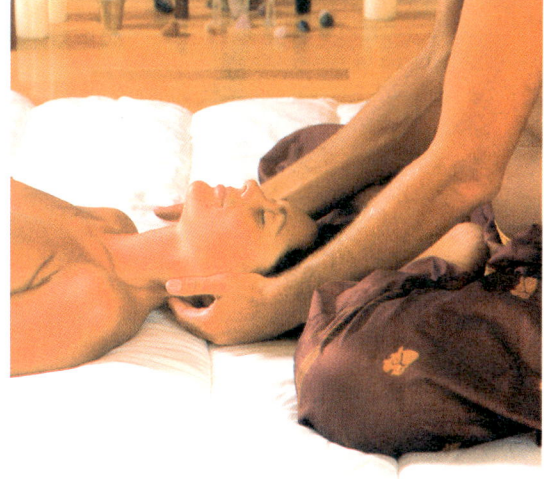

14. Deslizamiento por toda la cara: *Suave y delicadamente, abre, presiona y desliza tus manos por la cara del paciente, sin olvidar la frente, las cejas, los párpados, la nariz, la boca y las orejas.*

15. Amasamiento por el cuello: *Desliza tres dedos de ambas manos (índice, anular y corazón) desde la parte inferior del cuello (séptima vértebra cervical) hasta la nuca.*

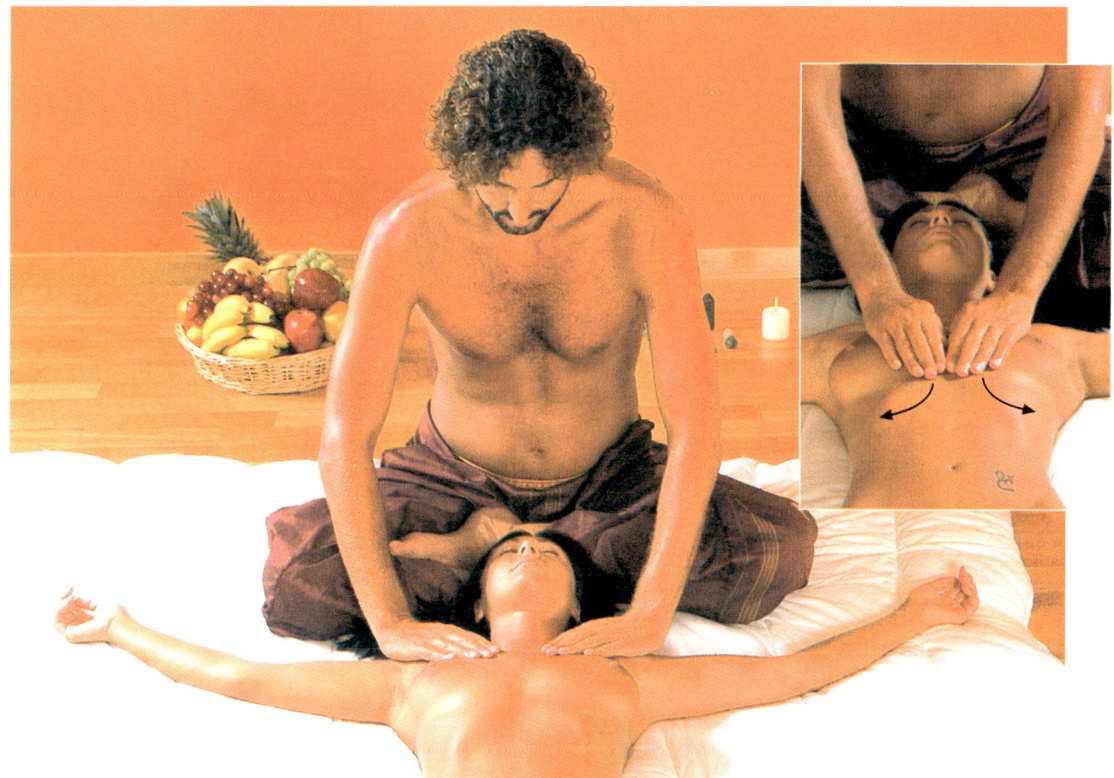

16. Abrir el pecho: *Realiza movimientos de apertura en toda la superficie del pecho, rodeando los senos con círculos.*

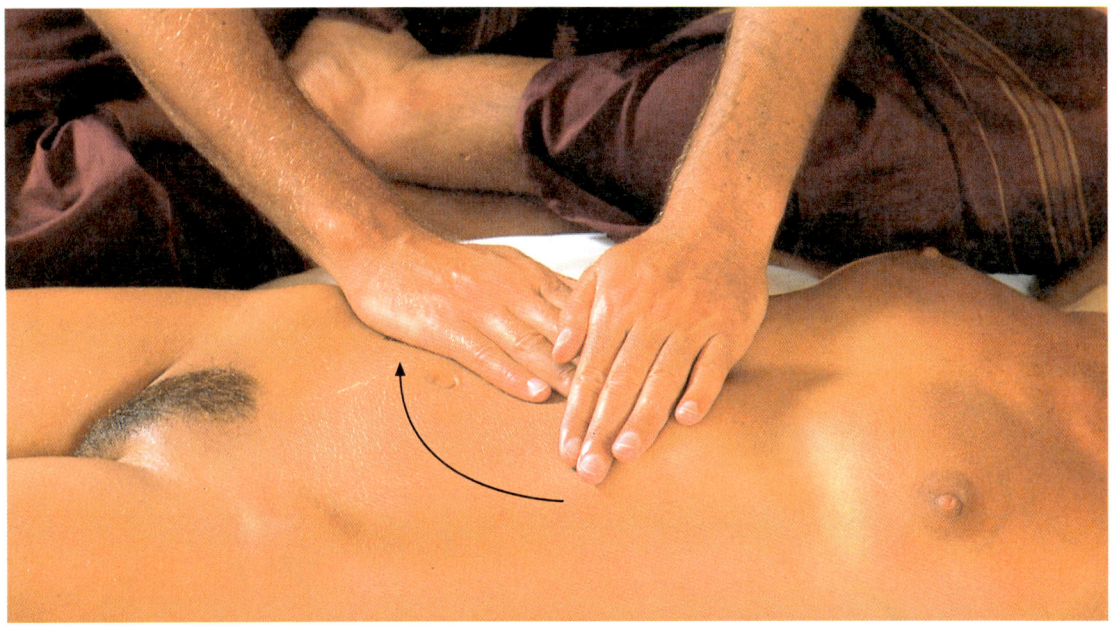

17. Relajación del abdomen: *Traza círculos muy suaves en la zona del abdomen.*

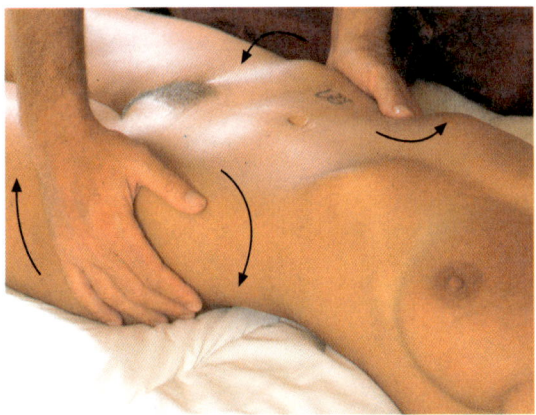

18. Deslizamiento por la cadera:
Desliza tus manos por el segundo chakra hacia afuera, alcanzando la cadera, el pubis y la apertura de las piernas. Es muy común la excitación sexual en esta técnica, por ello, haz respirar profundamente al paciente para que esta energía que despierta se distribuya alimentando los demás chakras.

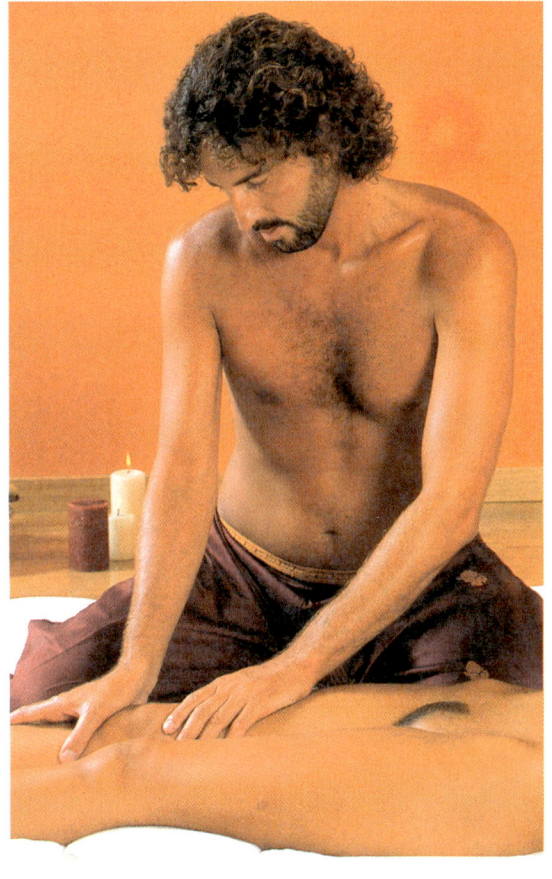

19. Deslizamiento por la pierna:
Desliza tus manos por ambas piernas, recorriendo el cuadriceps, la rodilla y la tibia, hasta alcanzar el tobillo.

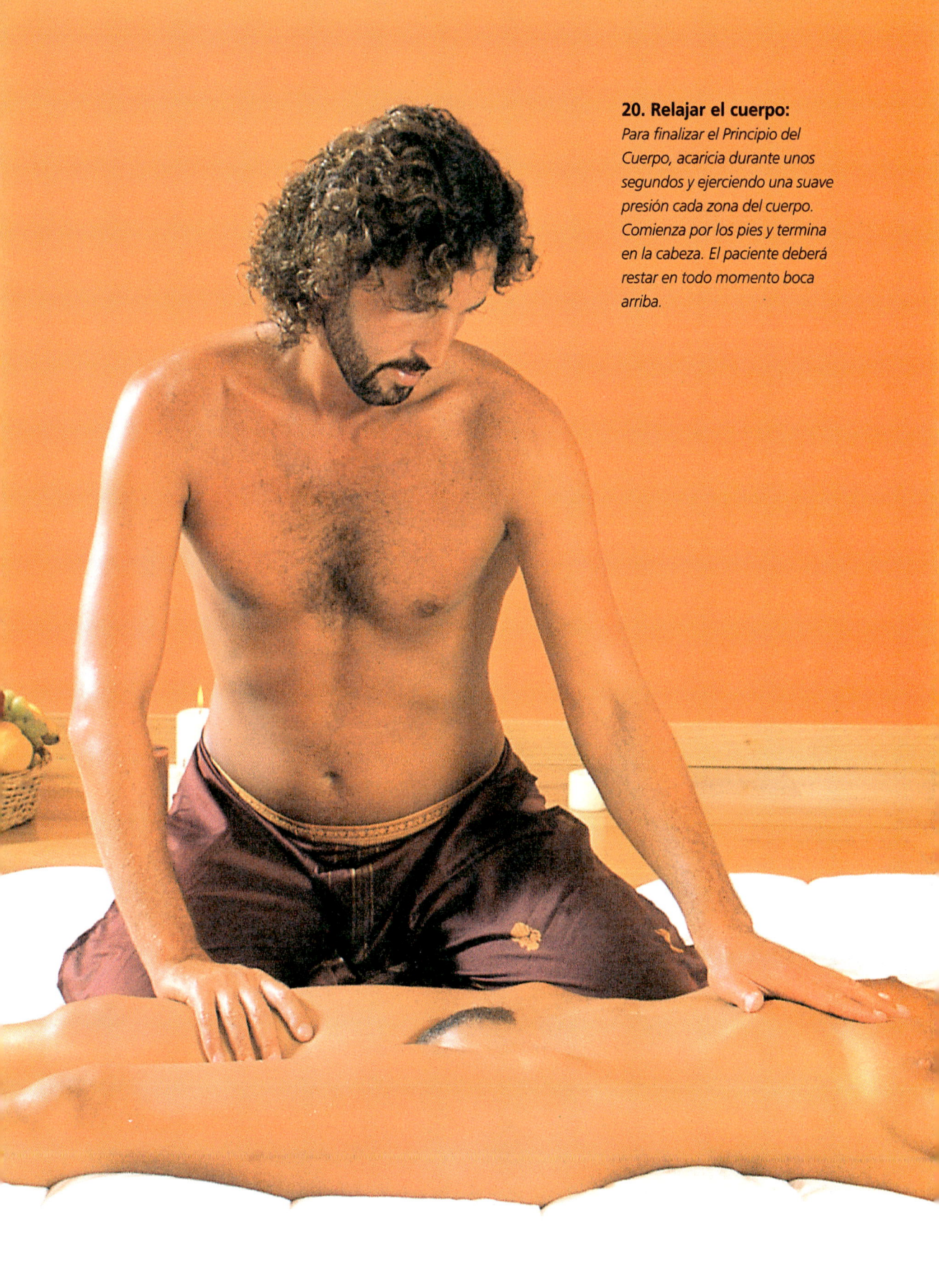

20. Relajar el cuerpo:
Para finalizar el Principio del Cuerpo, acaricia durante unos segundos y ejerciendo una suave presión cada zona del cuerpo. Comienza por los pies y termina en la cabeza. El paciente deberá restar en todo momento boca arriba.

2. EL PRINCIPIO DEL MOVIMIENTO Y DE LA DANZA

Trabajaremos sobre los movimientos y las articulaciones de todo el cuerpo para así mover los bloqueos de la energía.

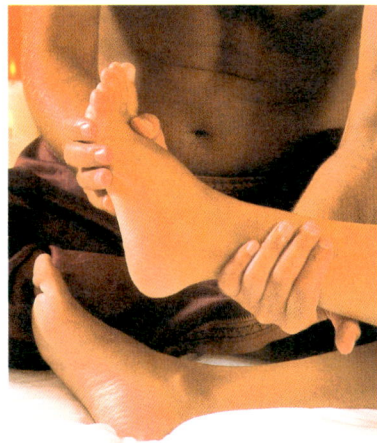

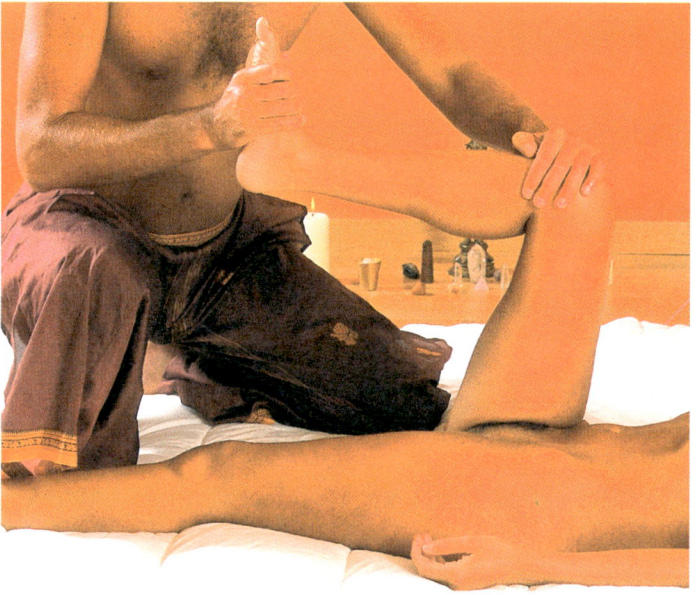

1. Movilización de los tobillos: *Con una mano en el tobillo y otra en la planta del pie, mueve todo el pie en círculos y en ambos sentidos, para aflojar la tensión y los músculos. Después, muévelos hacia delante y hacia atrás tomándolos desde los dedos.*

2. Movilización de la rodilla: *Tomando con ambas manos un pie del paciente, flexiona la pierna hasta que toque el pecho. Realiza varias veces este movimiento de forma suave con el juego de la rodilla.*

3. Movimiento de la pelvis: *Tomar la pelvis por debajo del sacro y con ambas manos, realizando círculos hacia un lado y hacia el otro.*

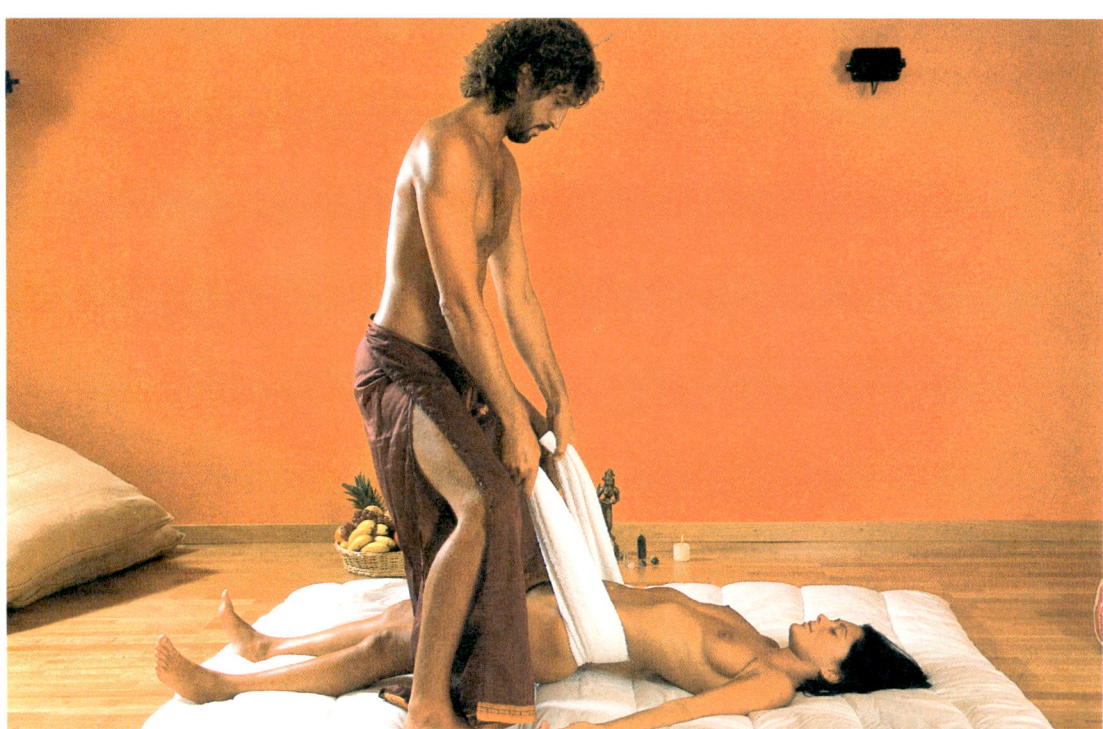

EL MASAJE TÁNTRICO

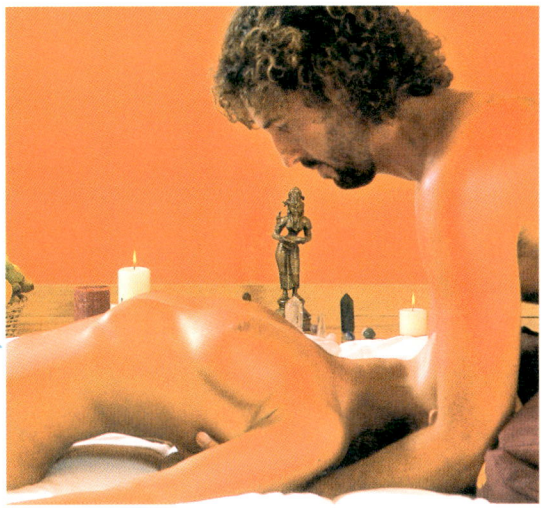

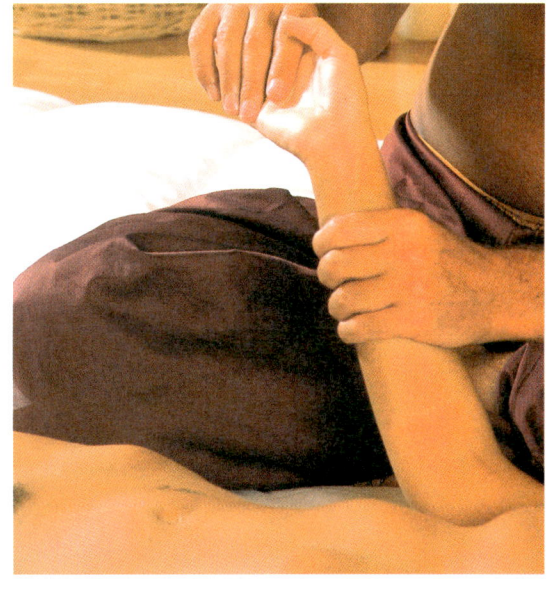

4. Flexibilización de la columna:
Con las manos en la zona dorsal, levantar la columna mientras inhalamos y bajar cuando soltemos el aire. Esta técnica produce una apertura del pecho, desbloqueando y flexibilizando las vértebras.

5. Movilizar la muñeca: *Con una mano sujetando los dedos del paciente y la otra en su codo, trazar círculos en la muñeca para un lado y otro.*

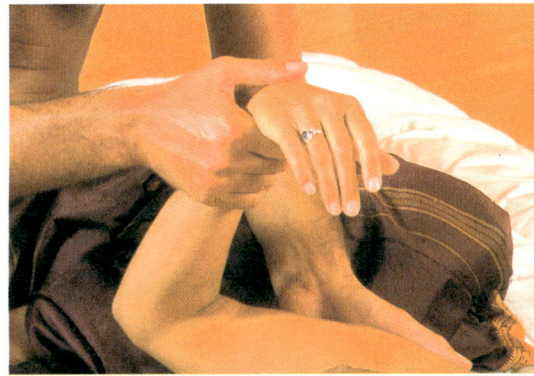

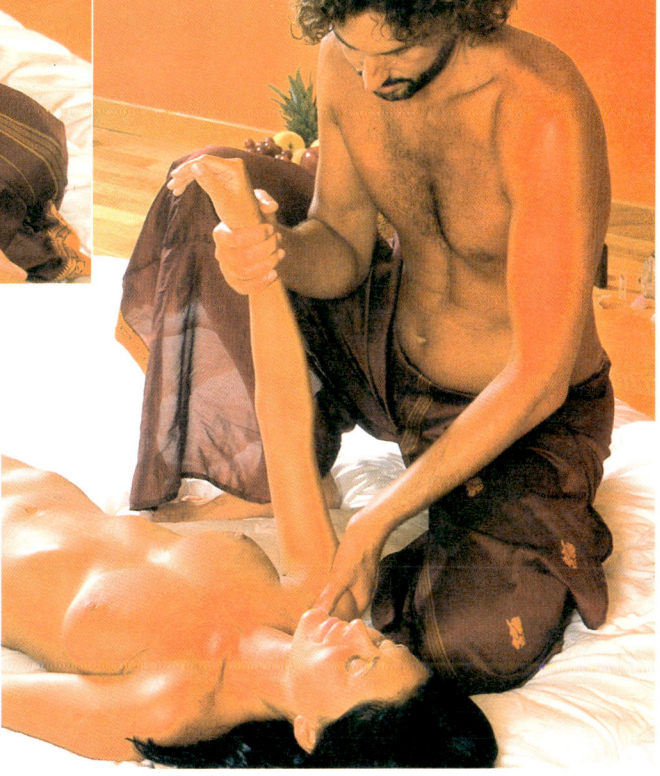

6. Movilizar el codo:
Una mano toma el hombro y otra el antebrazo para ejercer un juego en la articulación del codo.

7. Movilizar el hombro: *Tomando el brazo recto y flojo, lo subiremos desde la cintura hasta su máximo estiramiento sobre la cabeza, formando un ángulo de 90°. Este movimiento permite descomprimir la zona alta de la espalda y los brazos que, generalmente, se encuentran en tensión. Para el tantra, la tensión impide la subida de la energía kundalini.*

3. EL PRINCIPIO DE LA RESPIRACIÓN

Realizar durante todo este principio tántrico, una serie de respiraciones, que serán: de limpieza, energética y de relajación.

Respiración de limpieza
Inhalar por la nariz y exhalar por la boca con ritmo intenso y vaciando los pulmones. Tenemos la capacidad de llenar los pulmones con aire fresco y nuevo, por lo que se verán beneficiados tanto los alveolos pulmonares, como la oxigenación de la sangre y el rendimiento del corazón y el cerebro.

Puede realizarse durante unos 4 ó 5 minutos, aunque a continuación es recomendable detenerse para realizar unas respiraciones suaves por la nariz y volver a realizar después otras limpiezas.

Respiración energética
Esta respiración tiene tres fases: la inhalación (*puraka*), la retención (*kumbaka*) y la exhalación (*rechaka*). Consiste en inhalar por la nariz contando mentalmente de 5 a 7 segundos, realizar una retención durante 5 segundos con los pulmones llenos y, por último, exhalar contando hasta 9 ó 12

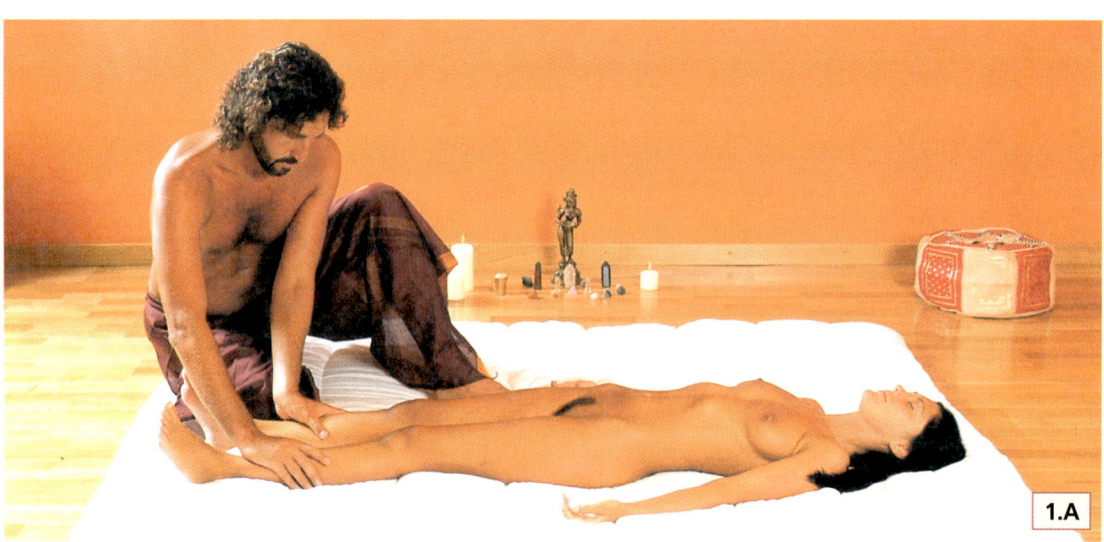

1. Deslizamiento hacia arriba: *Apoyando las manos, una en cada tobillo, subir suavemente por las piernas, el pecho, los hombros y los brazos, hasta alcanzar las manos. Iniciar la respiración de limpieza durante tres ciclos de 5 minutos, con intervalos de respiración abdominal de relajación. Seguir con la misma técnica.*

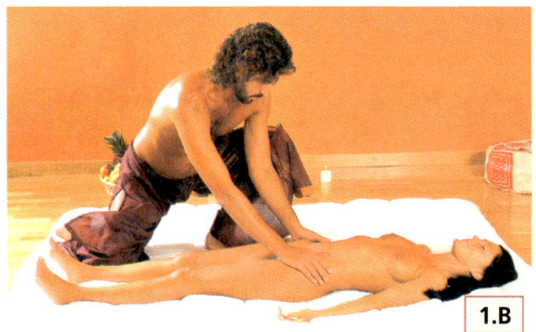
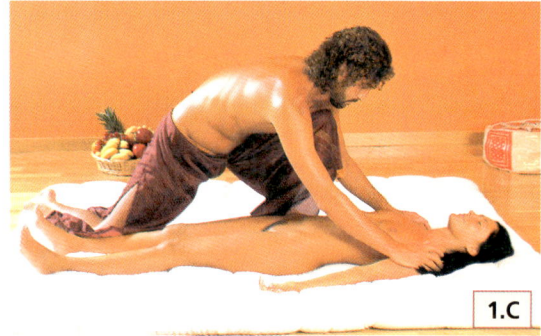

segundos, según la capacidad que tenga cada persona.

Esta respiración permite, al agregar la fase de retención, el almacenamiento de energía *kí* o *prana*, en todo el organismo. Según el tantra: «La energía puede ser conducida con tu pensamiento al lugar que quieras o a una actividad determinada». Por lo tanto, puedes guiar la energía a algún chakra particular que quieras reforzar o hacer un ciclo de siete respiraciones (una para cada chakra, partiendo del inferior y finalizando en el séptimo o superior). También puedes visualizar cómo la energía de color naranja asciende desde el sacro hasta lo alto de la cabeza, como una llama de fuego.

Respiración relajante

Consiste en inhalar y exhalar inflando y desinflando el abdomen, por lo que también es conocida como la respiración abdominal, diafragmática o la respiración del bebé.

La parte alta de los pulmones no entra tanto en acción, ya que esta respiración se realiza con el diafragma.

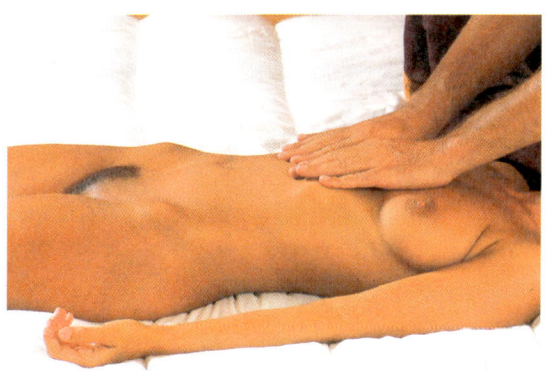

2. Apertura del pecho y el abdomen:
Ejercer presiones suaves y sostenidas con movimientos de apertura por el pecho y el abdomen. Realizar la respiración de retención durante siete ciclos.

3. Unir los chakras: *Colocar una mano en la zona del primer chakra y la otra en lo alto de la cabeza, realizando la respiración abdominal. Luego la mano en el segundo chakra y la otra en el quinto; para finalizar posandolas en el tercero y en el cuarto. Mantener un minuto aproximadamente en cada chakra.*

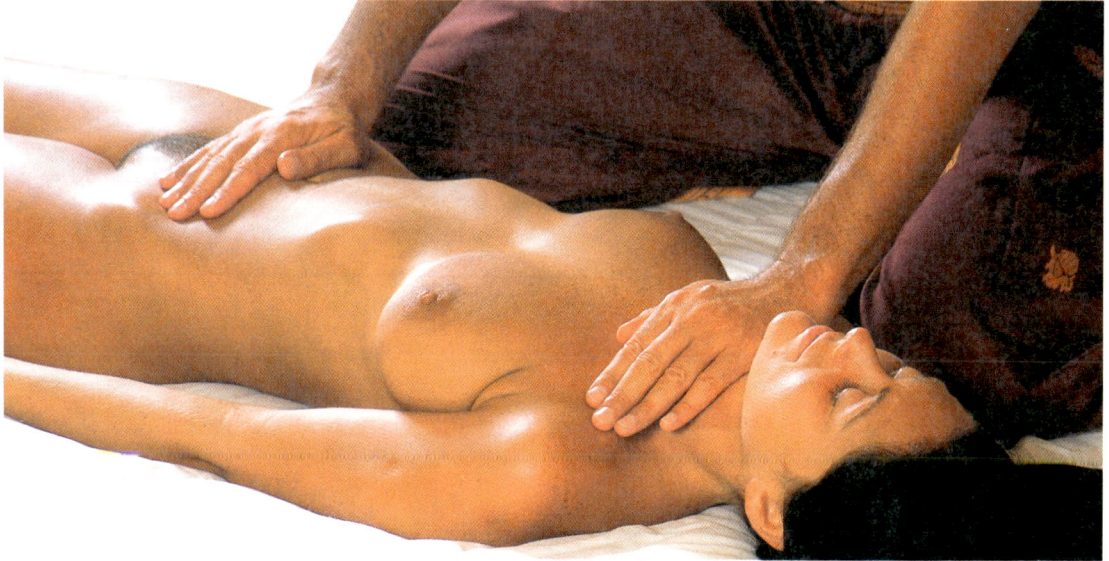

4. EL PRINCIPIO DEL FUEGO Y DE LA EXCITACIÓN

El tantra sabe que la energía de vida en el cuerpo, la *kundalini*, es una energía ígnea, de fuego. Por lo tanto, así como el aire aviva el fuego, de la misma manera sucede en el cuerpo humano sobre los elementos internos.

El fuego tiene su característica de excitación, alegría, contento, entusiasmo, energía sexual, fuego interior del espíritu, iluminación, coraje y pasión.

El elemento fuego servirá para que la persona recuperen su poder ancestral del cuerpo y del alma en conexión con la magia de la naturaleza.

Es importante tener la conciencia en la energía y en su despertar, manteniendo unos fines conscientes y sin personalizar.

El tantra considera a cada mujer como la Shakti en cuerpo femenino y a cada hombre como Shiva en cuerpo masculino. Respeto mutuo, inteligencia y conciencia es lo que necesitas para esta técnica.

No dejes que la mente intervenga con prejuicios o tentaciones; sólo siente los movimientos internos de tu ser. Es sólo energía de vida moviéndose. Vuelve a tu estado natural repleto de fuego interior y paz; contemplándote como un ser de luz.

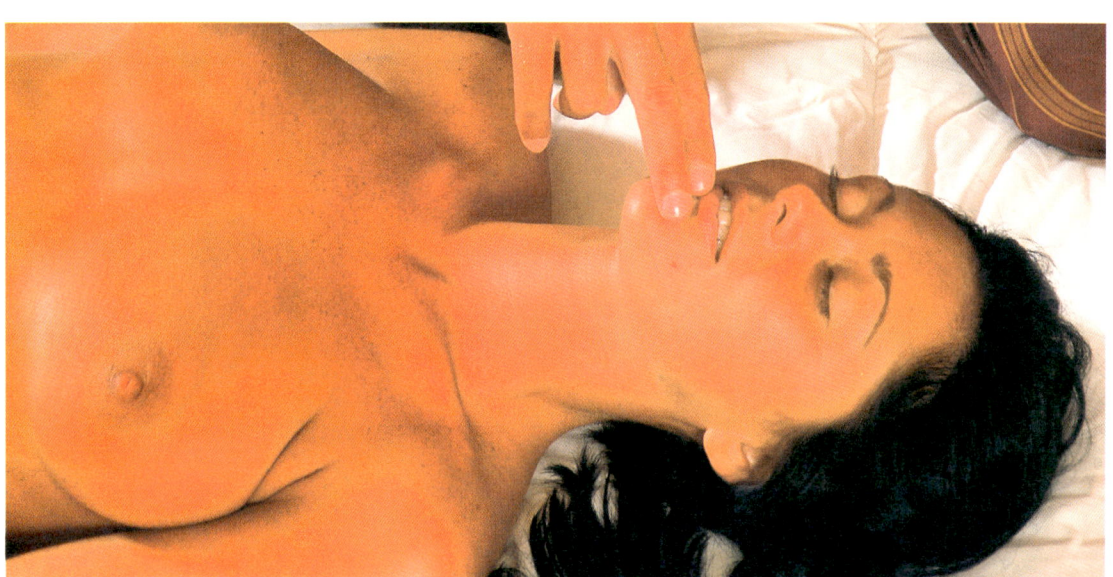

1. Estimulación de la boca: *Desliza dos dedos (el índice y el corazón) suavemente por el contorno de los labios.*

2. Estimulación de los pezones:
Con los mismos dedos, estimula los pezones trazando círculos y tocándolos delicadamente. Para el tantra, los pezones son la polaridad femenina del cuerpo de un hombre, mientras que la polaridad masculina se encuentra en el pene. Por el contrario, la mujer tiene en sus pezones la polaridad masculina y en su vagina la femenina. Por ello, en un acto sexual se juntan los dos polos, arriba y abajo, produciendo la luz espiritual. En todo momento, respirar profundamente y mantener la conciencia junto a la excitación, descubriendo el despertar de la energía.

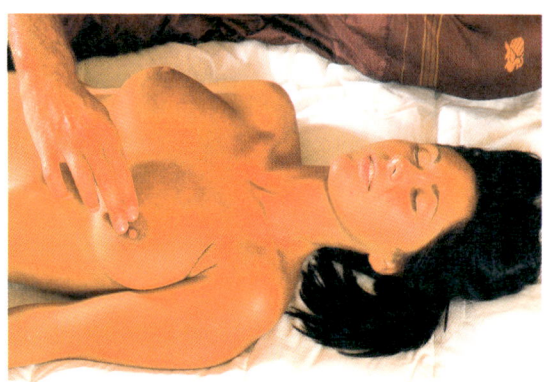

EL MASAJE TÁNTRICO

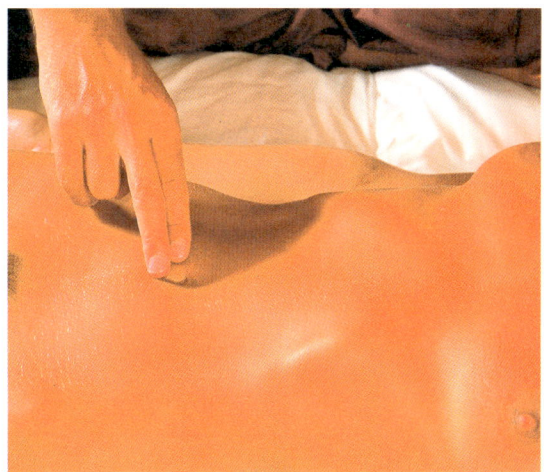

3. Círculos en el ombligo:
Con los dedos índice y corazón, realiza suaves círculos, toques y deslizamientos en la zona del ombligo.

4. Buscando la joya: *Juntamente con la técnica anterior, deslizar respetuosamente la mano por la zona del pubis y las entrepiernas, rozando el lingam (pene) o la yoni (vagina) aunque sin tocarlos, para despertar así la otra polaridad energética del cuerpo. Respirar y jadear sin perder la conciencia de la energía que sube. Es muy útil visualizar una franja naranja que sube del primer al séptimo chakra.*

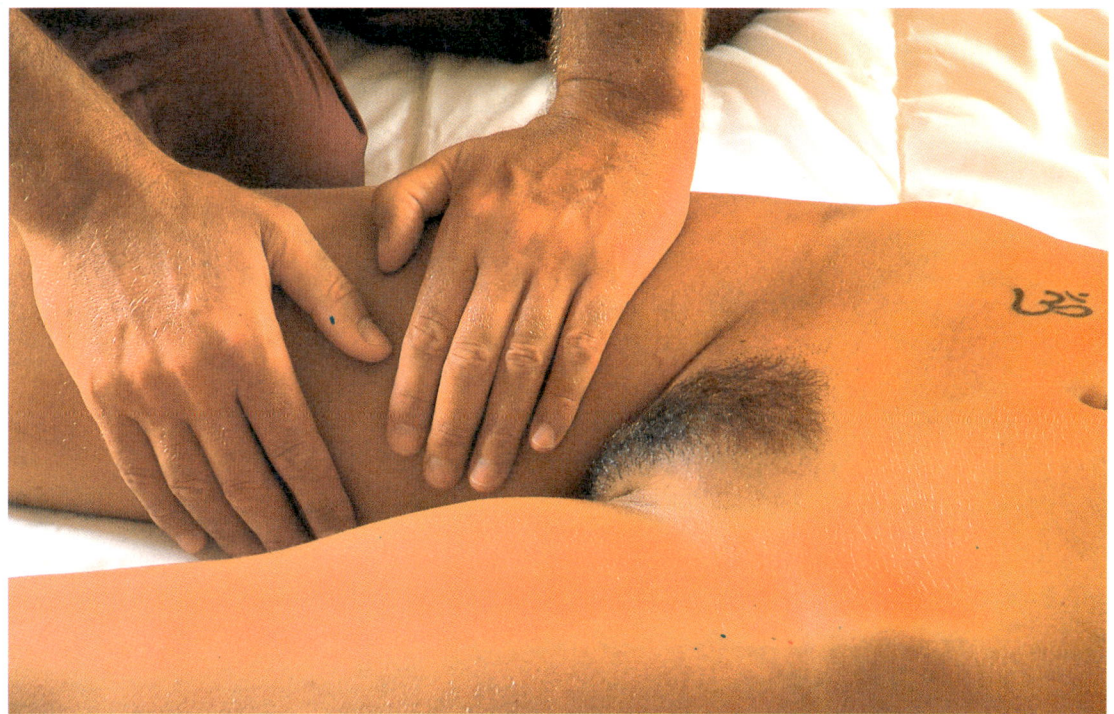

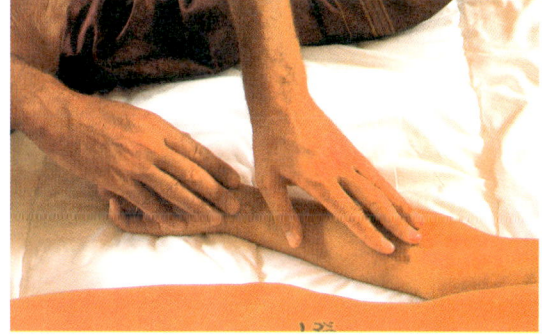

5. Tocar las muñecas y los antebrazos:
Desliza suavemente los dedos por las muñecas y luego por los antebrazos, como si deslizaras una pluma.

5. EL PRINCIPIO DEL PLACER Y DEL AMOR

Para el tantra es posible aprender a través del placer.

Las religiones han inducido al ser humano a sufrir, a considerar el sufrimiento como camino para ganarse el cielo. Sin embargo, el tantra camina de la mano del placer (entendido como alimento del cuerpo) y del amor (visto como una energía sublime, fina y consciente).

Restablecer el código del placer y del amor es de vital importancia, ya que muchísima gente vive autocriticándose, mortificándose, reprimiéndose, sintiéndose incapaz de recibir los dones y la buena fortuna de la vida.

Tocar delicadamente:

Toca suavemente con tus manos todo el cuerpo del paciente, más como una caricia que como una técnica de masaje. Tocar y dar afecto ayuda a eliminar el sentimiento de soledad. Realmente, las manos y el toque amoroso puede cambiar completamente la actitud de una persona hacia la vida. Es muy común que con esta técnica surjan lágrimas. Permite la catarsis. No olvides apoyar tus manos en todos los chakras, articulaciones y zonas del cuerpo. Realiza este masaje con el paciente primero boca arriba y, después, boca abajo.

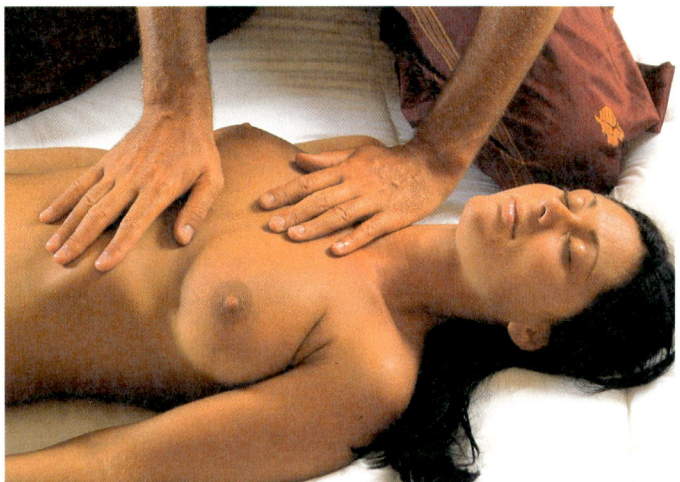

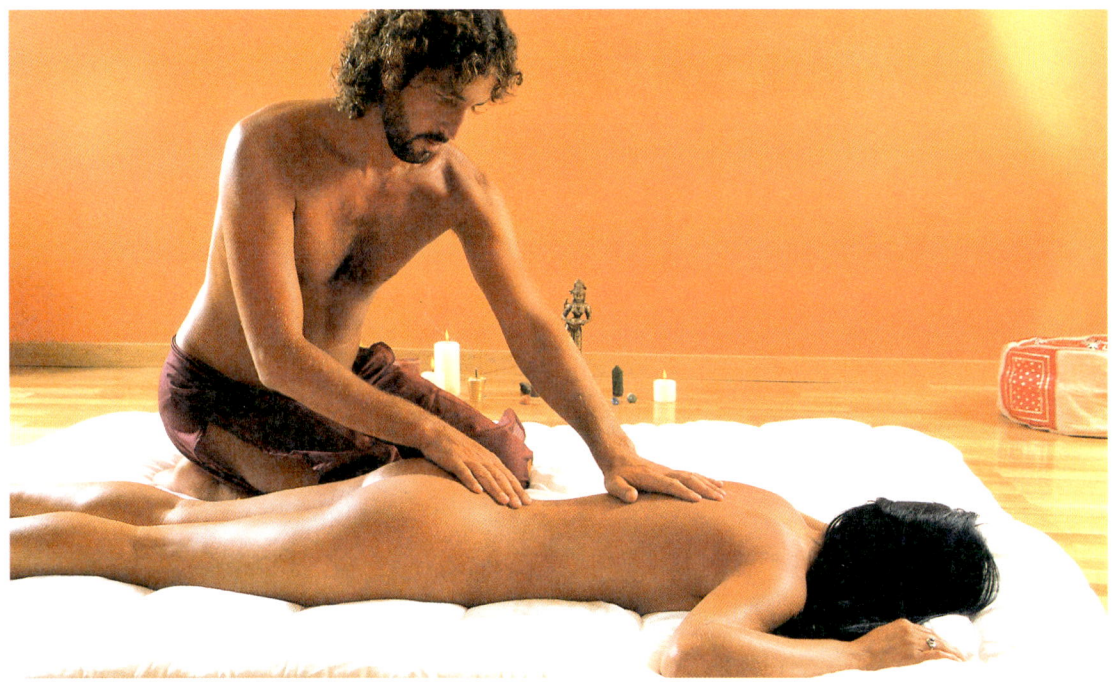

6. EL PRINCIPIO DE LA UNIÓN DE SHIVA Y SHAKTI

Estos dos conceptos son entendidos como Shiva, la conciencia, y Shakti, la energía, el motor que mueve al tantra. Lo masculino y lo femenino.

Toda unión, por más pequeña que parezca, representa la unión de ambos principios: la semilla y la tierra, el fuego y el aire, la relación sexual, los pétalos y el tallo, el enchufe de luz en los dos agujeros de la corriente eléctrica, etc.

Y la base del Principio de Unión es equilibrar ambas partes.

En el ser humano, Shiva y Shakti se encuentran presentes, cada una rigiendo unas funciones y principios, tal y como se puede apreciar en la ilustración.

Tanto en la mujer como en el hombre, la parte derecha es masculina, mientras que la izquierda es femenina. Si una persona es demasiado activa y poco contemplativa o receptiva tendrá una mayor actividad en su lado derecho del cuerpo. De manera opuesta, si se vive demasiado intelectualmente o pasivamente, el lado izquierdo será el más activo.

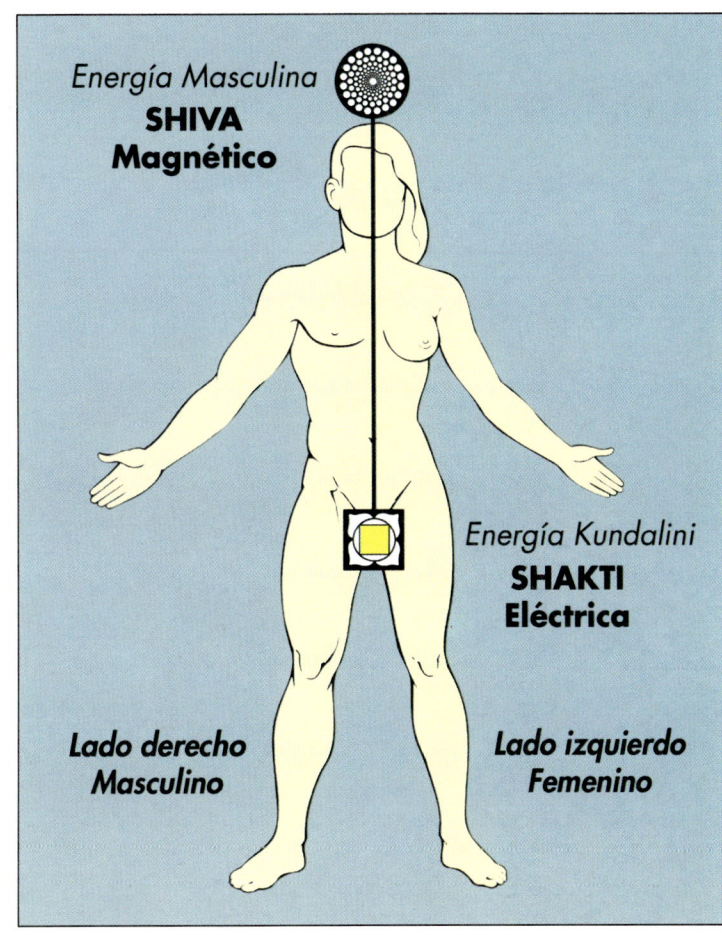

También influirá en la temperatura del cuerpo: una persona puede sentir sus extremidades frías por ser poco activa, no hacer deporte y descuidar su fuego interno, ya que no emplea sus dones o talentos individuales. Pero otra persona puede tener una elevada temperatura en su cuerpo si vive muy agresivamente, acelerada con el ritmo de la Tierra, con estrés o gran tensión.

Shakti existe en la zona sexual, en el primer chakra, conteniendo en sí misma la divina energía *kundalini*, representada como una serpiente enroscada.

Shiva, por su parte, está latente en lo alto de la cabeza, dentro del séptimo chakra.

La finalidad del tantra es equilibrar y unir la pareja cósmica dentro de cada cuerpo. De este modo, la Shakti ascenderá al encuentro de Shiva.

Entre los dos extremos de la columna vibra lo que llamamos vida, lo eléctrico y lo magnético. Aquí realizaremos la unidad de las dos mitades sobre el cuerpo físico.

Repetiremos las siguientes técnicas primero con el paciente boca abajo, activando y meditando en la Shakti, activando y meditando en Shiva, para después situar al paciente boca arriba, aunque sin repetir esta vez las meditaciones.

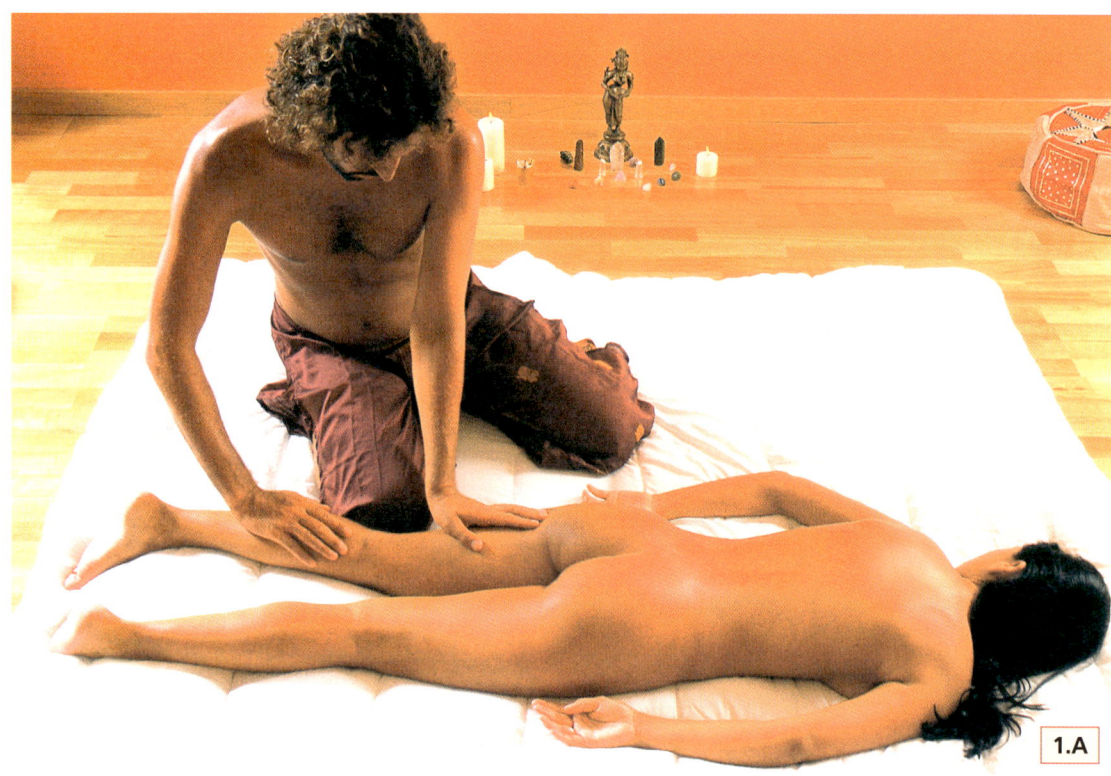

1.A

1. Activar la Shakti:

Subir con las manos por la zona izquierda del cuerpo, desde el talón, la pierna, el glúteo, hasta alcanzar el hombro y descender por el brazo hasta la mano. Realizaremos los movimientos de forma envolvente y uniforme, sin detenernos.
Repetiremos unas 12 veces la técnica, mientras conducimos al paciente con voz suave a través de la siguiente meditación.

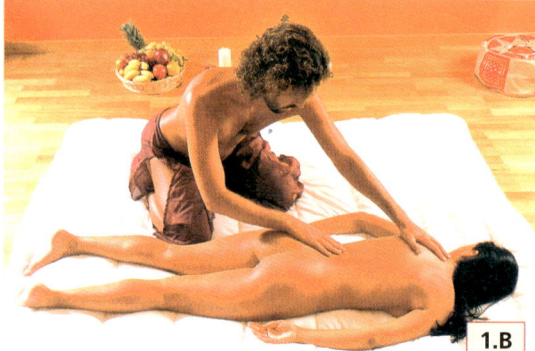

1.B

MEDITACIÓN DE SHAKTI

Siente que tu cuerpo es un templo sagrado. Dentro de él vive una diosa dorada de energía que duerme en la zona del sacro y se despierta cuando fluyes con la vida. Busca despertar con tu conciencia la energía de Shakti, la Diosa. Siente como sube por la zona izquierda de tu cuerpo, siente que es una con la luna, con el mar, con las flores, con la brisa, con la sensibilidad. Siente que eres una energía receptiva y vital. Visualiza una ola de electricidad subiendo por tu cuerpo. Respira esa energía.

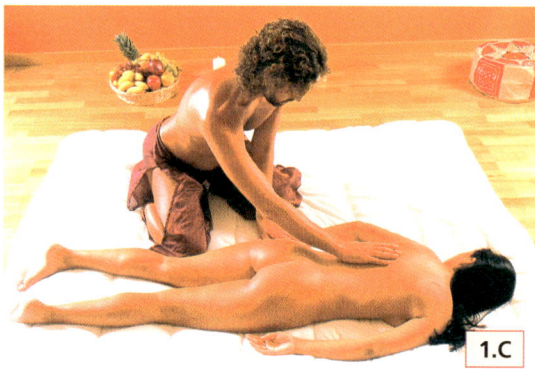

1.C

EL MASAJE TÁNTRICO

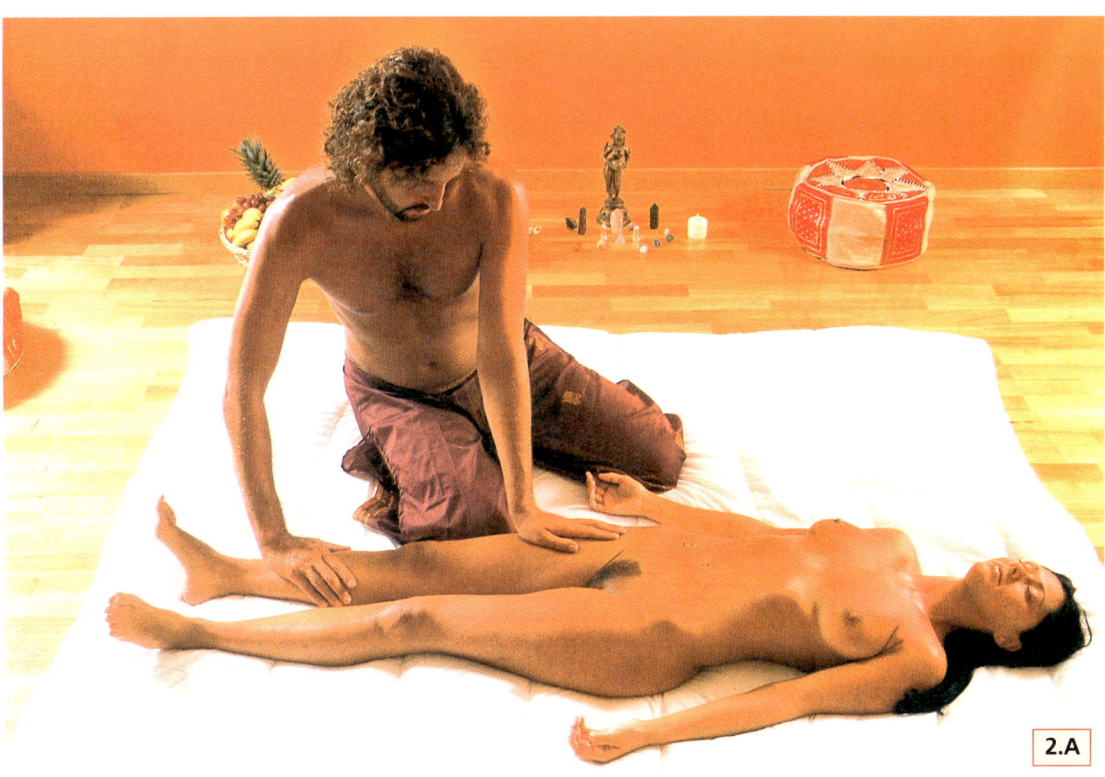

2.A

2. Activar a Shiva:

Repite la misma secuencia del ejercicio anterior, aunque en el lado derecho del cuerpo, repitiéndola 12 veces mientras conduces al paciente con voz suave a través de la siguiente meditación.

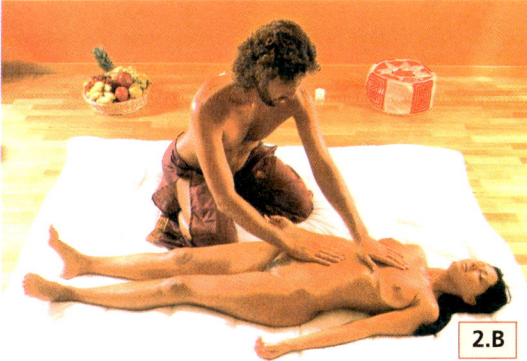

2.B

MEDITACIÓN DE SHIVA

Siente la fuerza, el magnetismo y el poder de la naturaleza. Imagínate al sol en tu interior, amaneciendo por el lado derecho de tu cuerpo. Eres fuego, eres un volcán, un vórtice caliente de energía. Siente el calor, el entusiasmo de la vida, quemando en tus células. Eres una dínamo de luz, un cometa de fuego, el centro de un volcán, un corazón apasionado. Eres amor, pasión, coraje y aventura. Eres un danzarín que fluye con la vida. Eres la acción y el que actúa. Siente el magnetismo danzando por tu ser.

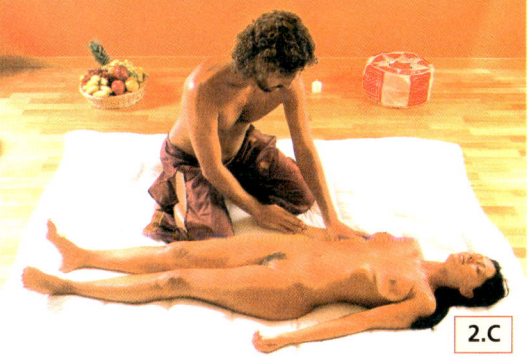

2.C

7. EL PRINCIPIO DEL SILENCIO, DEL ÉXTASIS Y DE LA UNIDAD

El último principio tiene como objetivo traspasar las fronteras de la mente y expandir la conciencia, sumergiendo a la persona en espacios de paz y quietud, conectando con el estado natural de la vida, con la esencia y la materia prima de la cual está hecho el universo.

Mi maestro Osho decía que «la existencia está hecha de una sustancia llamada deleite».

Relajación con gemas:
Acostado boca arriba le colocarás las gemas en cada chakra, desde el primer al séptimo centro. El receptor será tapado luego con una sábana o manta para que no se enfríe su cuerpo, aunque no hará falta si es verano. El paciente respirará libre y suavemente por la nariz a un ritmo cada vez más lento. Deja una música ténue de fondo, mientras repites las bienaventuranzas tántricas a modo de meditación, con voz suave y lenta. Cuando finalices, déjalo gozar de 10 a 15 minutos.

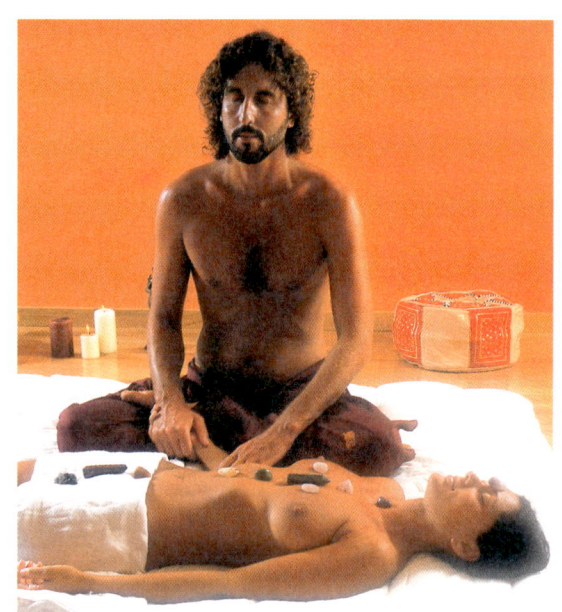

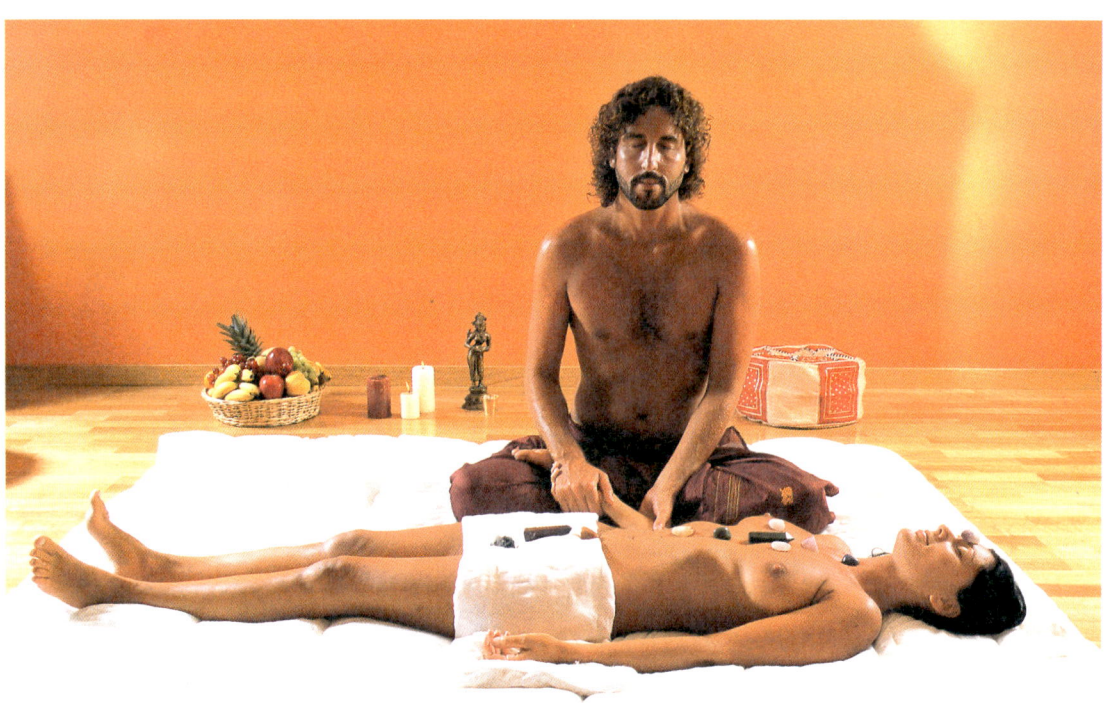

LAS NUEVAS BIENAVENTURANZAS TÁNTRICAS

Bienaventurados los que son positivos, porque conocerán la cara sublime de la vida.
Bienaventurados los que no critican, porque tendrán creatividad.
Bienaventurados los enamorados, porque son los únicos que están vivos.
Bienaventurados los que explotan de alegría por respirar, porque tendrán vida en abundancia.

Bienaventurados los que llegan al orgasmo, porque el Big Bang es Eso en todo momento.
Bienaventurados los que practican meditación, porque vencerán a la muerte.
Bienaventurados los que aman y cuidan su cuerpo, porque es el templo de lo divino.
Bienaventurados los que tienen su mente abierta, porque se liberarán de la falsa moral y el pecado.

Bienaventurados los místicos no dogmáticos, porque conocerán la libertad suprema.
Bienaventurados los solitarios, porque podrán unirse con otros.
Bienaventurados los que no se dejan llevar por las creencias, porque aprenderán por experiencia propia.
Bienaventurados los de corazón sano, porque tendrán inocencia.

Bienaventurados los que entienden lo que sienten, porque serán sabios.
Bienaventurados los que actúan sin interés, porque se les llenará el alma de gozo.
Bienaventurados los que son como niños, porque jugar será la ley de su vida.
Bienaventurados los que realizan su destino, porque vivirán en paz.

Bienaventurados los que tocan, huelen, ven, oyen y gustan, porque sentirán sin represión.
Bienaventurados los que no tienen miedo, porque estarán protegidos por el amor.
Bienaventurados los que viven sin culpa, porque se les abrirán los caminos.
Bienaventurados los que hacen de su día un regalo a la vida, porque la vida lo devolverá doblemente.

Bienaventurados los que son simples y celebran, los que aman y cantan.
Los que danzan y crean, los que viven el presente, los buscadores conscientes.
Los que no se apegan al pasado ni temen al futuro. Porque ellos verán a Dios riendo eternamente.

ARMONIZACIÓN DE LOS CHAKRAS

En otra sesión, trabajaremos los chakras desde la espalda para los dos primeros y desde la parte delantera del cuerpo para los cinco restantes. Todas las técnicas se realizan de 10 a 12 veces.

Boca abajo

Primer y segundo chakra

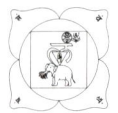 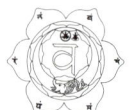

Es importante que el receptor realice una respiración de limpieza suave durante todo el masaje. Aquí agregaremos también visualizaciones particulares y, en algunos casos, el bija mantra (la «semilla» del sonido de cada chakra), que se repetirá de forma mental por el receptor.

> **BIJA MANTRA**
> Primer chakra:
> *Lam*, un círculo rojo.
> Segundo chakra:
> *Vam*, un círculo naranja.

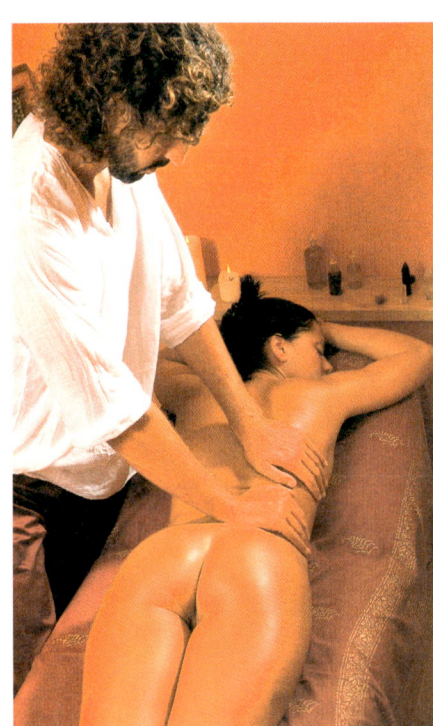

1. Fricción de fuego: *Con la base de ambas manos, subiremos alternativamente desde el área del sacro hacia arriba, unos 15 cm. Lo que buscamos es generar calor.*

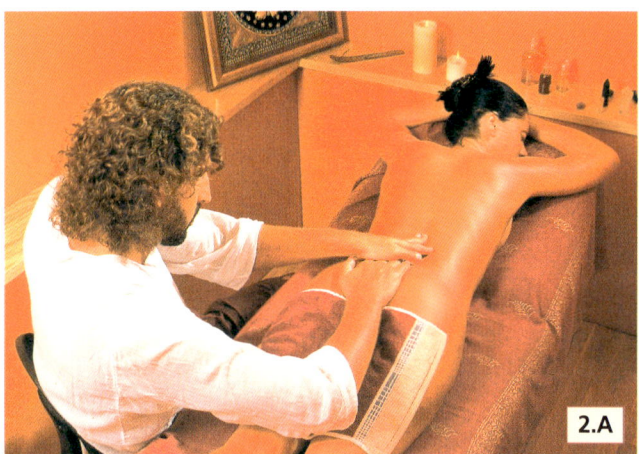

2. Círculo de fuego: *Con una mano sobre la otra, realizar círculos de 10 cm de diámetro en la zona central del sacro. Llenaremos de calor toda el área. Debemos recordar que en sentido horario tonificamos, mientras que en sentido antihorario sedamos.*

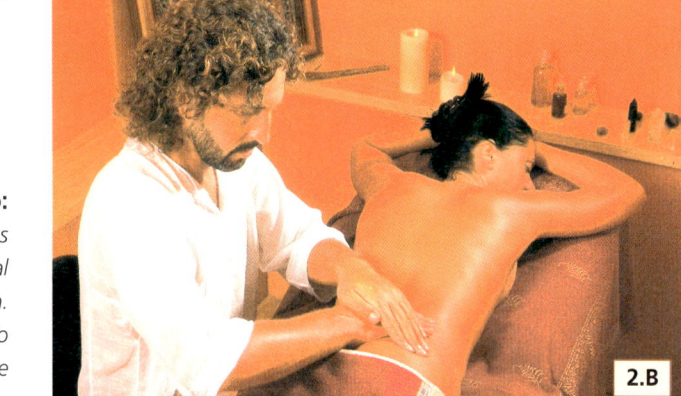

EL MASAJE TÁNTRICO

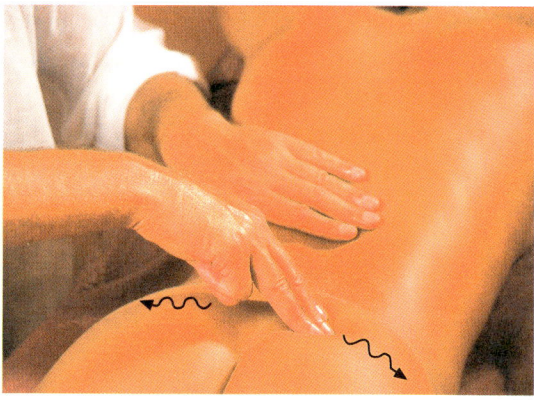

3. Movimientos de zigzag: *Con tres dedos (índice, corazón y anular), realiza alternativamente, primero para un lado y luego para otro, movimientos de zigzag desde el sacro hasta la cintura.*

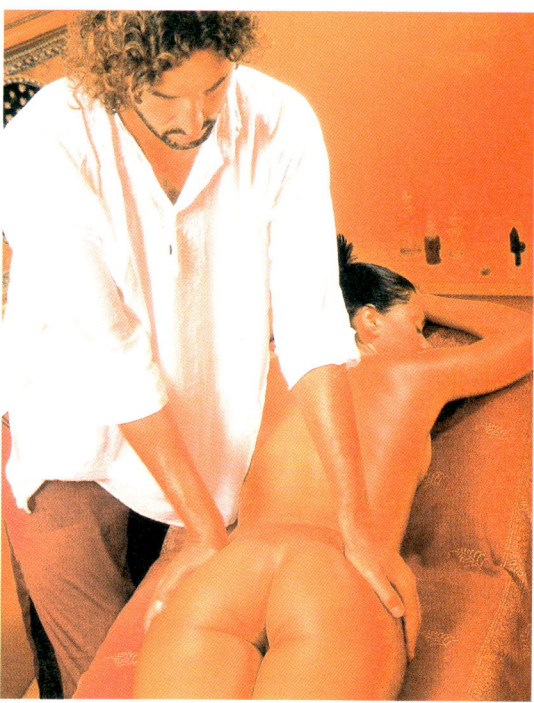

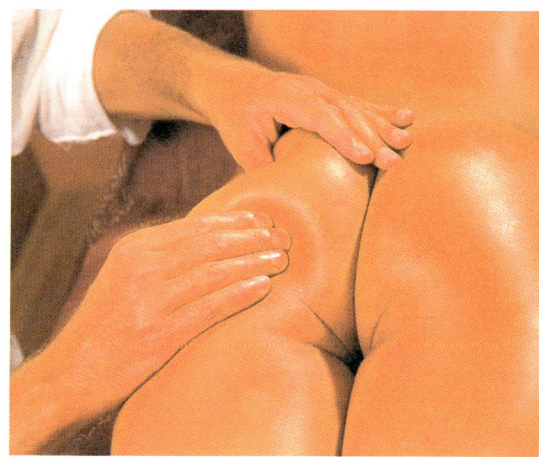

4. Apertura de lo sagrado: *Abrir con ambas manos extendidas la superficie del sacro hacia fuera y en forma horizontal.*

5. Amasar los glúteos:
Estimula mediante movimientos circulares el área de los glúteos. Esto libera la energía kundalini *bloqueada.*

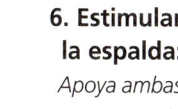

6. Estimular la espalda:
Apoya ambas manos por toda la superficie de la espalda, ejerciendo una presión sostenida durante aproximadamente 5 segundos.

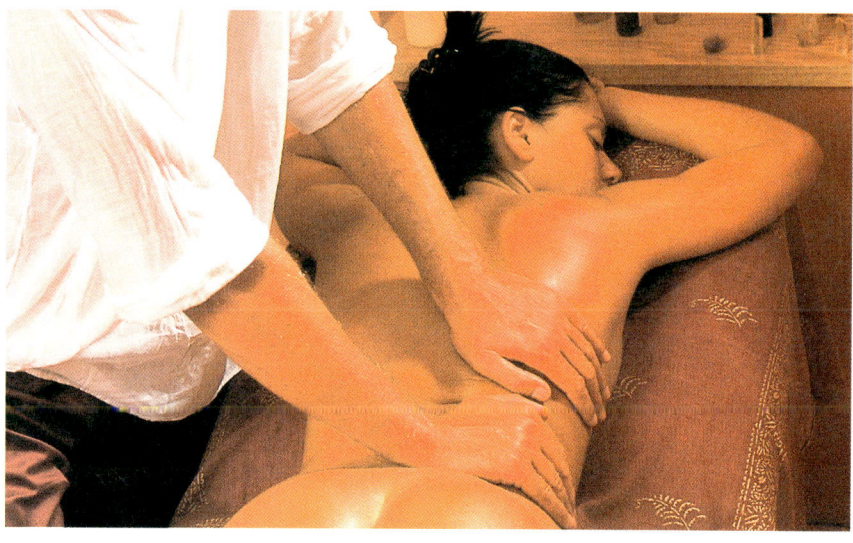

155

Boca arriba

Tercer chakra

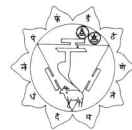

BIJA MANTRA

Ram, un círculo amarillo.

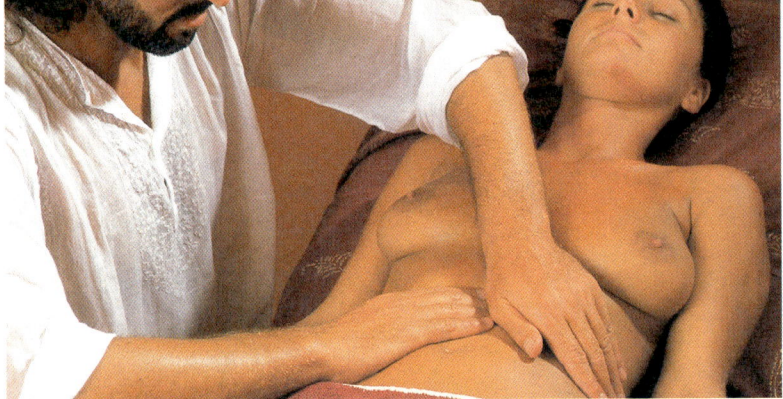

1. Apertura del plexo solar: *Colocando una mano sobre otra, amasa suavemente la superficie del plexo solar, desde la boca del estómago hasta el ombligo.*

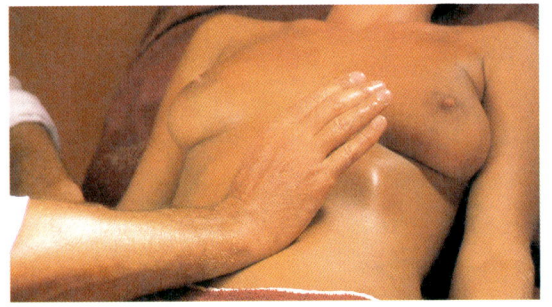

2. Círculo de fuego en el ombligo: *Realiza círculos dinámicos con la base de la mano durante 2 minutos, en un radio de 10 cm desde el ombligo. Esta técnica permitirá que la energía de fuego ascienda.*

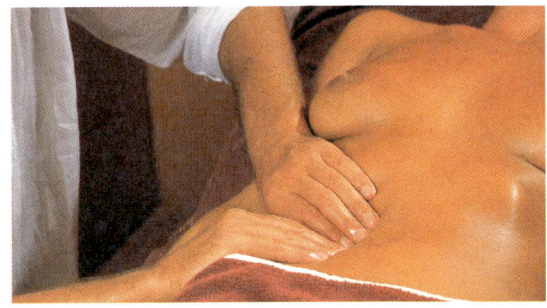

3. Presiones sostenidas: *Empleando toda la superficie de tus manos, estira y presiona la zona del estómago mediante movimientos de apertura. Mantén la presión y el trabajo lento.*

Hombre

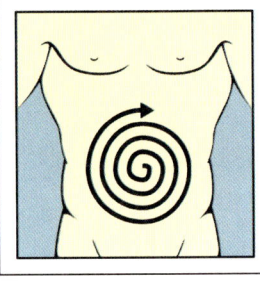 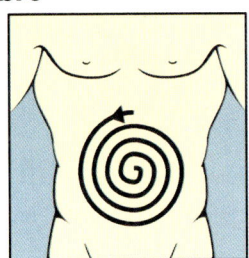

Mujer

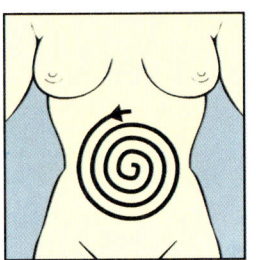 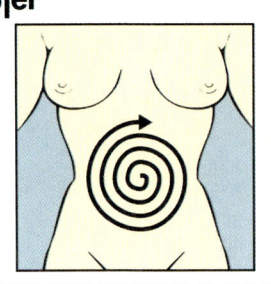

4. Armonización solar: *Realiza círculos en el área del plexo solar y plexo coccígeo (segundo y tercer chakra), tal y como se muestra en la ilustración. Para la mujer, comienza con 36 veces en sentido contrario a las agujas del reloj y, después, 24 veces en sentido horario. Para el hombre, realiza 36 giros en sentido horario y 24 en sentido contrario a las agujas del reloj. Permite que la energía aumente de forma equilibrada.*

Cuarto chakra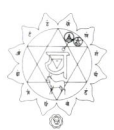

> **BIJA MANTRA**
>
> *Yam*, un círculo verde.

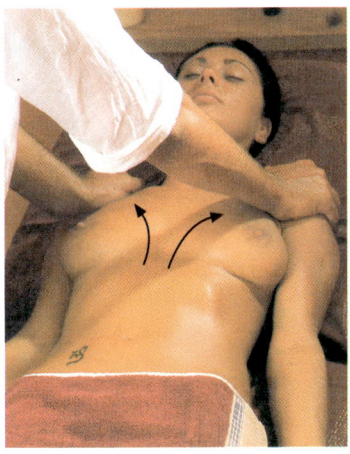

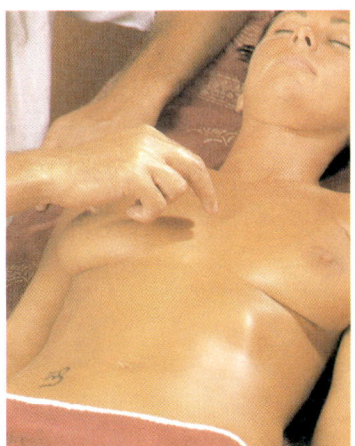

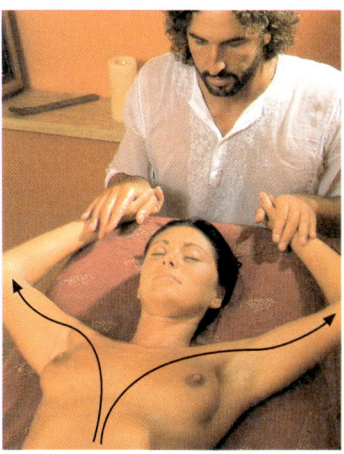

1. Apertura en arco: *Con una mano detrás de la otra, abre la zona que comprende desde el centro del pecho hasta los hombros.*

2. Golpecitos: *Con los dedos índice y corazón de la mano derecha, da pequeños golpecitos dinámicos en la zona del centro del pecho.*

3. Extensión de los brazos: *Eleva los brazos del receptor sobre su cabeza. A continuación, recorre con ambas manos el centro del pecho, los brazos y, finalmente, las manos. Estos movimientos relajarán, limpiarán y abrirán el cuarto chakra. Recuerda que deberás sentarte ante la cabeza del paciente, pues así abarcarás mejor la zona a tratar.*

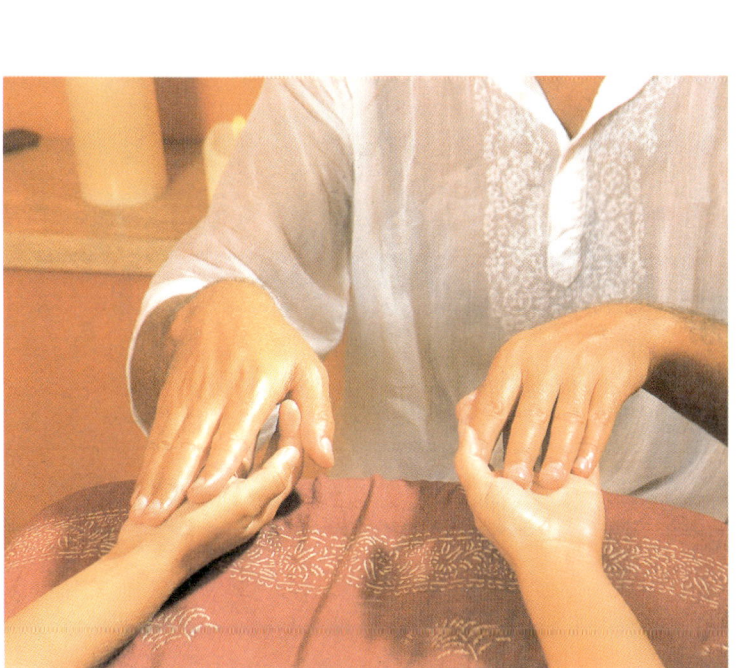

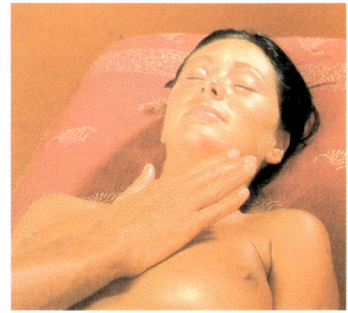

4. Jugar con las manos: *Desliza amorosamente las manos por las del receptor, para que su sensibilidad se despierte.*

5. Círculo ígneo: *Con la base de la mano, realiza círculos muy dinámicos en el centro del pecho, durante 2 minutos y en un radio de 10 centímetros. La energía de fuego va subiendo.*

Quinto chakra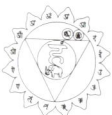

> **BIJA MANTRA**
> *Ham*, un círculo azul.

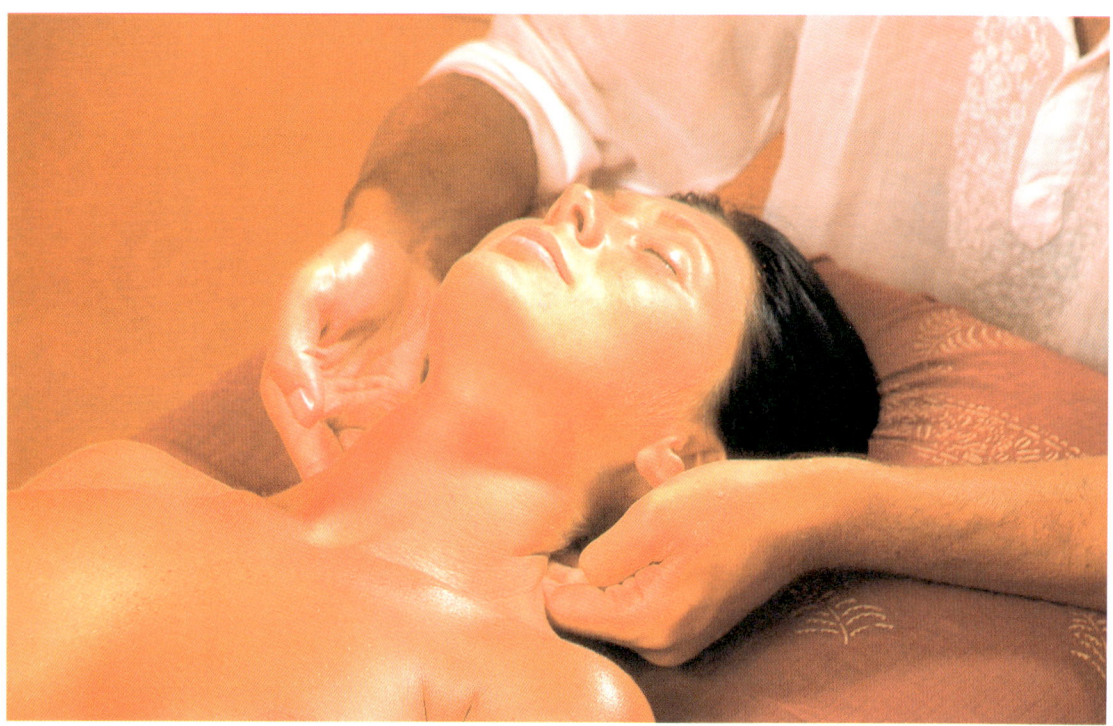

1. Distensión del cuello: *Muchas veces, la culpa, la incapacidad de expresión y el guardarse de decir lo que se siente y se piensa, bloquea la garganta y el quinto chakra. Por ello, deslizaremos tres dedos (índice, corazón y anular) por la zona del cuello, ejerciendo una leve ascensión de la cabeza.*

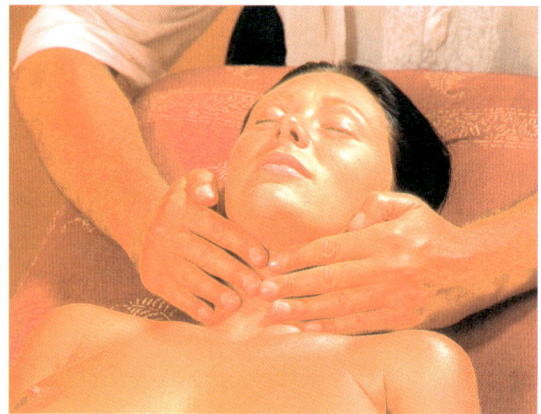

2. Apertura de la garganta: *Con los mismos dedos que la técnica anterior, realizaremos movimientos de apertura muy suaves sobre la garganta.*

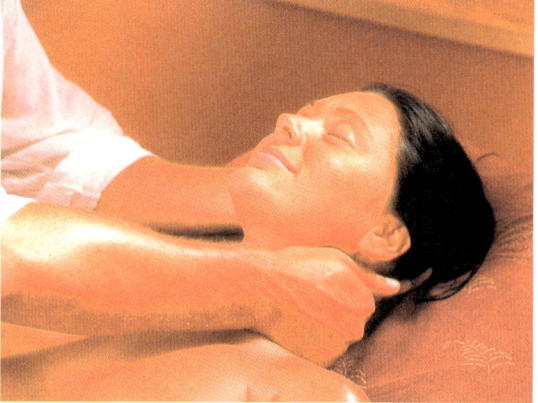

3- Estimular y relajar: *Con la mano derecha, ejercemos un estímulo en los laterales del cuello.*

EL MASAJE TÁNTRICO

Sexto chakra

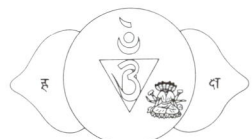

> **BIJA MANTRA**
>
> *Om*, un círculo blanco.

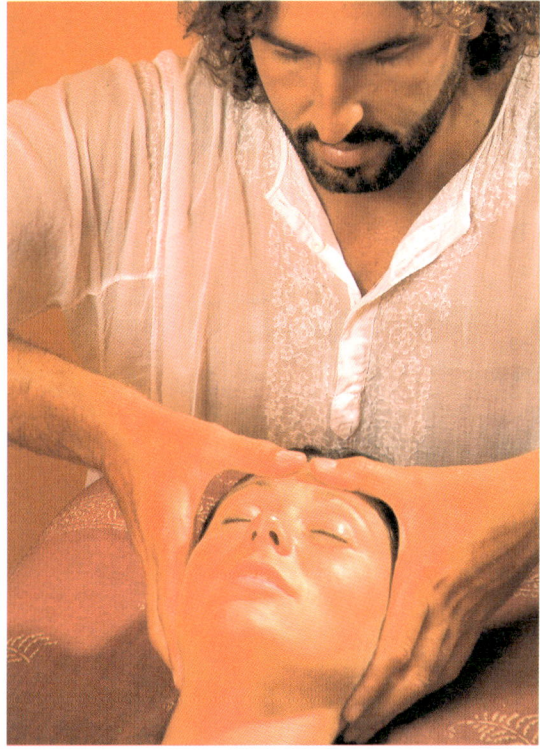

1. Apertura del entrecejo: *Ejercemos una suave y sostenida apertura hacia las sienes con los pulgares.*

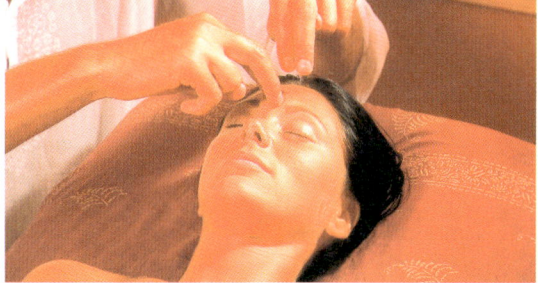

2. Golpecitos: *Con el dedo índice y el pulgar de la mano derecha, da pequeños golpecitos dinámicos en la zona del entrecejo.*

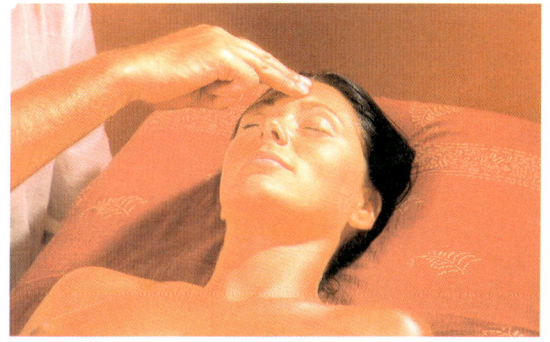

3. Círculos: *Realiza círculos estimulantes alrededor del tercer ojo con tres dedos (índice, corazón y anular).*

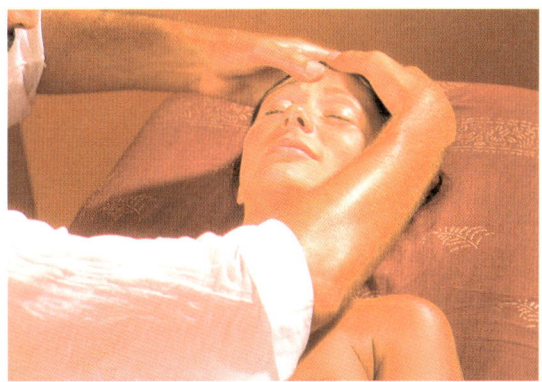

4. El paso de la pluma: *Desliza los pulgares muy suavemente, como una pluma, desde el punto entre las cejas hasta el nacimiento del cabello, siempre en línea recta y hacia arriba.*

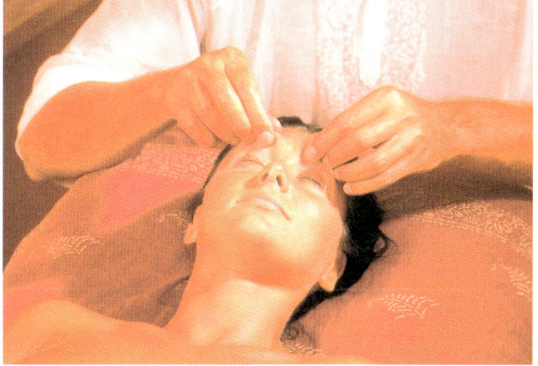

5. Presiones: *Con el índice y el pulgar, presiona suavemente toda la zona de ambas cejas.*

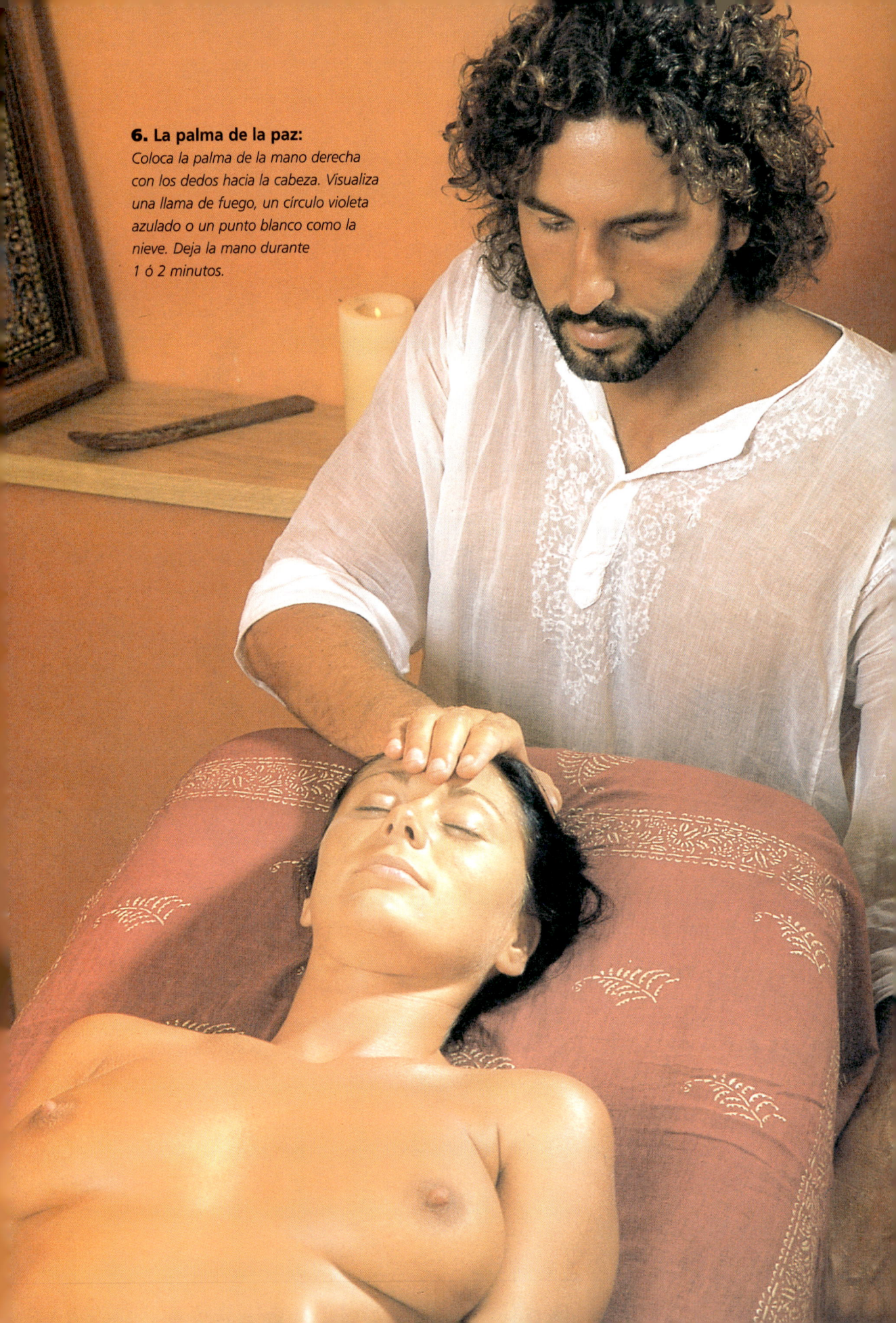

6. La palma de la paz:
Coloca la palma de la mano derecha con los dedos hacia la cabeza. Visualiza una llama de fuego, un círculo violeta azulado o un punto blanco como la nieve. Deja la mano durante 1 ó 2 minutos.

EL MASAJE TÁNTRICO

Séptimo chakra

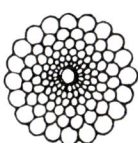

BIJA MANTRA
Om, un círculo violeta.

Visualizar un hermoso loto
de mil pétalos o
un sol luminoso.

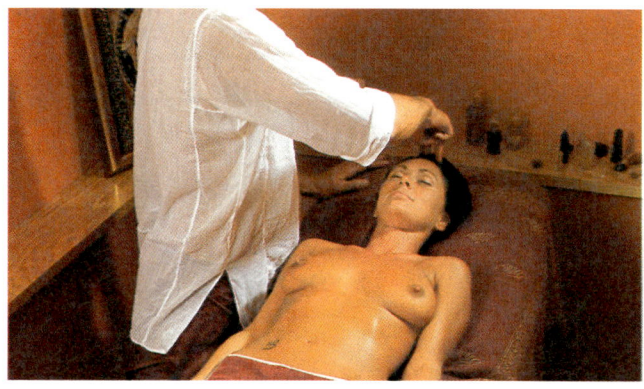

1. Movimiento de zigzag: *Realiza un movimiento vibratorio de zigzag con sólo tres dedos (índice, corazón y anular), para así estimular toda la zona alta de la cabeza. Es importante que el estímulo sea contínuo, desde la frente a la fontanela, al menos durante un minuto.*

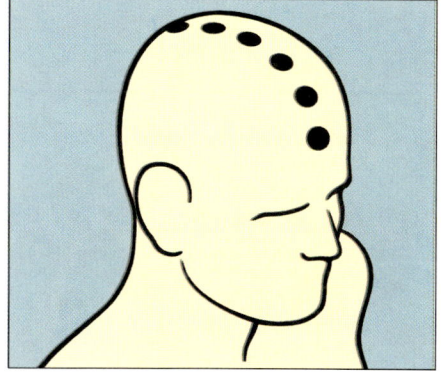

2. Presionar: *Presiona con el pulgar y durante unos 5 segundos los puntos que se encuentran en la parte central del cráneo, tal y como se muestra en la ilustración.*

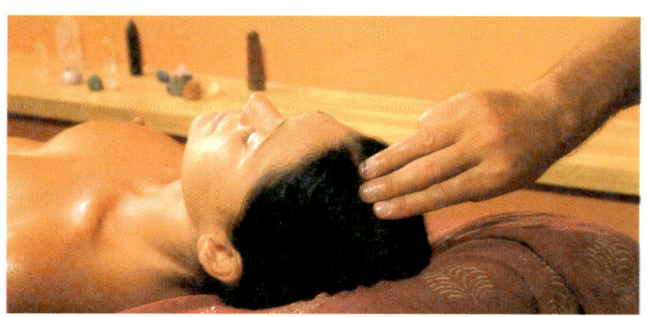

3. Círculos: *Realiza círculos estimulantes en la parte superior de la cabeza con tres dedos (índice, corazón y anular).*

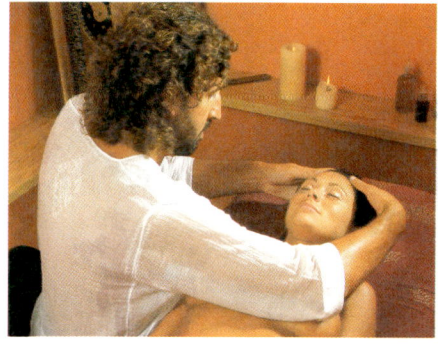

4. Lavar la cabeza: *Con los dedos de ambas manos bien abiertos, estimula el cráneo.*

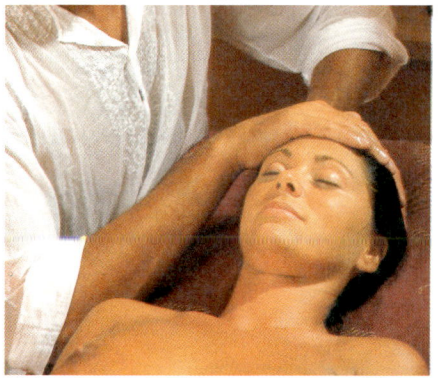

5. Manos de ángel: *Coloca suavemente tus manos encima del chakra coronario, permaneciendo unos instantes. Efectua una respiración suave mientras visualizas un cilindro de luz que inunda y baña con energía divina el sistema de todos los chakras del receptor. Luego, retira las manos y deja que goce durante 10 ó 15 minutos de un estado de profunda paz, armonización y equilibrio interior.*

Recomendaciones

- La respiración tiene una gran importancia para el éxito del masaje tántrico en los chakras. Por ello, no olvides guiar al paciente en su ritmo respiratorio de limpieza, alternándolo con respiraciones suaves. La mente es generalmente muy perezosa y tiende a olvidar su conexión con la respiración consciente.
- No permitas que el paciente hable en ningún momento. Salvo si es para decir que tiene visiones de símbolos, imágenes, lugares desconocidos, sensaciones nuevas; todo será anotado después de la sesión para comparar con posteriores sesiones. Muchas facetas del pasado, de la vida actual o de una vida anterior se pueden manifestar y, aunque el tantra no tiene mayor interés en el psicoanálisis, simplemente se observarán sin juzgar.
- Es natural que la persona necesite más tiempo para "volver" a la conciencia de vigilia habitual. No te preocupes: permite que el paciente se tome todo el tiempo necesario, pero guiándole para que comience a sentir su cuerpo físico otra vez.
- Limpia siempre las gemas y piedras que utilices con agua y sal gorda, o agua de mar. Luego cárgalas de energía con el sol y la luna. De la misma forma, dúchate antes del masaje.
- Observa las contraindicaciones para efectuar el masaje tántrico (en la página 39). Recuerda que este masaje es muy fuerte y potente, ya que estarás trabajando con la conciencia de la persona.
- Nunca detengas el trabajo a mitad de camino. Si surge una catarsis en algún chakra, guía al paciente a través de una respiración suave, haciéndole saber que está purificándose de algo que su alma no necesita. Así como después de la tormenta siempre sale el sol, después de la catarsis viene la paz. Usa tu voz, tu apoyo y contención en todo momento.
- Permítete gozar de todo lo que tus pacientes te digan que ha hecho el masaje tántrico en ellos. Los beneficios y cambios que ellos irán experimentando te regocijarán el alma.

MASAJE DE LOS CHAKRAS DESDE LOS PIES

En general y aunque cada vez más personas tienen acceso a diferentes caminos espirituales, la mayoría de las personas no saben qué es relajarse y meditar. Es obvio que si viviéramos en armonía completa con la naturaleza no existirían los traumas, contracturas ni bloqueos de energía, pero se ha olvidado el atardecer, la luna, las estrellas, el sol y el cuerpo en pos del avance material, la comida excesiva, el orgullo personal, el sexo desmedido y fuera de la conciencia sagrada, y todos los obstáculos que retardan al alma: codicia, egoísmo, engaño, etc.

El tantra es un camino honesto, directo, simple y profundo a la vez, un retorno a nuestras raíces. Tal y como las raíces de un árbol necesitan cuida-

TABLA DE LOS CHAKRAS Y SUS CORRESPONDENCIAS

CHAKRA	SONIDO	ELEMENTO	GEMA	COLOR	ACEITE
Muladhara	Lam	Tierra	Turmalina negra, rubí y granate.	Rojo	Jazmín, cedro.
Swadisthana	Vam	Agua	Piedra naranja.	Naranja	Sándalo, jazmín.
Manipura	Ram	Fuego	Citrino.	Amarillo	Limón.
Anahatta	Ham	Aire	Cuarzo rosa, verde y esmeralda.	Verde	Rosa.
Vishudda	Yam	éter	Aguamarina.	Azul	Menta.
Ajña	Om	Luz	Lapislázuli, amatista.	Blanco	Incienso.
Sahasrara	Om	Pensamiento	Cuarzo blanco, amatista.	Violeta	Loto.

dos, también necesitamos comenzar a entender nuestras propias raíces: los pies.

Y los siete chakras también pueden ser estimulados, sanados, activados o sedados con la técnica tántrica, desde la zona de los pies.

Este es un trabajo profundo, transformador y delicado, ya que se pueden romper barreras, bloqueos y también acceder a otro estado de conciencia expandida. Así, muchas son las personas que se sienten «flotar» en el aire cuando reciben este masaje tántrico. Debido a que el cuerpo físico queda en un segundo plano, el cuerpo energético y los demás cuerpos tienen más predominio en el presente de la conciencia del receptor.

Es entonces cuando pueden aparecer imágenes, símbolos, sensaciones de estar flotando o decididamente estar en el plano astral, recuerdos, premoniciones, miedos, alegrías... Todo un compendio de nuevas sensaciones que avivan el camino del alma.

Básicamente, el estado que permanece al finalizar esta técnica es el de levedad y paz, pero es un viaje. Un viaje a las profundidades del inconsciente, un viaje de limpieza. Pueden salir a la superficie las represiones, los bloqueos, los miedos, las actitudes negativas, los conflictos no resueltos y toda una serie de barreras que impedían el crecimiento del individuo.

Toda técnica de energía, como el caso del masaje, es en última instancia un atajo para acelerar la evolución personal y el crecimiento interior. Por lo tanto, como herramienta de sanación es enormemente valiosa.

Este masaje no es reflexología ni tiene ninguna conexión, por más que se trabaje desde los pies. A pesar de ello, el tantra conoce desde antaño el mapa del cuerpo humano, ya que inicia su camino espiritual desde el cuerpo y sus funciones.

De todos modos, es conveniente no comenzar el estímulo tántrico desde los pies, sino iniciarse primero en algún otro tipo de masaje. La reflexología, en el próximo capítulo, es una buena antesala para luego centrarse en el masaje tántrico desde los pies.

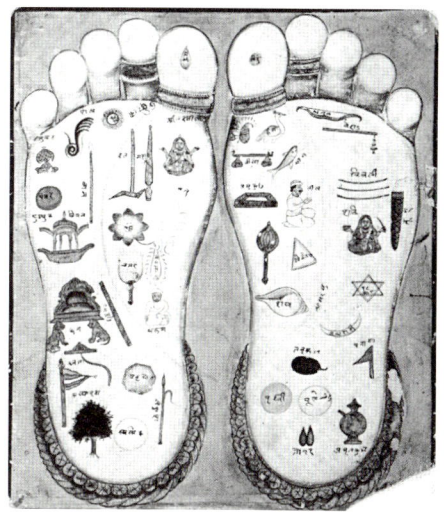

El masaje para los chakras es beneficioso para personas con bloqueos, miedos, traumas y también para quienes deseen alcanzar otro estado de la conciencia. Para todos, el masaje tántrico será un alivio, una fuente de gozo, un regalo para el cuerpo y una canción luminosa para el alma.

Será una puerta de acceso a un estado de meditación, nunca antes experimentado. Esto sucede ya que el cuerpo es una marea de circuitos eléctricos y magnéticos, existiendo en su interior una red extensísima de meridianos y puntos bioenergéticos.

Al presionar un punto desde los pies, estamos activando la corriente de vida que circula por dichos circuitos. Desde un pensamiento a una acción, todo influye en las diferentes zonas de un individuo: muscular, ósea, nerviosa, orgánica, emotiva y cerebral, afectando, física y espiritualmente.

Recomendaciones

Todos los puntos pueden presentar signos: volverse rojos, picazón, dolor, agujetas, cristales. Se trabajarán durante varias sesiones hasta que estos síntomas desaparezcan.

Todas las visualizaciones se mantendrán de 5 a 7 minutos, ya que este es el tiempo que se necesita para estimular cada centro de energía.

La técnica

El paciente se situará boca arriba y, una vez esté plenamente relajado, le conduciremos a través de una respiración de limpieza mientras colocamos las gemas en cada uno de sus chakras.

A continuación, aplicaremos aceite en la zona del chakra a trabajar.

Con los pulgares, estimularemos el área de cada chakra (señalada en las ilustraciones), efectuando movimientos en círculo, en escalerita, presiones y amasamientos. Asimismo, guiaremos al paciente a través de la visualización específica del chakra estimulado.

Entre un masaje a un chakra y el siguiente, realizaremos movimientos completos por todo el pie para que no se pierda la conexión entre los centros de energía.

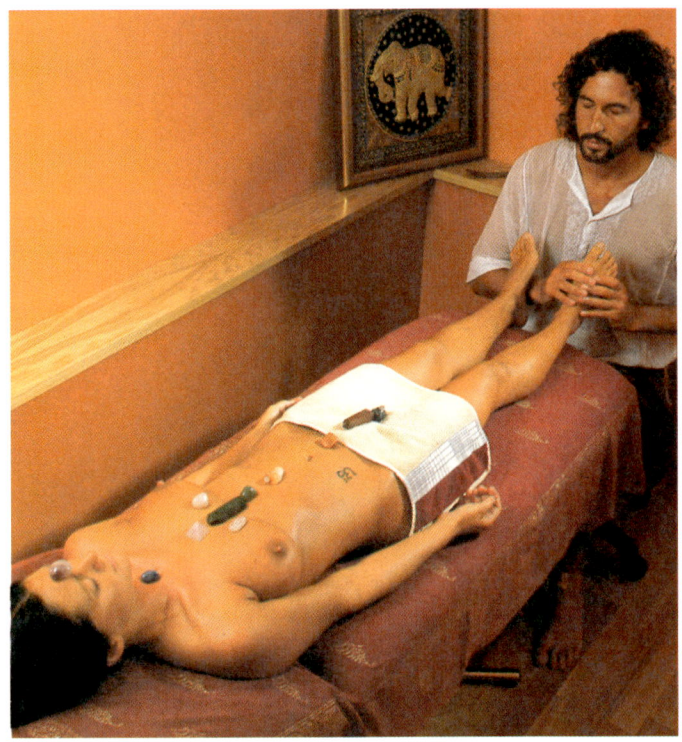

Primer chakra

Muladhara es el chakra raíz y en él se ven reflejados los siguientes aspectos:

- Seguridad económica.
- Estado de abundancia.
- Supervivencia.
- Deseo material de confort y poder adquisitivo.
- Instintos primarios.
- Raíces con la Tierra (bienes materiales, contacto con la naturaleza).
- Fundamento, base sólida de cimientos humanos, convicciones, destino personal, uso del don y vocación.

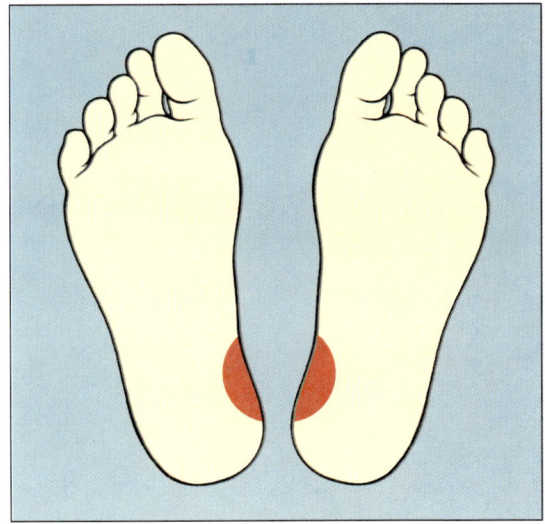

Las personas que no tengan resueltos los principios mencionados o se hallen en conflicto por la lucha de vivir, tendrán problemas en el primer chakra. Pensarán todo el tiempo en el dinero, en superarse, en comprar una casa, en ver dónde dirigen la energía creativa que Dios les ha dado a través del don individual. Desde cocinar artísticamente, hasta la carpintería, reparar coches, escribir libros o cualquier otra facilidad que tenga cada uno.

Por lo tanto, este chakra se armonizará con el estímulo que realizaremos sobre él. La conciencia se enfocará hacia la abundancia, sin generar preocupaciones. «Primero busca el Reino de los Cielos y luego todo lo demás te llegará por añadidura», decía Jesús.

Guía a tu paciente hacia la abundancia a través de la siguiente meditación:

> *Visualiza un campo de maíz, frutos, flores, árboles añejos, montañas y, entre ellos, tu cuerpo físico flexible y sano, caminando hacia la casa soñada. Mirate a tí mismo alegre, despreocupado, descalzo. Tocando el tibio suelo de la tierra. Da gracias interiormente por todo el recorrido de vida del cuerpo físico, por lo que ha soportado y lo que ha gozado. Puedes tener todas las riquezas del mundo, teniendo la riqueza de sentirte unido a Dios, el Creador de todos los Mundos.*

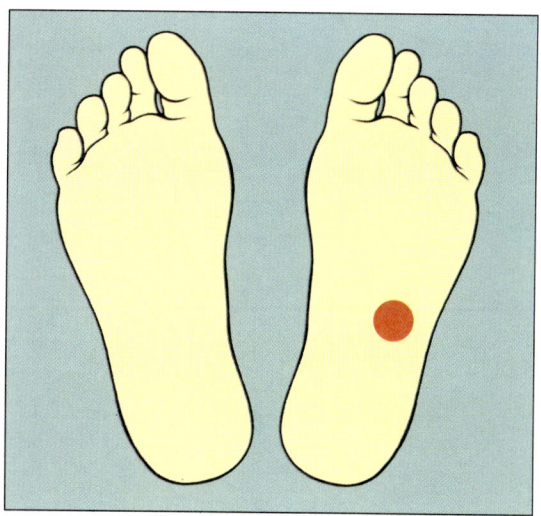

Segundo chakra

Swadisthana es el chakra sacro y en él se ven reflejados los siguientes aspectos:

- Sensualidad.
- Sensitividad.
- Movilidad.
- Sexualidad.
- Estímulos de placer.

Las personas que no tengan resueltos los principios mencionados o se hallen en conflicto por no aceptar el gozo, el placer, el hecho de sentir que les va bien en la vida, tendrán bloqueos en este chakra.

Las personas que escapen o teman la sexualidad como un fenómeno natural, reprimirán el elemento de este centro: el agua; y sabido es que el agua que no fluye se estanca y se pudre.

Este chakra está ligado al sentir y al placer. Por ello, también existirá un bloqueo en aquellas personas que no aceptan su sensibilidad o actuen mediante patrones rígidos de conducta o ética.

Alimenta tu placer desde lo sexual, hasta lo alimenticio, escucha tu música preferida, pinta, canta, danza, date baños de inmersión, prende velas, goza, ríe, celebra. Este es el chakra tántrico por excelencia, usa todo lo que Dios te ha dado para elevar tu conciencia.

Guía a tu paciente hacia la sensibilidad a través de la siguiente meditación:

> *Permítete sentir por dentro la sensación de que tus placeres se realizan. ¿Cómo te sentirías? ¿Quién te impide sentir los impulsos del cuerpo? Deja que tu imaginación dance hacia la imagen de amor con tu amada o amado, permítele rienda suelta a tus fantasías, siente la alegría de permitir que el placer nutra cada una de tus células.*
> *Lava con conciencia cualquier bloqueo que pueda haber quedado en tu conciencia sexual sobre alguna mala experiencia. La vida es cambio, aceptación, transformación. Renace. Eres concebido por placer. Ahora es tu momento de placer, la mente se baña de placer, el que tú elijas. Eres libre para hacerlo en este momento.*

Tercer chakra

Manipura es el chakra solar y en él se ven reflejados los siguientes aspectos:

- Poder personal.
- Autoestima.
- Alimentación.
- Fuego espiritual.
- Voluntad.
- Sentido del humor.

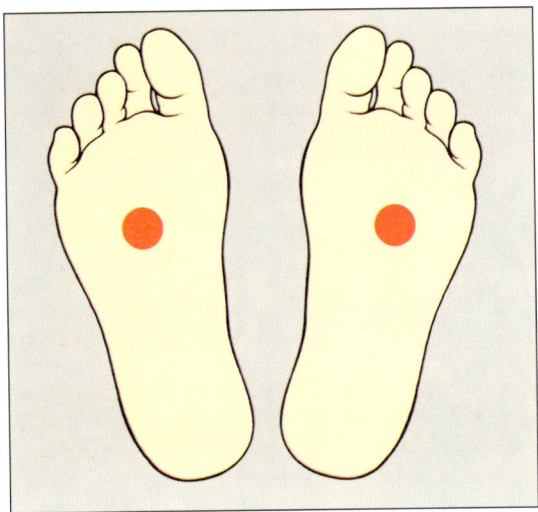

Cuarto chakra

Anahatta es el chakra cardíaco y en él se ven reflejados los siguientes aspectos:

- Amor.
- Afecto y ternura.
- Compasión.
- Unidad.
- Solidaridad.
- Relaciones personales.
- La respiración.

Las personas que no tengan resueltos los principios mencionados, o se hallen en conflicto por no expresar su amor como energía creativa, necesitan más que otros la técnica en este chakra.

Si no plasmas lo que sientes, ¿qué eres? ¿a dónde van los sentimientos, emociones y afectos que te reprimes?

La culpa es el peor enemigo de este chakra y, lamentablemente, algunas religiones han inculcado la culpa tres veces en este centro: la persona que se siente culpable no puede gozar, amar, sentir, ni ser digna de ser querida.

Hay dos caminos de vida: por el corazón o por la cabeza. Si permites que la cabeza bloquee el corazón, te insensibilizas, pierdes contacto con lo divino y te sientes aislado. En cambio, si el corazón y

Necesitan armonizar este centro aquellas personas que no tengan resueltos los principios mencionados o que se hallen en conflicto por no usar su poder personal, ya sea debido a muchas causas, como haber sido educado para obedecer, para cultivar la sumisión a un superior, a no tomar decisiones, a no sentir la posibilidad de actuar con éxito en el mundo, etc. Si el chakra solar se encuentra activo, la persona desarrolla un comportamiento voluntarioso, con buen humor, alegría de vivir y poder personal debido a una alta autoestima.

En este chakra se somatizan las dudas, las preocupaciones, los miedos, la ira, así como inercia.

Guía a tu paciente hacia un círculo de fuego a través de la siguiente meditación:

> *Visualízate corriendo con vitalidad, alrededor de ese círculo de fuego. Puedes ver una tribu ancestral realizando rituales de poder con el fuego. Visualízate cantando, danzando, moviendo el cuerpo, generando combustión; eres fuego.*
>
> *Eres llama, eres luz. Siente el poder y el calor de este elemento en tu cuerpo.*
>
> *Tu voluntad y la Voluntad Divina son una y la misma. Quema tu personalidad, tu carácter, tus hábitos, tus ideas moralistas, quema todo lo que te pese, lo que te impida llevar tus llamas al cielo. Deja que la transformación suceda. Eres energía de luz, eres fuego.*

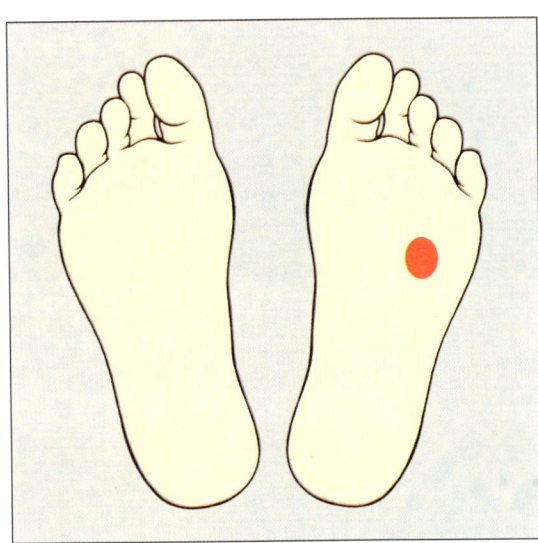

la cabeza, es decir, el sentir y el pensar, se trabajan en pareja, puedes asociar sabiamente al amor con la inteligencia.

Guía a tu paciente hacia un el vuelo de un águila a través de la siguiente meditación:

> *Siente que se extienden tus alas y vuelas. Observa la inmensidad del cielo, la amplitud, la respiración libre y gozosa.*
>
> *Ama toda la tierra, sintiendo un rayo de luz que baja desde tu pecho de águila hacia la tierra y se proyecta por el cosmos.*
>
> *Eres el vuelo. Eres el amor. Permítete flotar en tu cielo interior.*
>
> *Bucea en la sensación de sentir el corazón de tu vida, los latidos, tu palpitar. Asócialo suavemente con el Corazón de la Vida. Evapórate, únete, hazte uno con todo lo que sientes. Permítele a tu corazón sentir la libertad, la conciencia y el amor unidos con Dios.*

Quinto chakra

Vishudda es el chakra laríngeo y en él se ven reflejados los siguientes aspectos:

- Creatividad.
- Expresión.
- Comunicación.
- Sonidos.

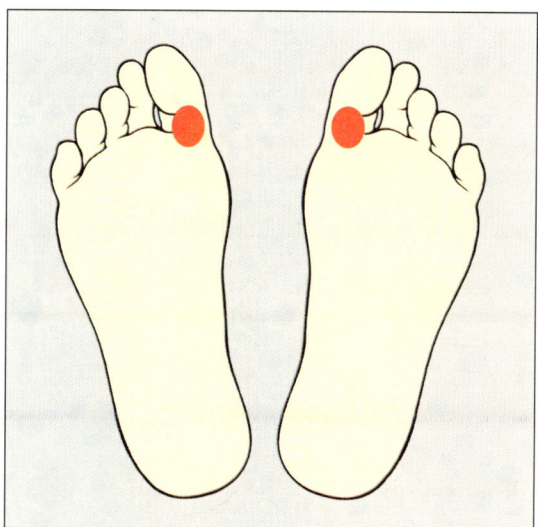

Las personas que no tengan resueltos los principios mencionados o se hallen en conflicto por no expresar su creatividad, su don, su talento, recibirán beneficios al trabajar este chakra, el centro de la garganta.

Si te hacen callar, mantén tu postura y exprésate con claridad y decisión. Si no dedicas tiempo a alguna actividad artística, hazlo.

El canto, la música, los mantras ayudarán a que el principio del verbo, del sonido, del decir, salga a la luz.

Guía a tu paciente hacia el silencio de los orígenes, a la nada, a lo inmaculado, a través de la siguiente meditación:

> *Deja que tu mente se llene de silencio, vacíala de pensamientos. Permite unos minutos de silencio. Luego, entona el sonido de los sonidos, el Verbo de la Creación: Om. Pronúncialo mentalmente dejando que se extienda.*
>
> *Deja que una y otra vez penetre el sonido curativo. Siente cómo se produce la creación del universo, los soles, las estrellas, los planetas; siente cómo surge la creación de tu espíritu que busca manifestarse. Deja que desde el fondo de tu alma venga a ti algo creativo. Inspira la Creación.*

Sexto chakra

Ajña es el chakra frontal y en él se ven reflejados los siguientes aspectos:

- Imaginación.
- Intuición.
- Intelecto.
- Proyección, visualización.

Las personas que no tengan resueltos los principios mencionados o se hallen en conflicto por ser demasiado cerebrales, por usar la imaginación en sentido negativo (imaginando cosas que no existen, tomándolas como reales), que no tiene proyectos creativos de vida, que se manejan solamente por la razón, recibirán beneficios al trabajar con este chakra.

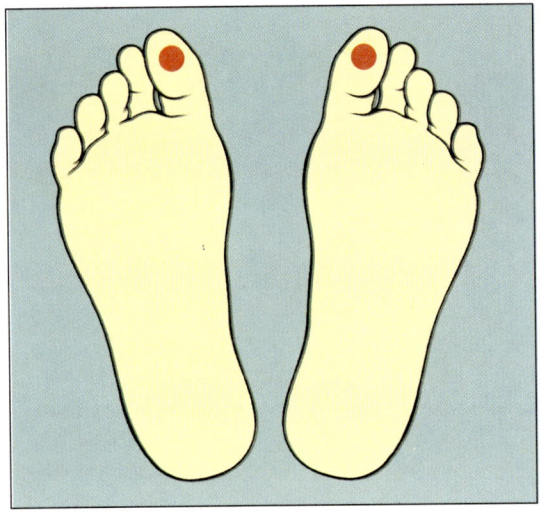 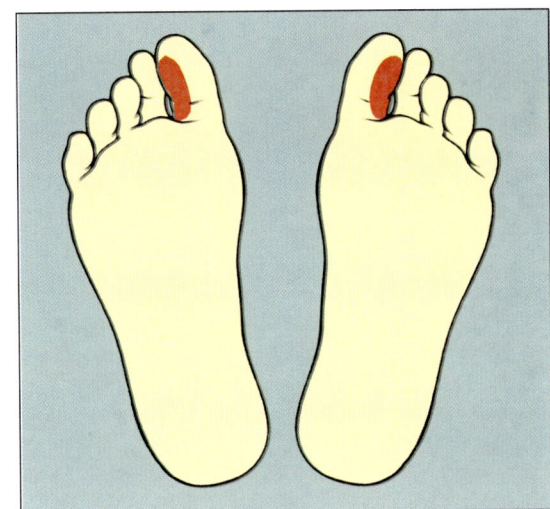

Para ello, estimula la punta de los dedos gordos.

El ojo interior, el ojo de Horus para los egipcios, el tercer ojo para los orientales, es el ojo de la conciencia, el centro del equilibrio. Conduce tu mente hacia ese punto: el punto de salida del alma del cuerpo físico. Después, guía a tu paciente hacia lo Real a través de la siguiente meditación:

> *Contempla todo lo que sucede en tu interior como si se tratase de una película y tú fueses un simple observador, sin implicarte. Contempla cómo pasan tus pensamientos y se evaporan. Sin juicios, sin conceptos, sin palabras. Observa. Contempla claramente tu ojo interior lleno de luz.*

Séptimo chakra

Sahasrara es el chakra coronario y en él se ven reflejados los siguientes aspectos:

- Iluminación.
- Trascendencia.
- Espiritualidad libre.
- Conexión con el Cosmos.
- Corona de luz que une el cielo con la tierra a través del ser humano.

Las personas que no tengan resueltos los principios mencionados o se hallen en conflicto con la conexión espiritual (no religiosa), con la vida y el universo, se hallarán favorecidas con este chakra.

El séptimo chakra se encuentra dormido cuando no existe un fuerte contacto con la vida, apareciendo entonces el sentimiento de desconexión, de soledad, de egoísmo, de desamparo.

Desde la mañana temprano, debemos agradecer que tenemos otro día para vivir, otro regalo, permitiendo la entrada del agradecimiento, la devoción, el amor a la magia de la Creación.

Abriremos el chakra de la fontanela para que la energía divina de Shiva entre y descienda para unirse en amor con la Shakti, la energía *kundalini* que sube del primer chakra, la tierra, hacia el cielo.

Es unir el cielo y la tierra, Shiva y Shakti, masculino y femenino.

A través de la siguiente meditación, guía a tu paciente hacia la devoción, el amor cósmico, hacia todo lo que existe, sin nombre.

> *Repite como un eco sublime las palabras: «Soy Uno con el Tao».*
> *Sumérgete en un océano de bienaventuranza. Siente desde las pequeñas células hasta el amor como un infinito campo de conciencia. Eres conciencia divina.*
> *Eres maravilla manifestada.*
> *Eres el Amor que siempre existe.*
> *Eres lo eterno.*

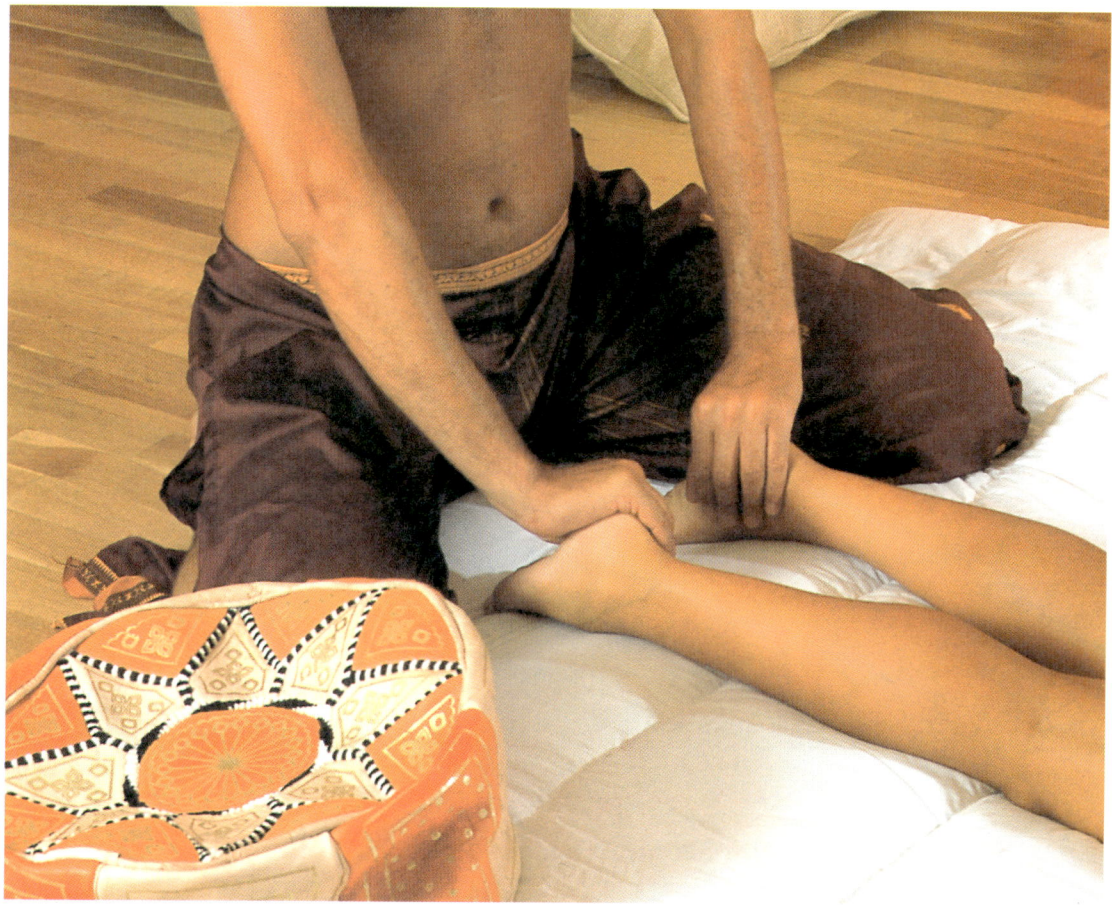

Después, deja a tu paciente respirar suavemente, gozar profundamente de este estado durante 10 minutos. Mientras tanto, frota, amasa y suaviza con amor toda la superficie de sus pies, así como el empeine y el tobillo. Es un masaje amoroso. Luego quita las gemas una a una, de abajo hacia arriba, sumergiéndolas en agua con sal gorda para limpiarlas. Es probable que tarde más en retornar a la conciencia de vigilia. Si esto sucede, presiona con más fuerza sus pies.

Recomendaciones

- No olvides guiar su respiración.
- No olvides, entre chakra y chakra, estimular todo el pie, planta, tobillos y empeines para que no se enfríen.
- No olvides que es un masaje profundo y trabajarás con aspectos ocultos de su conciencia.
- Mantén en todo momento una actitud de conexión con lo divino.
- Utiliza las técnicas descritas: círculos, presiones y amasamientos.
- Cada uno de los masajes a los chakras debe realizarse en una sesión, sin mezclarse.
- Anota todo lo que el paciente haya visualizado, cómo se sintió en cada chakra, etc.
- No realices este masaje todos los días. Por lo menos debe transcurrir un intervalo de 24 horas, ya que se debe permitir que los desechos físicos y espirituales puedan eliminarse. Para el masaje, emplea el aceite relacionado con cada chakra.
- No permitas que tu paciente hable durante las meditaciones guiadas, a no ser muy importante o en caso de que se encuentre mal.
- Trabaja con amor y esmero, con conexión y unidad.

MASAJE TÁNTRICO PARA PAREJAS

El tantra tiene muchas técnicas para enriquecer la pareja. Desde las técnicas amatorias sobre sexo, pasando por el estímulo de los chakras, el arte culinario, el arte de la respiración, el arte de la meditación y también el masaje. Mencionar la amplitud del tantra no es el objetivo de esta obra, pero el lector debe saber que la profundidad del tantra es otra y muy variada.

El masaje tántrico para parejas tiene como finalidad generar un importante intercambio de energía. La energía es lo que nutre cualquier función de la vida. Desde el empresario que impone energía mental para tener éxito en sus negocios; los amantes pueden utilizar la energía para beneficio de sus relaciones.

Obviamente la energía que moviliza el tantra es distinta, ya que lo que está involucrado es la energía de la atracción sexual, pero también la energía del amor, la ternura y la meditación. Saber gobernar la energía enriquecerá a la pareja.

La energía *kundalini* necesita un mando: la conciencia. Cuando surge el deseo sexual es muy común que te olvides del masaje... El masaje puede terminar en acto sexual si ambos lo desean, pero la inteligencia radica en que la energía alimente el sistema de los chakras, eleve la conciencia, la percepción y el mundo interior.

También la pareja, especialmente las que hace mucho tiempo que están juntas y sienten que han perdido un poco de fuego y erotismo, pueden aprender los secretos de la energía tántrica.

Primeramente respetarán algunos factores:

- No tener prisa.
- Despertar al sentido del tacto, que revele en un lenguaje sin palabras lo que siente el alma.
- Moverse sin el estorbo de la mente.
- Ser totales con el cuerpo, dejar que se libere.
- No estar pendientes del tiempo.
- Preparar especialmente el sitio para la ocasión.
- Tomarlo como un juego, divertirse, gozar y ser conscientes de lo que sucede por dentro.
- Si surge la excitación sexual, respirar, detenerse y permitirle que recorra cada célula, órgano y espacio de piel. Luego volver al masaje.

Es de vital importancia, que ambos sientan la energía que se despierta y la dirijan con la conciencia. «La energía responde a la conciencia». La excitación, la atracción de los polos es la ley más natural que existe sobre la tierra, y la más sagrada quizá. Por tanto, el ser humano debe comprender que la atracción es en última instancia el deseo de querer ser «uno» uniéndose los dos.

El punto inteligente es que esa energía lleve directamente al estado de unidad y conexión con el universo y no al de satisfacción por una descarga.

Las técnicas que ofrezco a continuación son específicas para la energía de la pareja, pero también se pueden emplear todas las técnicas descritas en los demás capítulos.

Consejos

Se deberá decorar la habitación para la ocasión. Será muy efectivo disponer algunas velas, comida y bebida liviana, encender un incienso y poner música suave (en la dirección de internet que figura en este libro se puede adquirir un CD de Meditación para Parejas Tántricas que he guiado con música de fondo).

Se puede usar un aceite especial reservado. Recomiendo el de sándalo, musk y jazmín.

Es muy importante respirar profundamente por la nariz, ya que la respiración es el hilo que conducirá la energía por todos los rincones del cuerpo.

Es recomendable realizar la sesión totalmente desnudos y sentados con la columna lo más erguida y flexible posible.

EL MASAJE TÁNTRICO

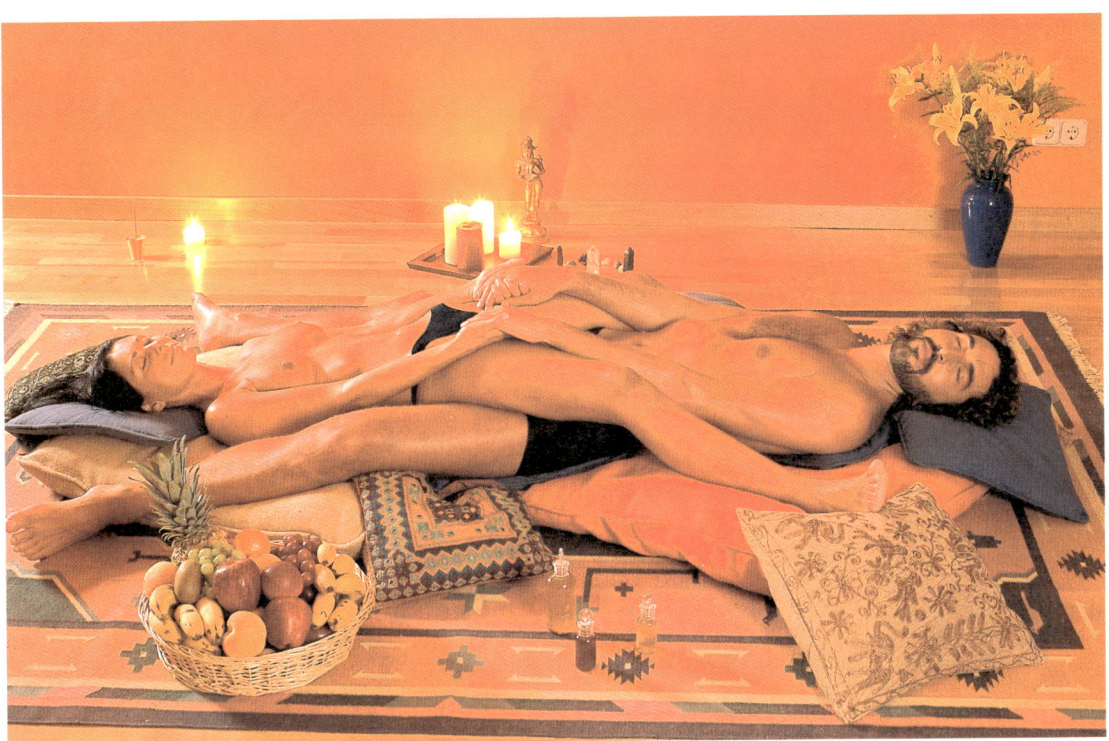

Relajación final: *Al finalizar la sesión, las dos personas se estirarán juntas con las manos cogidas. La respiración será lenta y suave. Si se profundiza en la experiencia, se podrá sentir al cabo de unos minutos que las manos se hacen una, perdiéndose las divisiones entre un cuerpo y el otro.*
Después de 15 minutos se reiniciará el movimiento, pudiendo danzar, hacer el amor o lo que más apetezca en ese momento.

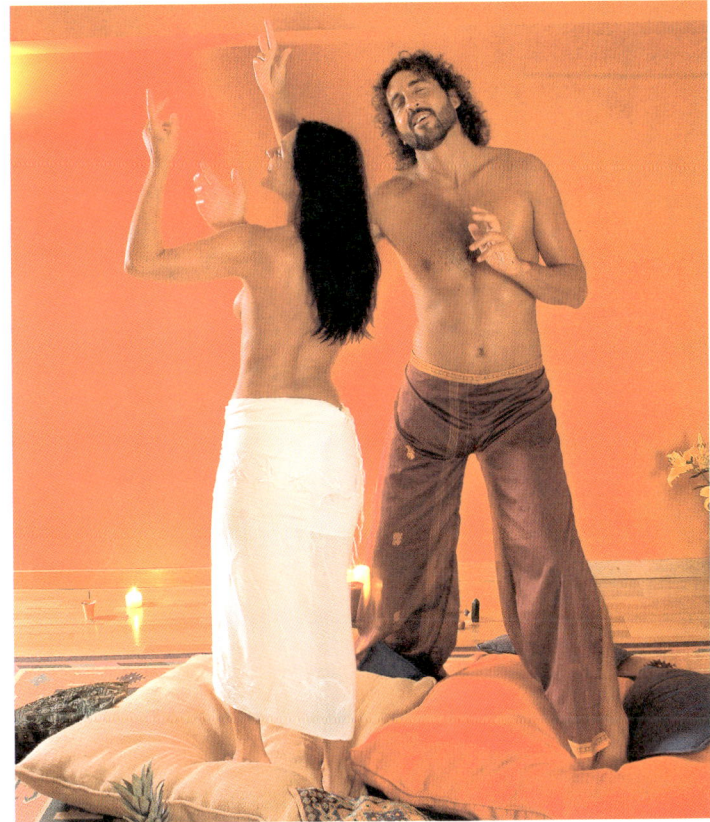

TEST DE LOS CHAKRAS

En el siguiente test encontrarás una guía para conocer cómo está la persona que va a recibir el masaje tántrico y, así, evaluar el tipo de masaje que se hará en cada chakra. También será conveniente aprenderse el cuadro de las características de los chakras (en la página 21).
De todas formas, salvo las contraindicaciones expuestas en el capítulo 2 (en la página 39), no existen problemas ni riesgos en el masaje.

Las respuestas pueden ser:
- Bien (B)
- Regular (R)
- Mal (M)

Preguntas

Primer chakra

1- ¿Cómo te encuentras en tu nivel económico?
2- ¿Cómo es tu relación con la tierra y la naturaleza? ¿Paseas a menudo?
3- ¿Estás satisfecho/a con tu trabajo?

Segundo chakra

1- ¿Cómo calificarías el nivel de tus relaciones sexuales?
2- ¿Sueles beber abundante agua durante el día?
3- ¿Cómo tienes tu nivel de sensibilidad?

Tercer chakra

1- ¿Cómo sientes tu autoestima y poder personal?
2- ¿Cómo es tu alimentación y digestión de alimentos?
3- ¿Cómo es tu nivel para expresar las emociones fuertes (miedo, ira, ansiedad)?

Cuarto chakra

1- ¿Cómo es tu amor propio?
2- ¿Cómo es tu capacidad de dar y amar? ¿Y de relacionarte con los demás?
3- ¿Cómo es tu nivel de felicidad?

Quinto chakra

1- ¿Cómo es tu nivel de creatividad? ¿Lo usas a menudo?
2- ¿Cómo sientes tu voz?
3- ¿Cómo es tu vida artística (desde la cocina hasta la literatura)? ¿Realizas algún trabajo creativo cotidianamente?

Sexto chakra

1- ¿Crees que tienes un nivel de percepción e intuición elevado?
2- ¿Empleas con frecuencia tu imaginación?
3- ¿Cómo es tu recuerdo de lo que sueñas?

Séptimo chakra

1- ¿Meditas diariamente?
2- ¿Cómo es tu nivel espiritual de unidad con la vida?
3- ¿Cómo es tu actitud de apertura a lo mágico? ¿Observas el lado milagroso de la naturaleza?

Respuestas

Suma 3 puntos para las respuestas B; 1 punto para las R; y ninguno para las M.

Si sumas 9 puntos: tienes un buen funcionamiento del chakra en cuestión. Sólo necesitas un poco de mantenimiento.

Si sumas de 3 a 7 puntos: el funcionamiento del chakra es regular. Necesita tonificación y equilibrio.

Su sumas de 0 a 3 puntos: existe un mal funcionamiento del chakra. Necesita un trabajo de carga energética, respiración, gemas, colores y masaje.

PUNTOS ESPECÍFICOS DEL CUERPO PARA CADA CHAKRA

A continuación verás una breve lista de los puntos de presión en los meridianos para beneficio de cada chakra. Pero, ante todo, recuerda:

- Al igual que el shiatsu, cada punto se trabaja con presiones.
- Estos puntos tienen relación directa con cada chakra.
- No mezcles los trabajos para los chakras: se trabajará con una técnica durante al menos un par de sesiones, para luego cambiar a otra.

Chakra muladhara
PARTE DELANTERA: BP 12, BP 13; E 42; IG 4.
PARTE TRASERA: VG 1, VG 2, VG 3, VG 8; VB 31; VC 1; BP 4.

Chakra swadisthana
PARTE DELANTERA: VG 2, VG 7; VB 28, VB 29; C 6; BP 6, BP 10, BP 11; R 11.
PARTE TRASERA: V 22, V 23, V 31, V 34, V 36, V 46, V 55, V 57, V 62, V 67; VG 4; R 3, R 6.

Chakra manipura
PARTE DELANTERA: VB 16; R 17, R 19; IG 14; VC 10, VC 11, VC 12, VC 13; P 14; C 4; E 19, E 25, E 36.
PARTE TRASERA: VG 5, VG 6, VG 7, VG 8, VG 9.

Chakra anahatta
PARTE DELANTERA: VG 22; R 25, R 26, R 27; VC 17, VC 22; P 1, P 2, P 9; VB 22; C 7, C 9; CS 3.
PARTE TRASERA: ID 10; VG 10, VG 13.

Chakra vishudda
PARTE DELANTERA: E 9, E 10, E 11; VC 22.
PARTE TRASERA: V 10; VB 12, VB 20; VG 20, VG 21; ID 10; TR 5, TR 15; IG 14.

Chakra ajña
PARTE DELANTERA: VB 1, VB 14; V 1, V 2; TR 23.

Chakra sahasrara
PARTE DELANTERA: VG 16, VG 17, VG 18, VG 19, VG 20, VG 24, VG 25; VB 5.

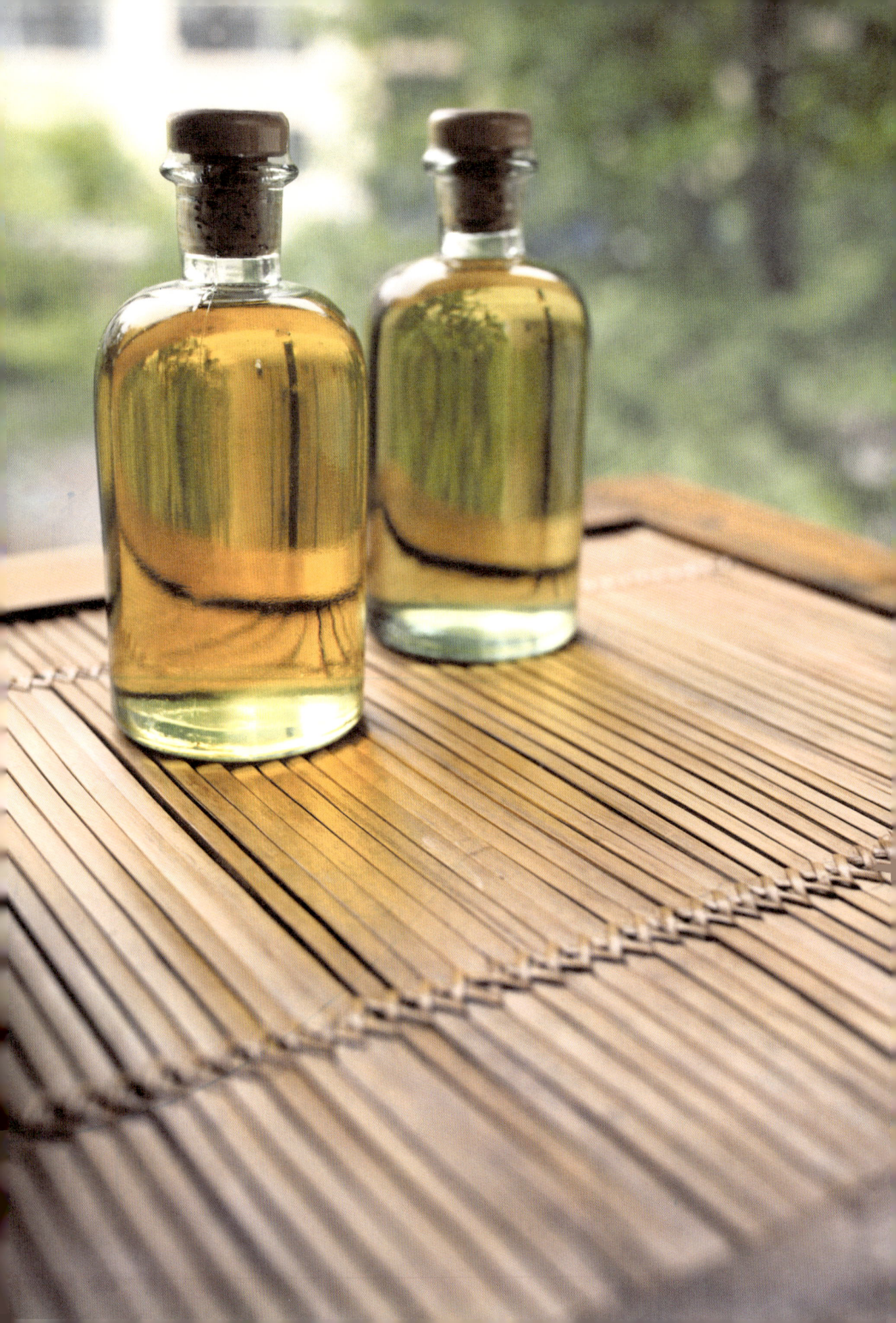

Reflexología

La reflexología podal es un antiguo método terapéutico que busca reestablecer el equilibrio de la energía corporal a través del masaje en los pies.

Como ya hemos visto en el segundo capítulo, esta antigua y efectiva técnica basa su tratamiento en la estimulación de los puntos nerviosos de esta zona, ya que éstos se encuentran conectados con todos los órganos del cuerpo. En realidad, se considera que existen unos 7.200 extremos nerviosos en la planta de los pies.

Ya los egipcios empleaban esta técnica, tal y como se aprecia en los papiros y en las pinturas murales de la tumba de Ankhmahor, un reconocido médico de la sexta dinastía (aproximadamente, del 2300 a.C), en las que aparece un hombre dando un masaje podal a un paciente. Es decir, lo empleaban como método para relajar el cuerpo, pero también como una terapia curativa efectuada por sus médicos.

También en China, Japón o la India se practicó la reflexología, encontrándose numerosas esculturas de Buda con grabados localizados en las plantas de los pies.

En Occidente, aunque ya durante el siglo XIX se inició la exploración del sistema nervioso, no se descubrió esta terapia hasta años más tarde. Así, en 1917, V.M. Bechterev acuñó el término reflexología y, en la década de los años 30, Eunice Ingham desarrolló las técnicas y los mapas de las correspondencias entre los diferentes órganos del cuerpo y las plantas de los pies.

Por otra parte, en 1930, el Dr. Fitzgerald descubrió la llamada terapia local o zonal y, de ese modo, descubrió diez haces de nervios verticales y diez horizontales que corresponden a los dos ejes del cuerpo. El ser humano es un gran misterio de energías.

¿Cómo determinar quién fue la primera persona en descubrir que los pies están conectados con todo el cuerpo? Y más aún: no sólo los pies, sino también los meridianos, los puntos de las orejas y de las manos... Particularmente, creo que un suceso como el que describe esta historia quizá pudiese haber originado el primer estudio de los puntos reflejos del cuerpo y su sanación.

Se dice que había un rey muy poderoso que tenía un severo problema. El rey sufría de jaqueca permanente. Unos dolores agudos de cabeza no lo dejaban vivir en paz.

Atormentado, había visitado muchos curanderos y sanadores pero ninguno había podido quitarle el infortunio.

Un día, el rey se encontraba paseando por un bosque cuando vió que un súbdito, que practicaba en solitario el tiro con arco, iba a disparar una flecha hacia un árbol. Pero el súbdito vio al rey y, temeroso, desvió sin querer su arco, clavando la flecha en el pie del rey.

Este se enfureció rápidamente, pero se calmó al instante pues notó que su dolor de cabeza había desaparecido.

De este modo, el agraciado súbdito fue recompensado.

LOS BENEFICIOS DE LA REFLEXOLOGÍA EN EL CUERPO

La piel

Es el órgano más grande del cuerpo. La reflexología estimula la circulación de la sangre y la actividad de las glándulas sebáceas, lo que favorece tanto la eliminación de las sustancias de desecho presentes en la piel, como la apertura de los poros, permitiendo la respiración.

La reflexología, además, produce un efecto protector contra la acción de los radicales libres y permite que la piel recupere su brillo natural.

El sistema muscular

La acción de la reflexología reduce la tensión muscular, relajando al máximo todo el cuerpo.

Como diariamente el músculo se ve expuesto a presiones, fuerza y malas posturas, esta terapia restaura la acción correcta de la tensión y la distensión.

El sistema cardiocirculatorio

La presión que ejerce la reflexología sobre los puntos favorece y acelera la circulación de la sangre.

Este efecto es especialmente importante en piernas y brazos, donde a menudo la circulación de retorno es deficiente debido a la inactividad y a otros problemas, acumulándose un gran número de toxinas que provocan la hinchazón de estos miembros.

Por otra parte, al aliviar la presión de la sangre, el masaje contribuye a disminuir la tensión alta y regula el ritmo cardíaco.

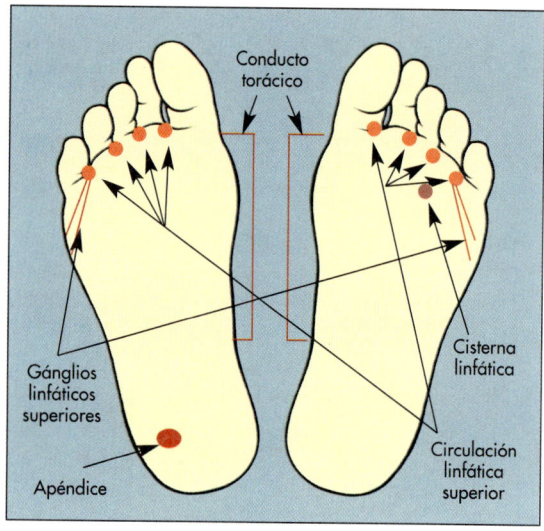

Mapa del pie: el sistema linfático.

El sistema linfático

Es el encargado de recoger las toxinas generadas por el movimiento de los músculos y conducirlas hasta los ganglios linfáticos para que de este modo sean eliminadas.

El masaje estimulará el drenaje, evitando que las toxinas queden acumuladas en los ganglios o estancadas en los miembros facilitando la limpieza de nuestro cuerpo.

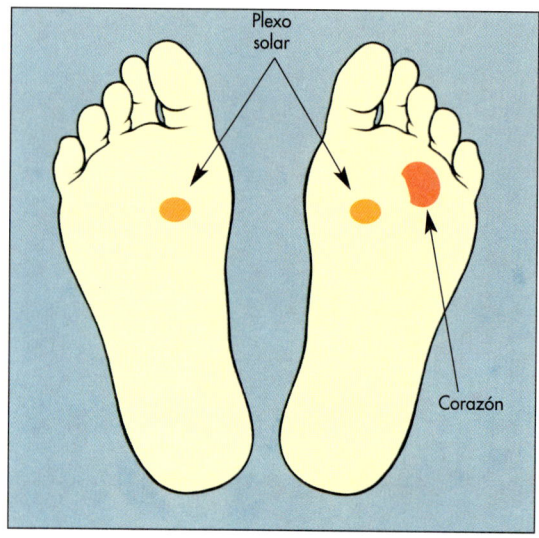
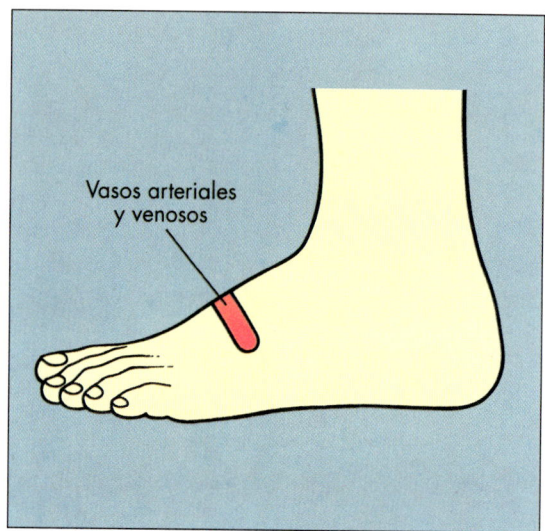

Mapa del pie: el sistema circulatorio.

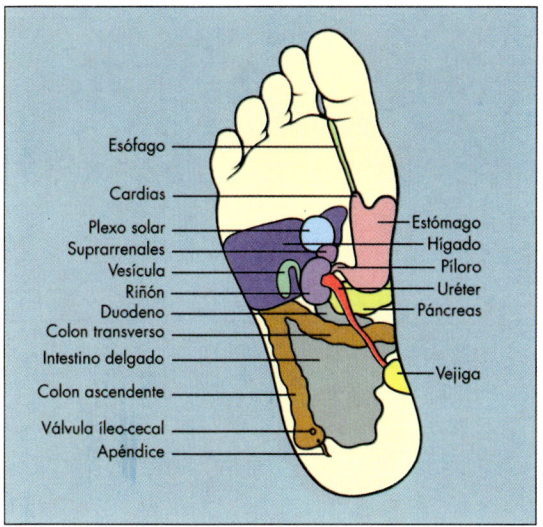 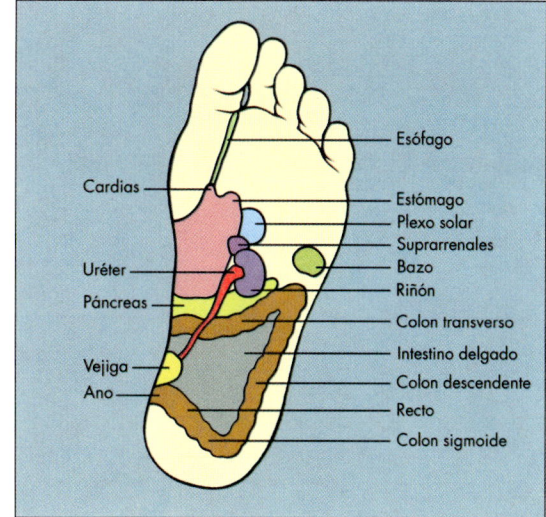

Mapa de pie: el sistema digestivo y urinario. La ilustración de la izquierda corresponde al pie derecho y la de la derecha al izquierdo.

El sistema digestivo y urinario

Algunas zonas y puntos de los pies permiten estimular la actividad peristáltica del colon y la secreción de jugos gástricos, lo que favorece el funcionamiento de estos órganos y la eliminación de residuos y líquidos.

El sistema urogenital

Los sistemas urinario y genital producen orina y eliminan a través de la misma los desechos y toxinas que el cuerpo acumula. Los riñones, los uréteres, la vejiga y la uretra se trabajan dentro del sistema urinario, mientras que las gónadas y los testículos u ovarios por el sistema genital.

Los riñones realizan los procesos de formación de la orina: filtran, reabsorben y eliminan las sustancias.

Los riñones se sobrecargan en personas que comen mucha carne y que no beben la suficiente agua.

Los uréteres son tubos que se ensanchan como un embudo y llevan la orina a la vejiga.

La vejiga es un órgano muscular que se distiende y donde desembocan los uréteres. Acumula la orina hasta que llega el momento de eliminarla a través de la uretra, un tubo de unos 4 cm en la mujer y de unos 20 cm en el hombre. La vejiga se encuentra inflamada en personas con retención de líquidos.

El sistema nervioso

La eliminación de las toxinas y las contracturas musculares provoca un efecto relajante sobre todo el cuerpo. Además, si la reflexología se realiza con periodicidad puede eliminar trastornos como el insomnio, la irritabilidad, o el dolor de cabeza.

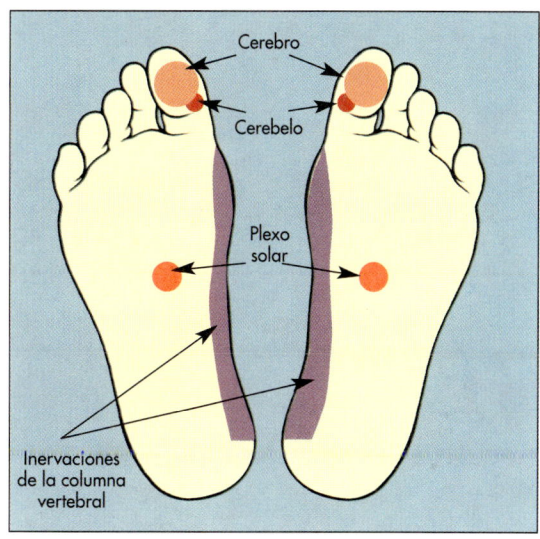

Mapa del pie: el sistema nervioso.

El sistema óseo

Las siguientes ilustraciones muestran el mapa del pie del sistema óseo.

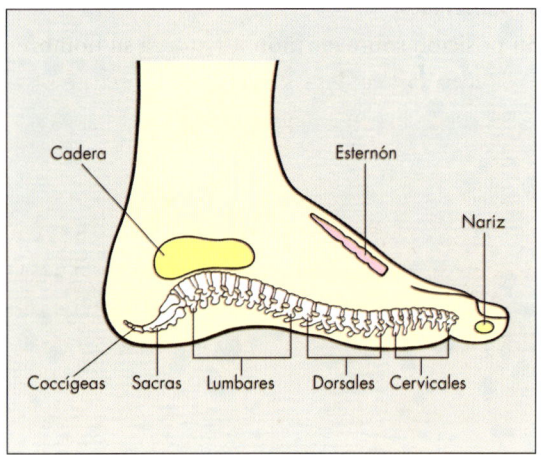

El sistema endocrino

Las glándulas endocrinas secretan hormonas (del latín, poner en movimiento), que pasan a la circulación sanguínea y se distribuyen después por todo el organismo. La función del sistema endocrino es regular las actividades celulares, y lo hace junto al sistema nervioso.

El sistema endocrino está íntimamente relacionado con un chakra: si éste tiene alguna disfunción a nivel psicoemocional, es probable que afecte a la glándula correspondiente.

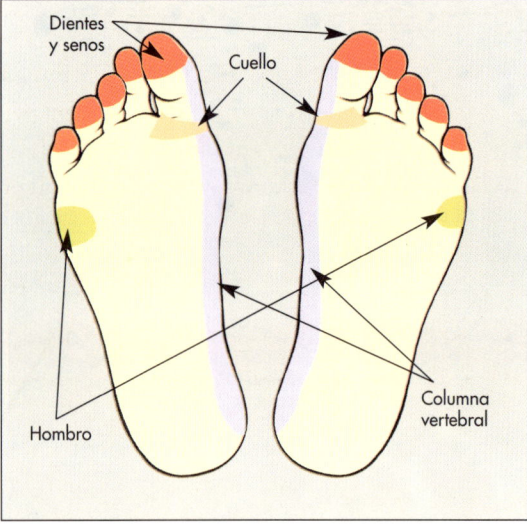

Las zonas presentan mayor sensibilidad cuando existe una disfunción. La reflexología puede ayudar muchísimo a mejorar y regular el funcionamiento de las glándulas. Sin embargo es conveniente consultar a un endocrinólogo y trabajar con él en equipo (existe una gran difusión de la reflexología y un alto porcentaje de médicos emplea esta técnica).

Pituitaria o hipófisis:

Es la principal glándula y se localiza en el hipotálamo. Consta de dos lóbulos que producen hormonas necesarias para el funcionamiento de la tiroides, el sistema reproductor y la producción de melanina. Está relacionada con el séptimo chakra, en lo alto de la cabeza.

Pineal o epífisis:

Es un órgano sensorial y está influido por la luz. La secreción de esta glándula tiene relación con la sexualidad. Se conecta con el chakra del tercer ojo.

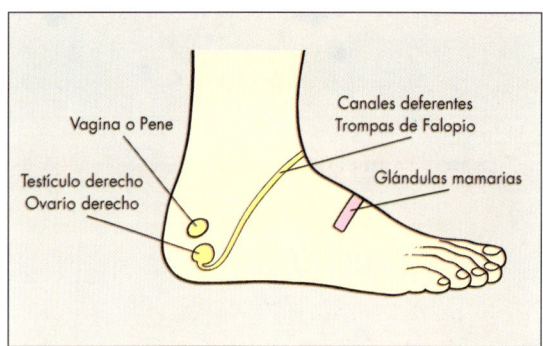

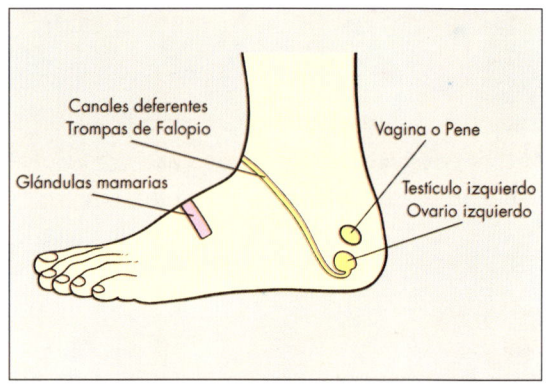

Mapa del pie: el sistema urogenital.

REFLEXOLOGÍA

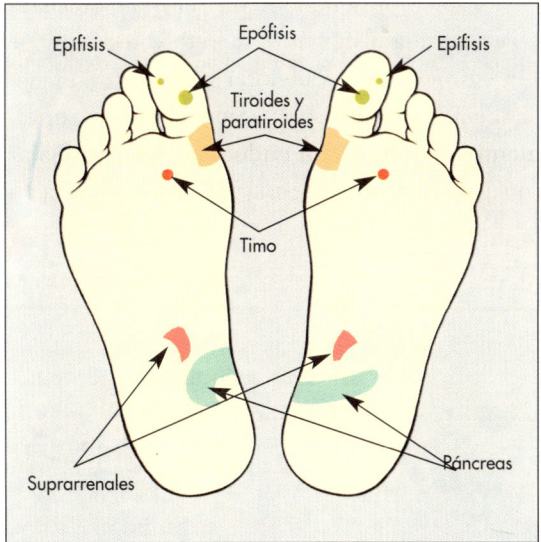

Mapa del pie: el sistema endocrino.

Tiroides:
Está formada por dos lóbulos unidos, a los lados de la tráquea y la laringe. Produce hormonas que estimulan el metabolismo celular y del crecimiento. El hipertiroidismo aumenta las combustiones intracelulares, en cambio el hipotiroidismo retarda el metabolismo.

Se vincula con el quinto chakra.

Paratiroides:
La hormona segregada está muy conectada al metabolismo del calcio. Su hiperfunción deposita calcio en la pared de los vasos, lo que forma cálculos renales.

Timo:
Está situada entre el esternón. En la juventud está muy desarrollada, al crecer comienza a involucionar. Se relaciona con el sistema inmunológico y las emociones.

Se halla conectada al cuarto chakra.

Páncreas:
Esta glándula porduce la insulina y el glucagón. La hiperproducción de insulina se conoce como hipoglucemia, en cambio su baja producción produce diabetes. Se vincula al tercer chakra.

Suprarrenales:
Su posición sobre el riñón les otorga su nombre. Producen corticoides y sustancias importantes. Está relacionada con el segundo chakra.

Testículos:
Son las glándulas sexuales masculinas que forman hormonas o andrógenos; éstos provocan el desarrollo de la espermatogénesis, la fabricación de esperma. Provocan el desarrollo de los órganos genitales y del vello, asi como el crecimiento de los huesos y el tono de la voz. En el hombre se conecta con el primer chakra.

Ovarios:
Son las glándulas femeninas cuya regulación es importante durante el ciclo menstrual de la mujer. Este ciclo se mantiene por asociación con el hipotálamo e hipófisis. En la mujer se conecta con el primer chakra.

El sistema inmune

La sensación de bienestar que provoca el masaje en los pies induce a la liberación de endorfinas, los calmantes naturales del organismo, cuya presencia en la sangre reduce la de las hormonas del estrés, que puede debilitar el sistema inmune.

Nuestras defensas se ven así indirectamente fortalecidas. Por otra parte, al estimular el funcionamiento de los distintos órganos y sistemas, el masaje produce un efecto vigorizante muy saludable sobre todo el organismo. Este hecho se aprecia especialmente en la respiración, que se vuelve más lenta y profunda: el oxígeno fluye por todo el organismo y relaja la mente en profundidad.

La columna vertebral

La columna vertebral es la base y sostén del cuerpo humano, cuenta con 33 o 34 vértebras. Su forma es similar a una S, y dichas curvaturas aportan flexibilidad a los movimientos del cuerpo físico. La columna es de importancia superlativa para las tradiciones energéticas orientales, debido que en ella, a nivel astral, se encuentran los 7 chakras.

Consta de 7 vértebras cervicales, 12 vértebras dorsales, 5 vértebras lumbares, 5 vértebras sacras y 5 vértebras coccígeas. Las sacras y coccígeas son vértebras fijas y dan origen al hueso sacro (sagrado) y al cóccix.

La columna puede tener malformaciones y se dividen en tres: lordosis cervical o pico de loro; cifosis dorsal como una joroba; y lordosis lumbar, cuando los glúteos quedan salidos hacia fuera y la zona lumbar hacia adentro.

La reflexología trata el problema de la columna vertebral aportando soluciones a los dolores que estos problemas generan.

La escalerita y las rotaciones en las zonas específicas aportan un excelente bálsamo en toda la zona de la columna.

CONTRAINDICACIONES PARA EFECTUAR LA REFLEXOLOGÍA

Si bien la reflexología es inofensiva, conviene suspender el tratamiento de forma absoluta a personas con la presión arterial alta, embarazadas, durante el período menstrual, tras una operación al corazón o después de un viaje largo.

MAPA DEL PIE

Nos guiaremos por los diferentes mapas de las páginas anteriores, que nos mostrarán todos los puntos a trabajar. En dichos mapas veremos las terminaciones nerviosas que están directamente relacionadas con un órgano o alguna zona particular del cuerpo. La acción refleja del sistema nervioso trasmitirá los impulsos de todos los estímulos que se producen hacia el interior del cuerpo entero.

Los órganos situados en la parte derecha del cuerpo tienen su correspondencia en el pie derecho, mientras que los situados en la parte izquierda se sitúan en el pie izquierdo.

Por otra parte, la cabeza se refleja en el dedo gordo, los hombros en la parte exterior del pie, bajo el dedo pequeño, y la columna vertebral en el lado interno de ambos pies.

A través de la experiencia podrás observar diferentes formaciones de pie. Algunos tendrán dedos más largos, otros, en cambio, sufrirán del conocido pie plano, un pie sin arco, lo que repercutirá negativamente en la columna vertebral. También están los pies con ampollas, callos plantares, lunares o uñas encarnadas.

Todo ello tiene que ser visto por el terapeuta para un posterior análisis, ya que nos van a determinar cómo se encuentran las glándulas o los órganos del paciente.

Por ejemplo, si la persona tiene juanetes o callos que se correspondan con la zona de la garganta, es probable que tenga dificultades para expresarse.

Por otro lado, si existen cicatrices, operaciones o deformaciones, afectarán al resto de aspectos del funcionamiento del cuerpo.

Conocer el cuerpo a través de los pies

El autoconocimiento, tan valorado por todas las disciplinas orientales y para los estudiosos y buscadores de lo divino, tiene que tener su base primero en el autoconocimiento corporal.

Sabido es que las emociones afectan a los órganos, que el clima afecta al estado anímico y que los pensamientos influyen tanto en el presente como en el futuro de una persona.

Por ello, es importantísimo conocer todo nuestro cuerpo, usándolo, cuidándolo, nutriéndolo, permitiéndole descansar, brindandole placeres y, sobre todo, conociendo los parentescos y asociaciones que existen entre los diferentes órganos, así como sus diferentes funciones y los posibles síntomas.

LAS TÉCNICAS DEL MASAJE PODAL

El pie puede estimularse y trabajarse de diferentes maneras, siendo las más importantes las siguientes:

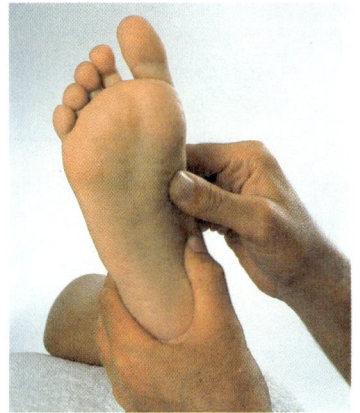

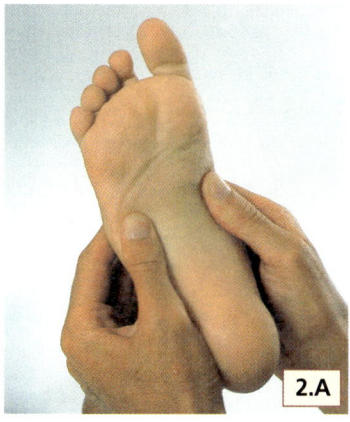

1. Presionar y sacar: *Esta técnica se basa en el equilibrio entre nuestra respiración y la presión que ejercemos en la zona. De esta forma, inhalamos al aflojar y expulsamos el aire al presionar. El peso de la presión variará de acuerdo al receptor, aunque generalmente es de unos 3 a 5 kilos.*

2. En escalera con ambos pulgares: *Consiste en deslizar alternativamente, uno tras otro, ambos pulgares por una zona específica. Esta técnica resulta muy útil por ejemplo en la zona de la columna.*

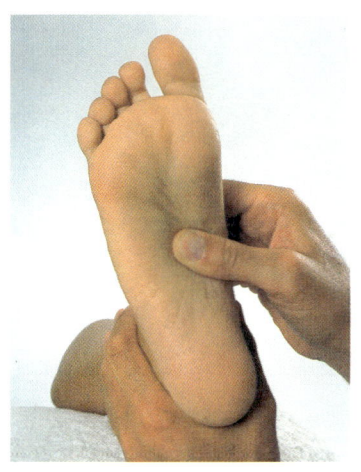

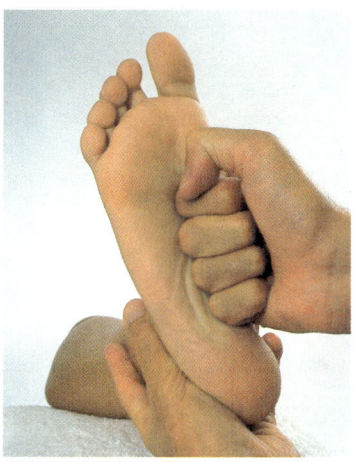

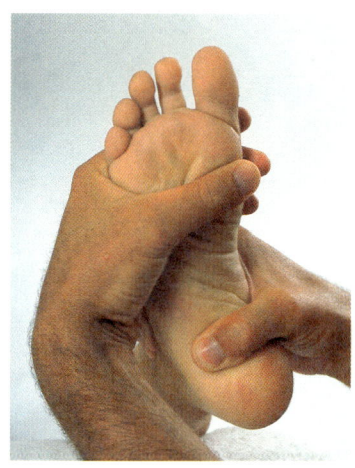

3. Las rotaciones: *Al igual que en el shiatsu, se efectuarán con los pulgares, en sentido antihorario para sedar el área y en sentido horario para tonificar.*

4. Los nudillos: *Emplearemos los nudillos para rotar y deslizar en toda la planta del pie o en áreas específicas. Por ejemplo, en la zona de los intestinos es muy beneficiosa.*

5. Los estrujamientos: *Por último, esta técnica es una gran herramienta para que el pie no se enfríe. Por ello, se emplea entre un masaje a un área y otro. Además, es muy placentero.*

¿Cuánto tiempo se trabajará cada punto y zona?

Realizarás diferentes tratamientos para cada persona en particular, dependiendo de lo que necesite más. Sin embargo, siempre comenzarás trabajando el plexo solar y, además del área particular que se tenga que enfatizar, se trabajarán en cada sesión el sistema digestivo, el sistema circulatorio y el sistema óseo.

El tiempo variará de 1 a 3 minutos por área, pudiéndose volver a trabajar dicho lugar tras un descanso o al final de la sesión.

Por ejemplo, un caso que recuerdo con mucho afecto y satisfacción es el de una mujer de unos 39 años que había suspendido su flujo menstrual desde hacía seis meses. Al preguntarle si había tenido un acontecimiento emocional fuerte o un problema con alguien en el trabajo o en su casa, la mujer me respondió que hacía seis meses había perdido a su madre y eso la tenía sin consuelo.

Al trabajar en la sesión con reflexología, estimulé los puntos y áreas correspondientes.

La buena noticia fue que me llamó al día siguiente diciendo que se había normalizado su menstruación.

Los cristales

En el interior de nuestros pies podemos sentir unos depósitos, llamados cristales o arena, constituídos por residuos de ácido úrico y otros productos de desecho. Se perciben al tacto como endurecimientos en las terminaciones nerviosas dentro de los puntos reflejos.

Cuando se palpan o se examinan, estos depósitos pueden producir un dolor agudo y pasar del rojo claro al rojo oscuro con la presión.

En los depósitos de ácido úrico se puede sentir los cristales como si fuese «vidrio molido» o pequeños bloqueos como bolitas de arena endurecida.

SISTEMA CIRCULATORIO	SISTEMA DIGESTIVO	SISTEMA ÓSEO
Plexo solar	Plexo solar	Plexo solar
Glándula pituitaria	Pulmones y bronquios	Parte superior de la cabeza
Glándula tiroides	Hígado	Cavidades frontal y nasal
Oídos	Vesícula	Cavidad maxilar
Ojos	Estómago	Nervios trigéminos
Útero	Riñón	Nuca, vértebras cervicales
Próstata	Uretra	Hombro
Ovarios o Gónadas	Vejiga	Columna vertebral
Amígdalas	Intestino	Nervio ciático
Región del tórax	Páncreas	Cadera
Linfa y área circulatoria	Intestino delgado	Rodilla
	Bazo	
Por último, se efectuará un masaje de relajación en todo el pie durante unos 10 minutos.	Corazón (muy poco tiempo) *Masaje de relajación de todo el pie durante unos 10 minutos.*	*Masaje de relajación en todo el pie durante unos 10 minutos.*

Dichos cristales aparecen porque las enfermedades que no están completamente curadas por el sistema inmunológico del cuerpo dejan su rastro en los puntos reflejos correspondientes.

El funcionamiento insuficiente de los órganos implicados en la eliminación de los desechos del cuerpo (riñones, intestinos, pulmones y piel) puede ser también la causa de que se depositen los productos metabólicos de desecho que sobran.

Cuando se sigue un tratamiento con medicamentos o fármacos, se hallan con frecuencia los residuos en la sangre y en todas las células del cuerpo, que pueden formar depósitos en forma de desecho orgánico en las terminaciones nerviosas, sobre todo muy cerca de la columna vertebral.

Todas las enfermedades que una persona ha tenido desde el momento de su nacimiento pueden ser determinadas por los puntos reflejos, ya que la mayoría de las enfermedades actualmente no se curan de forma natural, sino que son inmediatamente detenidas mediante la medicación.

El dolor es un síntoma aún más claro de que dentro de nosotros hay una parte del cuerpo que no funciona bien. El cuerpo no tiene otro medio que emplear el dolor para dirigir nuestra atención a él. Y los cristales duelen, pero al cabo de varias sesiones desaparecen junto con el dolor.

CONSEJOS PARA ANTES Y DESPUÉS DE LA SESIÓN

Antes de la sesión, realiza tu rutina personal (meditación, concentración, protección luminosa de tu aura y respiraciones).

Luego, concéntrate en el trabajo que realizarás con el paciente, leyéndolo como ser individual, con sus problemas específicos, tipo de cuerpo, estado emocional, etc.

Aconséjale usar un calzado cómodo, ya que mucha gente «estrangula» sus pies con los zapatos de moda. Hace falta estar cómodo ya que soportarán todo el peso del cuerpo durante el día.

Después de la sesión, el paciente debe beber mucha agua mineral para ayudar a eliminar los desechos tóxicos por la orina.

La ducha posterior también es muy importante como tónico relajante que también tú debes realizar, dejando correr el agua por tu cabeza, columna, chakras y manos para que ninguna impureza energética y astral quede «adherida» a tu aura.

Come muy liviano antes de la sesión (que debería realizarse al menos una hora y media antes o después de comer) y luego restablécete con frutas o comidas energéticas.

Por último, deberás dejar pasar al menos 24 horas entre sesión y sesión.

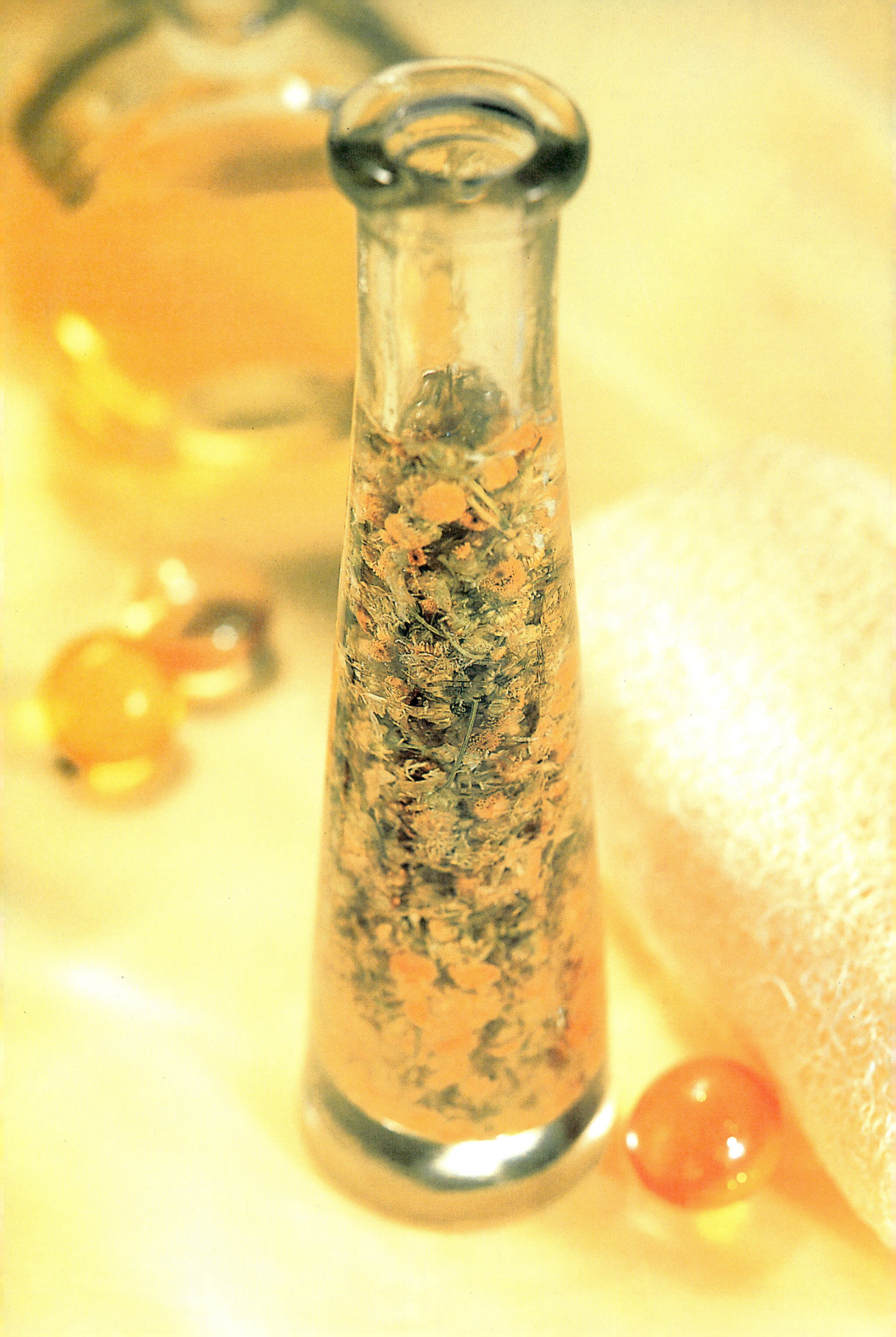

Masaje sensitivo

El masaje sensitivo se basa en la importancia del tacto, en la cualidad de sentir y en la importancia de la unión cuerpo-mente.

Esta técnica permite que el paciente aborde un estado de entrega total, viajando interiormente más allá de la vigilia común. Asimismo, posibilita el despertar de la conciencia hacia profundos estados de fusión con el ser interno. De esta forma, la tensión se disuelve, envolviendo al individuo en una suave sensación de recogimiento, protección y libertad.

Ya desde pequeños, un bebé cuidado, tocado, alzado en brazos y, en definitiva, amado, se diferencia de otro que se halla desprotegido y carente del contacto físico. Es sabido el efecto terapéutico que tiene una caricia o un abrazo, y mucho más el masaje sensitivo.

El ser humano tiene que vivir, sobrevivir, investigar, aceptar, entregarse y conectarse positivamente a su estado de soledad. Estamos acompañados, pero nos encontramos solos con la existencia. Es un misterio universal y, a la vez, individual.

Desde el momento del nacimiento, totalmente desprotegidos y solos, recibimos los primeros mensajes y toques de acompañamiento. El masaje, en su efecto más profundo, incentiva el cariño, el amor, la sensación cálida de ser atendido por otro y aceptar el propio centro interior. Tanto el zen, el tao o el tantra, consideran que la existencia es un gran vacío que lo posee todo. En la misma manera, el ser humano al vaciarse se conecta con el Todo, con el Verdadero Ser y es uno con Eso.

¿Cómo explicar una sensación? ¿Cómo saber a qué sabe el agua si no es probándola? De la misma manera, el masaje sensitivo es una invitación para que dejes muy atrás la personalidad, el carácter y la mente, para dejarte acunar dulcemente por las manos amorosas de otro ser.

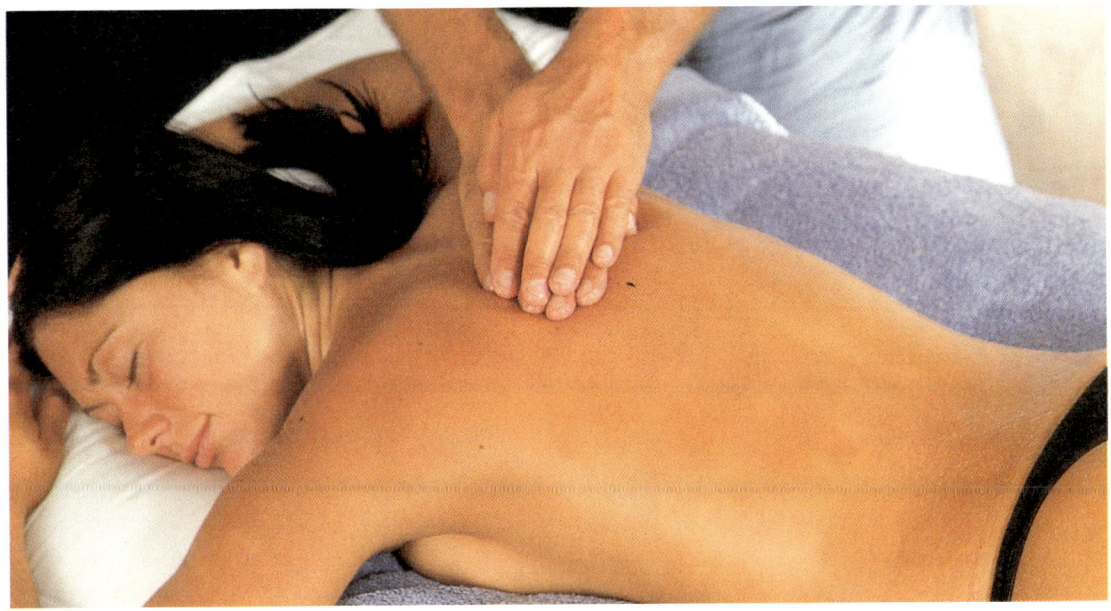

A diferencia del shiatsu o el masaje tántrico, el pilar principal del masaje sensitivo es la lentitud. Casi todos los movimientos son envolventes, suaves, largos y lentos, acompañados por una respiración consciente que permite descomprimir las energías aletargadas y los músculos contraídos.

BASES DEL MASAJE SENSITIVO

La percepción del cuerpo
El paciente se percibirá a sí mismo como una «energía en movimiento», debido a que, poco a poco, se alejará de todo dolor y percepción física para sentirse más como energía y menos como materia.

Ante todo, sentirá que su cuerpo físico está unido, ya que, por ejemplo, las personas demasiado intelectuales o cerebrales descuidan sus piernas, articulaciones y pelvis en pos de llevar la energía a la cabeza. Aquí, el paciente sentirá que las manos del terapeuta se deslizan por todo su cuerpo, llenándolo de un bienestar global.

La piel y las sensaciones
Este órgano será recorrido en toda su extensión por «oleadas y vibraciones de energía». Cuando un área del cuerpo se encuentre bloqueada, el masaje sensitivo le devolverá la fluidez y le abrirá una puerta para que fluya nuevamente por sus cauces habituales.

La piel exterioriza un estado interior de levedad, erotismo energético, cosquilleo, afinidad, sensación de unidad mística con el universo y mucho más. Las sensaciones varían de acuerdo a cada persona y en qué punto de su historia personal se encuentre.

La piel se ve «bronceada» del color amoroso y sanador del masaje sensitivo.

La apertura de bloqueos y corazas
Cuando se mueve la energía es porque anteriormente se desarticula un bloqueo. Todo bloqueo es energía estancada y las técnicas del masaje sensitivo apuntan a ello.

La eliminación de los bloqueos emocionales y energéticos es tan beneficiosa, reparadora, renovadora y transformadora que, al igual que en el li-

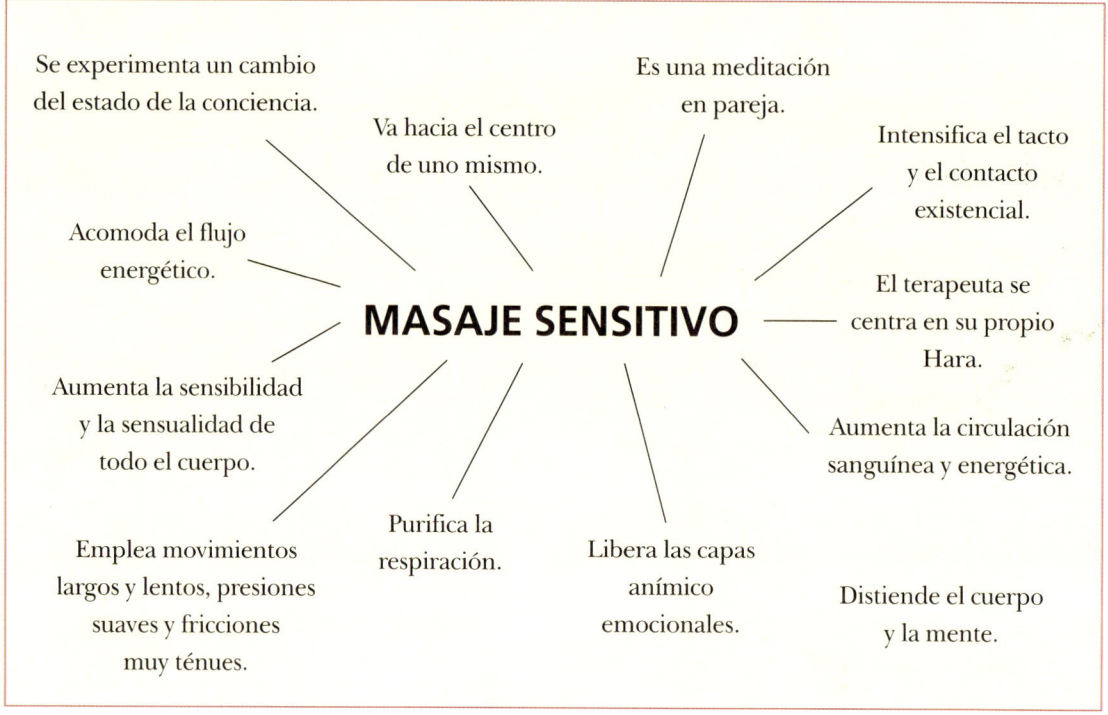

MASAJE SENSITIVO

- Se experimenta un cambio del estado de la conciencia.
- Va hacia el centro de uno mismo.
- Es una meditación en pareja.
- Intensifica el tacto y el contacto existencial.
- Acomoda el flujo energético.
- El terapeuta se centra en su propio Hara.
- Aumenta la sensibilidad y la sensualidad de todo el cuerpo.
- Aumenta la circulación sanguínea y energética.
- Emplea movimientos largos y lentos, presiones suaves y fricciones muy ténues.
- Purifica la respiración.
- Libera las capas anímico emocionales.
- Distiende el cuerpo y la mente.

bro de Robert Fischer *El Caballero de la Armadura Oxidada*, el contacto con la esencia divina y el silencio interior los derribará por completo, renaciendo por dentro.

El encuentro del centro interior

Este renacimiento es un suceso interior de gran valor. Mucha gente vive perdida, dormida, inconsciente de su destino, sin usar sus dones, sin prestar atención al presente mágico.

El masaje es una campana espiritual, una invitación al despertar (a pesar de que en muchas sesiones los pacientes se quedan dormidos).

Seguridad y entrega

El primer contacto entre terapeuta y paciente es muy importante. Por ello, deberás atender no sólo al aspecto físico, sino también a sus palabras. Observa a tu paciente directamente a los ojos y trátalo como si fuese un «mesías»: es único, individual y diferente. No es un alimento del ego, es atención, es servicio, es amor por la esencia. Este trato brindará seguridad y entrega.

Estamos acostumbrados al control y nos resistimos a la entrega. La entrega a la divinidad, a tu Dios personal es lo que cuenta. La entrega significa liberación del pequeño ego disuelto en un mar de conciencia.

Esta entrega va precedida por la seguridad. Y en ello cuentan muchos aspectos: la higiene y decoración del ambiente, los estímulos sensoriales, la honestidad del terapeuta y el estado energético del terapeuta, entre otros.

Visión de la propia vida

Aunque parezca mentira, mucha gente no se da cuenta del ritmo de vida que lleva hasta que no se enferma, lastima o tiene un accidente. El masaje hace las veces de accidente, un accidente placentero que despierta y detona mecanismos internos de la experiencia del «darse cuenta».

El darse cuenta o *insigth* es una vivencia dinámica de la conciencia que sale a flote desde las profundidades del inconsciente. Es el hecho de tomar conciencia. Puedes estar viviendo en el camino equivocado, desatendiendo la salud, el bienestar y la realización de tu destino, y con este suceso transformar tu presente.

El masaje posibilita la recuperación de un ritmo natural de vida, de un vínculo con las leyes de la naturaleza, ya que si nuestro cuerpo se encuentra profundamente relajado podemos viajar hacia nuestro interior, hacia el alma. Es como si un coche de carreras viajara a 250 kms por hora: no podríamos ver en detalle la belleza de su carrocería, el poder de sus neumáticos, la tecnología de su motor. Pasaría muy rápido. Pero al estar estacionado, tenemos la posibilidad de poder observar en detalle todo su equipamiento.

El masaje permite que el vehículo (el cuerpo físico), quieto y en descanso, dé a cada persona la posibilidad de observarse a sí misma por dentro, observar cómo está viviendo su estado actual.

EL MASAJE SENSITIVO PARA DIFERENTES TIPOS DE PERSONA

Todo ser humano es un mundo en sí mismo. Hay quienes son rígidos en cuerpo y carácter; los que son más cerebrales e intelectuales, para quienes prima la razón y la lógica antes que nada; o los que son dominantes y quieren tener siempre el control de las situaciones.

Veremos a continuación cinco tipos de personalidad y cómo trabajar sobre ellos.

Persona dependiente

Características:
- Tiene miedo tanto al aislamiento como a sentirse abandonado/a.
- Ansía el reconocimiento por parte de los demás.
- Es particularmente delgado/a y poco muscular.
- Su cuerpo tiene la tendencia de curvarse hacia adelante.

- Tiene una gran inmadurez física: pelvis estrecha, vello escaso, pies y piernas débiles.
- Tiende a apoyarse en los demás, no sabe arreglárselas por sí mismo.
- Necesita contacto con el prójimo; busca el calor y la ayuda.
- Tiene un bajo nivel energético.
- Tiene un cierto sentimiento de privación por falta de contacto con la madre.
- Tiene sensaciones de vacío y de carencia afectiva.
- Es probable que haya nacido por cesárea, lo que le impulsa a sentirse ayudado por los demás.

Tratamiento de masaje:

Le haremos tomar conciencia de su propio valor, de su individualidad, fortaleciendo y masajeando particularmente los brazos y las piernas.

Por otra parte, acentuaremos su contacto con la tierra, por lo que es recomendable emplear también la reflexología.

Utilizaremos aceites para masajear todo el cuerpo, ya que así podrá sentir que está nuevamente en el útero materno, y activaremos de forma enérgica y suave la palma de sus manos y la planta de los pies.

Persona sumisa

Características:

- Se trata de una persona que sufre y se lamenta, o casi no habla.
- Suele renunciar tanto a sus propios derechos como a sus necesidades.
- Se muestra incapaz de cambiar situaciones.
- Tiene miedo a exteriorizar sus sentimientos, especialmente el hastío, la hostilidad y la superioridad.
- Reprime la cólera profunda, que sólo podría manifestar mediante una explosión de agresividad.
- Construye una estructura muscular potente capaz de sostener la rabia y la agresividad.
- Se amuralla en sí mismo.
- Puede haber sido criado por una madre asfixiante, opresiva, particularmente en la alimentación. Como consecuencia, tiene la sensación de vivir «taponado».
- Está bloqueado por la retención en brazos y piernas.
- Es probable que haya sido humillado de niño.
- Tiene la energía bloqueada a la altura del cuello, los hombros y la pelvis.
- Tiene miedo de sentir excitación genital y, como consecuencia, retiene la energía en los órganos pélvicos y las nalgas.

Tratamiento de masaje:

Necesita técnicas fuertes para disolver los bloqueos y sacar lo que ha reprimido en su interior.

Emplearemos las técnicas de respiración y el sonido: el paciente inspirará profundamente y expulsará el aire con la boca abierta, empleando el sonido de las vocales para liberar los bloqueos.

El masaje será fuerte y lento.

Persona dominante o controladora

Características:

- Se caracteriza por una postura muscular apta para ahuyentar el miedo al fracaso.
- Inspira con el pecho alzado.
- Siente la necesidad de ser superior a todos.
- Niega los sentimientos y las emociones.
- Quiere poder sobre los demás: o bien agrede con prepotencia o trata a través de la seducción.
- Tiene un desarrollo desmesurado de la parte superior.
- Desea más el poder que el placer, para controlar.
- Muestra problemas con el padre; un padre sin amor le obligó a establecer un enfrentamiento.

Tratamiento de masaje:

La persona dominante necesita equilibrar el fluido energético de la parte superior y llevarlo hacia la parte inferior.

Es decir, necesita aliviar las tensiones cervicales, escapulares, torácicas y diafragmáticas, para que así pueda exhalar libremente y liberarse de la inspiración crónica.

Trabajaremos con presiones rítmicas sobre el tórax, incrementando la fase de exhalación. De esta forma, se alivia el impulso hacia arriba y el tórax baja la tensión cervical y maxilar.

Persona rígida o estructurada
Características:
- Siente la necesidad de controlar sus propias emociones y no dejarse implicar por los demás.
- Tiene la cabeza erguida y la espalda erecta.
- El cuello es duro y tiene el busto lleno y estrecho.
- Tiene miedo a caer, a aventurarse.
- Para la persona rígida o estructurada, la sumisión equivale a morir.
- Normalmente son ambiciosos y activos.
- En lo sexual, el varón se muestra narcisista, mientras que la mujer suele ser cerrada.
- El cuerpo se muestra equilibrado en sus formas, pero rígido con una coraza o armadura.

Tratamiento de masaje:
Efectuaremos movimientos directos, claros y precisos, no emocionales sino neutros ya que puede molestarse. Emplearemos presiones controladas, estiramientos, sacudidas rítmicas y balanceos.

Este masaje tiene que aportar elasticidad y suavidad en todos los músculos de la espalda, del pecho, de la caja torácica y del corazón.

Por último, será primordial movilizar las articulaciones.

Persona cerebral y racional
Características:
- La persona cerebral, funciona como un ordenador, siempre está pensando y calculando.
- Muestra una tendencia a racionalizar todo lo que vive.
- Es un gran observador de lo que sucede a su alrededor.
- Tiene toda su energía en la cabeza, olvidando sus extremidades, articulaciones y la zona inferior del cuerpo.
- Su centro es la razón, el pensamiento, de modo que cualquier cosa que no pueda entender, la niega o critica.
- Es el más propenso a sufrir estrés por la congestión de energía.

Tratamiento de masaje:
Comenzaremos por la cabeza para liberarlo de la tensión. Necesitamos «decapitarlo» energéticamente para así llevarlo a sentir que no es sólo un cerebro.

Los movimientos serán expansivos.

Mientras le guiamos a través de una respiración de limpieza, enfatizaremos el masaje tanto en los brazos, como en la pelvis, las manos, las piernas y los pies.

Por otra parte estimularemos también la zona de la columna mediante movimientos en forma de «8».

TEST PARA DETERMINAR LA PERSONALIDAD

Casi todos participamos de varias de las personalidades anteriormente señaladas. Por ello, para determinar mejor qué tipo corresponde a cada persona y qué técnicas deben combinarse, te facilito el siguiente test. Con él podrás descubrir que tu paciente es dominante y cerebral, o sumiso y dependiente, por ejemplo; en cuyo caso realizarás media hora de masaje para una personalidad y media para otra. Marca las respuestas positivas. La cantidad de respuestas afirmativas te dará la predominancia que marca a cada persona, aunque no olvides estudiar también su estructura física.

PERSONALIDAD DEPENDIENTE

1. ¿Naciste por cesárea?
2. ¿Evitas estar solo y buscas siempre compañía?
3. ¿Sientes que tu madre te ha dado poco afecto?
4. ¿Consultas cada nuevo proyecto con tus amigos o allegados?
5. ¿Buscas siempre el reconocimiento de los demás?

PERSONALIDAD SUMISA

1. ¿Adoptas el papel de víctima y crees que los demás te hacen daño?
2. ¿Sientes un nudo en la garganta por no decir lo que sientes y piensas?
3. ¿Priorizas siempre las necesidades de los demás y dejas a un lado las tuyas?
4. ¿Tu madre ha sido manipuladora o te controlaba demasiado?
5. Cuando sientes deseo sexual, ¿lo reprimes o lo expresas?

PERSONALIDAD DOMINANTE Y CONTROLADORA

1. ¿Quieres que todas las cosas se realicen a tu manera?
2. Ya sea en deportes o en el trabajo, ¿sientes la necesidad de ser el mejor, de destacarte y competir?
3. En tu grupo de amistades, ¿eres el que decide donde ir o qué película ver?
4. ¿No entregas tu corazón por miedo a perder el poder y el control?
5. ¿Has tenido carencia de afecto y protección por parte de tu padre?

PERSONALIDAD RÍGIDA Y ESTRUCTURADA

1. ¿Tienes marcada una rutina personal con horarios estrictos?
2. ¿Si tienes la oportunidad de ir a vivir a otro país, sientes miedo a la aventura?
3. ¿Eres ambicioso y actúas firmemente para conseguir lo que te propones?
4. ¿Te ocultas detrás de una coraza emocional para no expresar lo que sientes?
5. ¿Quieres tener siempre la razón en tus opiniones, desvalorizando las otras?

PERSONALIDAD CEREBRAL Y RACIONAL

1. Si sientes afinidad y atracción por alguien, ¿analizas la situación y dejas para después lo que siente tu corazón?
2. ¿Calculas y racionalizas todas tus experiencias?
3. ¿Vives con estrés y, a menudo, te duele la cabeza?
4. Si no entiendes algo, ¿lo niegas y criticas?
5. La mayor parte de tu tiempo, ¿lo pasas leyendo, estudiando y usando el intelecto?

MASAJE SENSITIVO

TÉCNICAS PARA LOS DIFERENTES TIPOS DE PERSONA

1. Técnicas para personalidad dependiente

> ACEITE ADECUADO: Geranio o limón.
> TIEMPO DE CADA TÉCNICA: De 1 a 2 minutos.
> OBJETIVO: Despertar el «yo puedo».

Boca Abajo

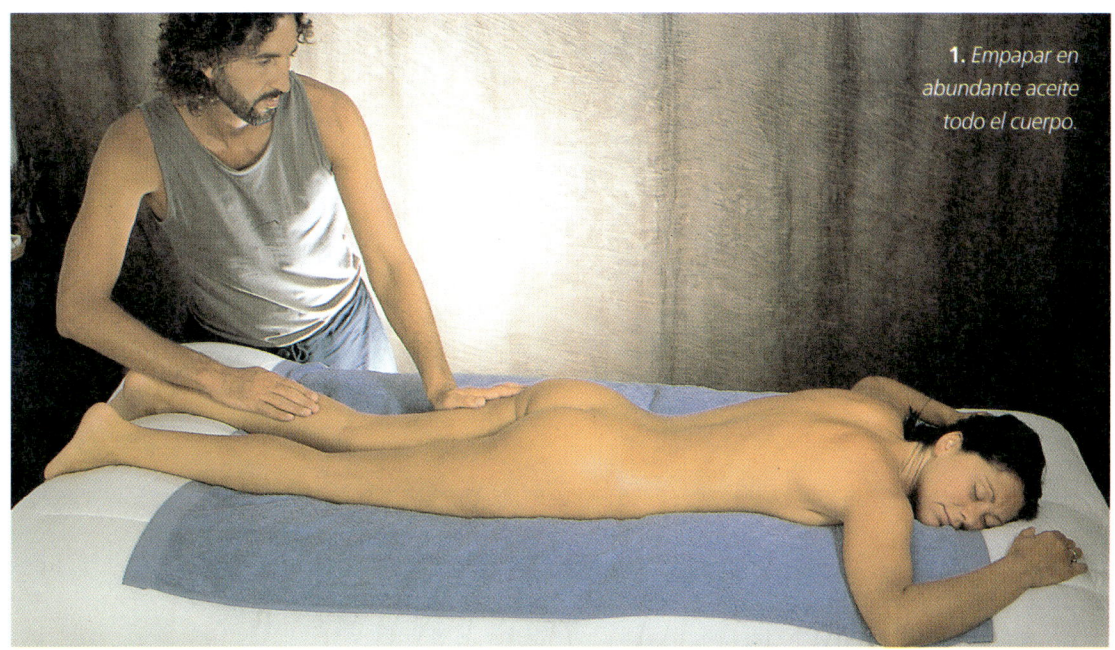

1. Empapar en abundante aceite todo el cuerpo.

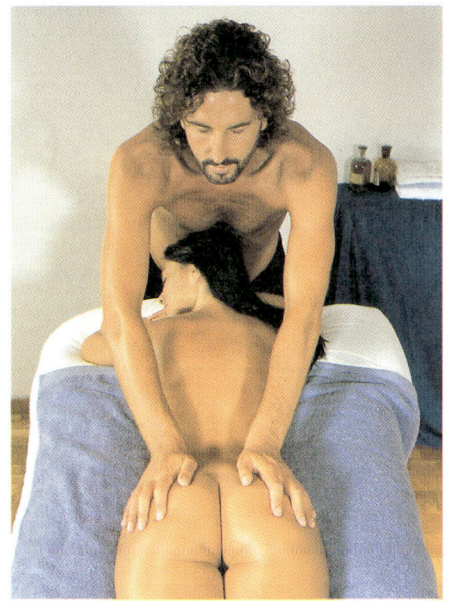

2. Deslizar muy suavemente las manos abiertas desde los pies hasta la cabeza.

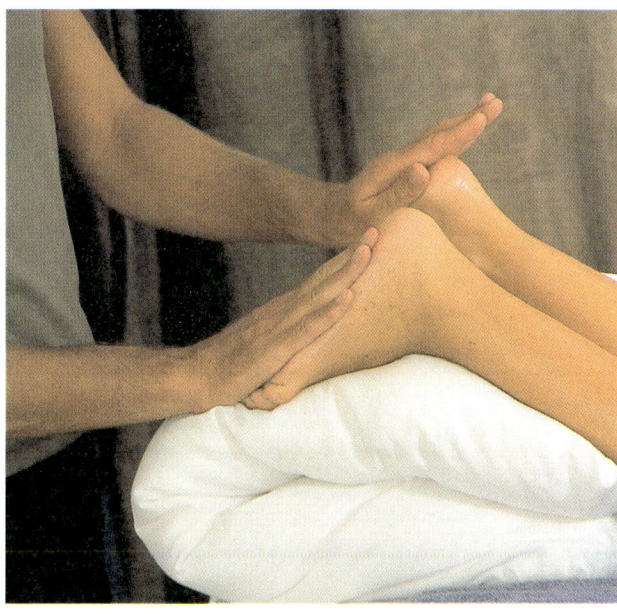

3. Estimular enérgicamente las plantas de los pies con la palma de la mano.

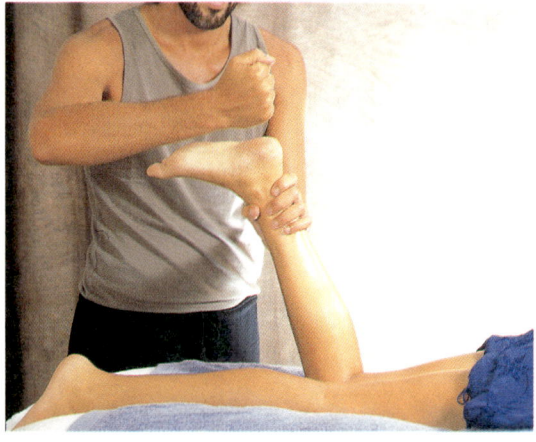

4. *Dar golpecitos en la planta del pie (más en el talón), con los puños cerrados para activar las bases, sentirse firme sobre «uno mismo» y no depender de los demás.*

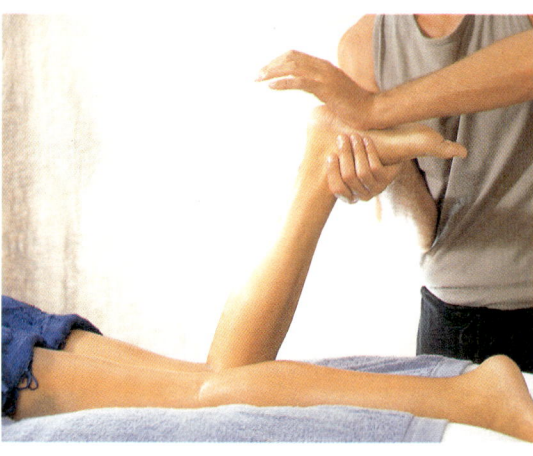

5. *Hacer círculos en toda la planta del pie con el canto de la mano.*

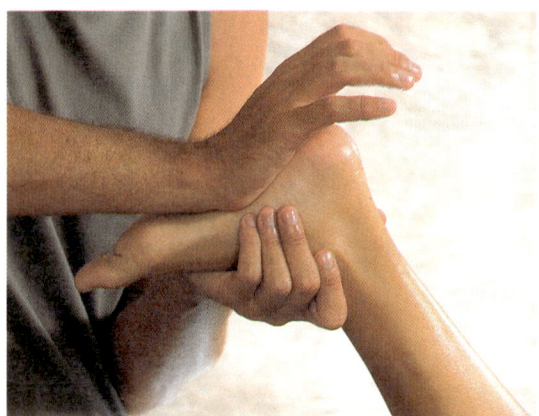

6. *Amasar el tobillo con ambas manos.*

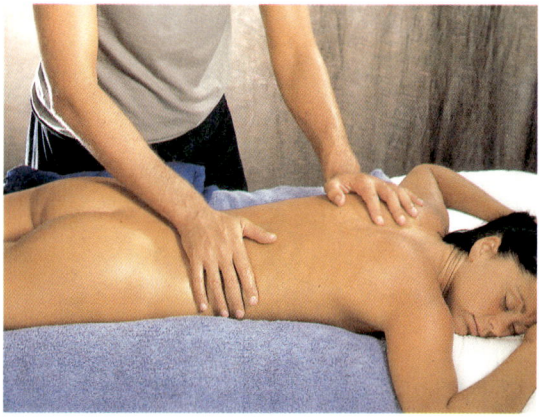

7. *Hacer un deslizamiento completo por todo el cuerpo, con movimientos libres y utilizando toda la palma de la mano en actitud de protección.*

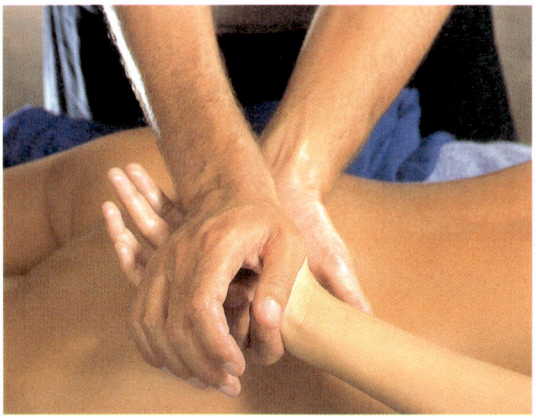

8. *Hacer movimientos circulares en la base de la mano.*

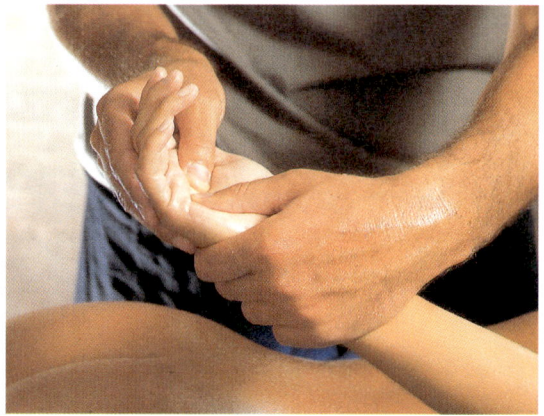

9. *Estimular la mano con presiones de ambos pulgares.*

MASAJE SENSITIVO

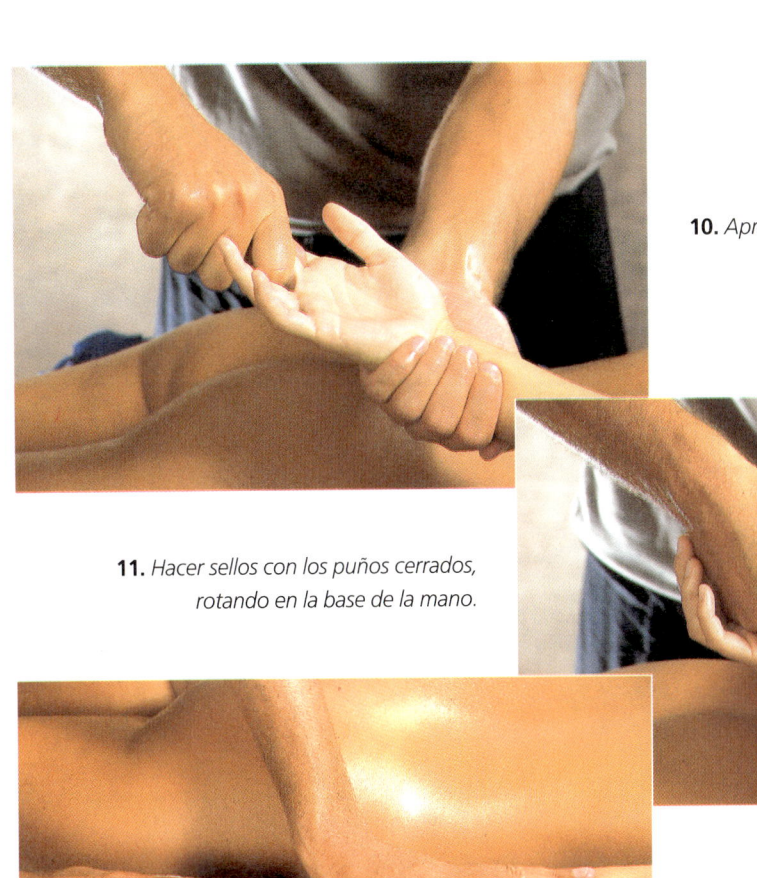

10. Apretar dedo por dedo.

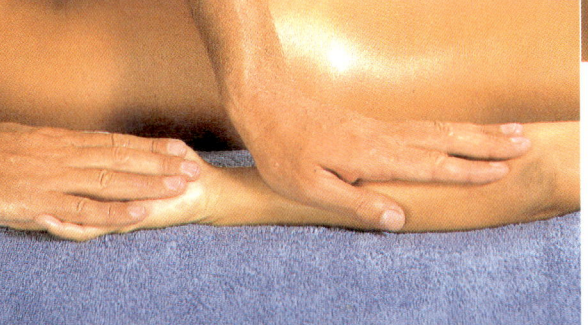

11. Hacer sellos con los puños cerrados, rotando en la base de la mano.

12. Deslizar suavemente una mano tras otra.

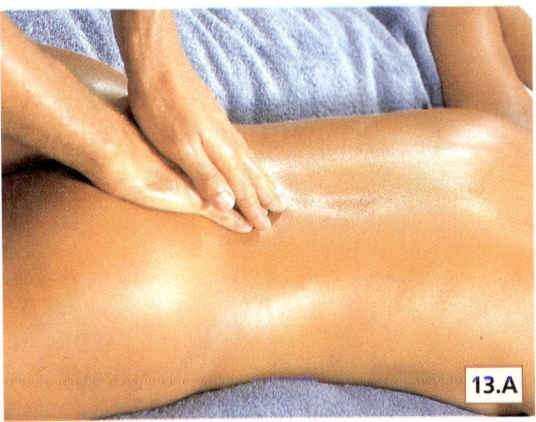
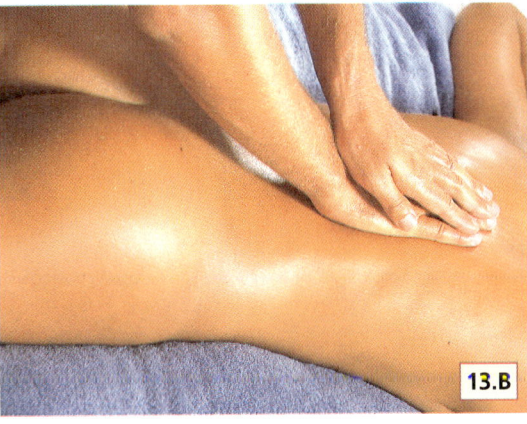

13. Con una mano encima de la otra, subiendo y bajando enérgicamente, estimular dinámicamente toda la columna. Esta técnica sirve para elevar el nivel energético, generar calor y dar protección al paciente.

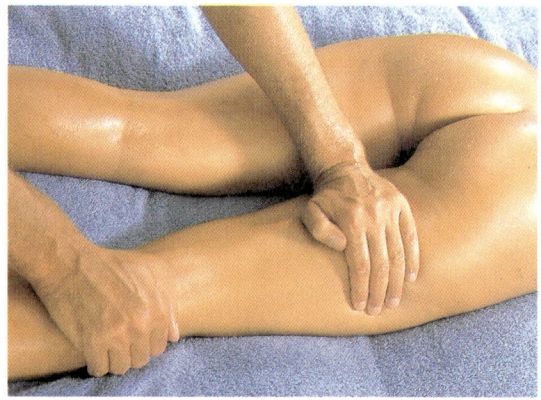
14. *Hacer presiones fijas con ambas manos en todo el recorrido de la pierna. Subir y bajar aplicando bastante fuerza.*

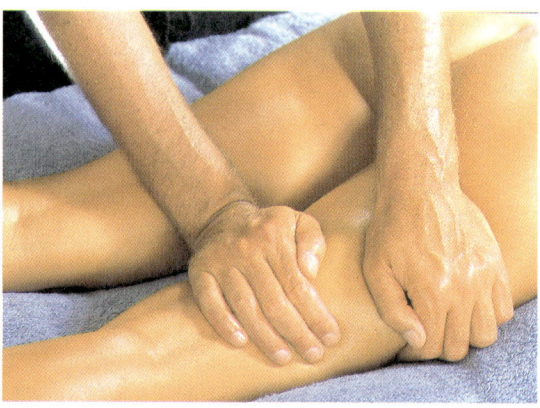
15. *Hacer presiones con deslizamiento, estimulando toda la pierna.*

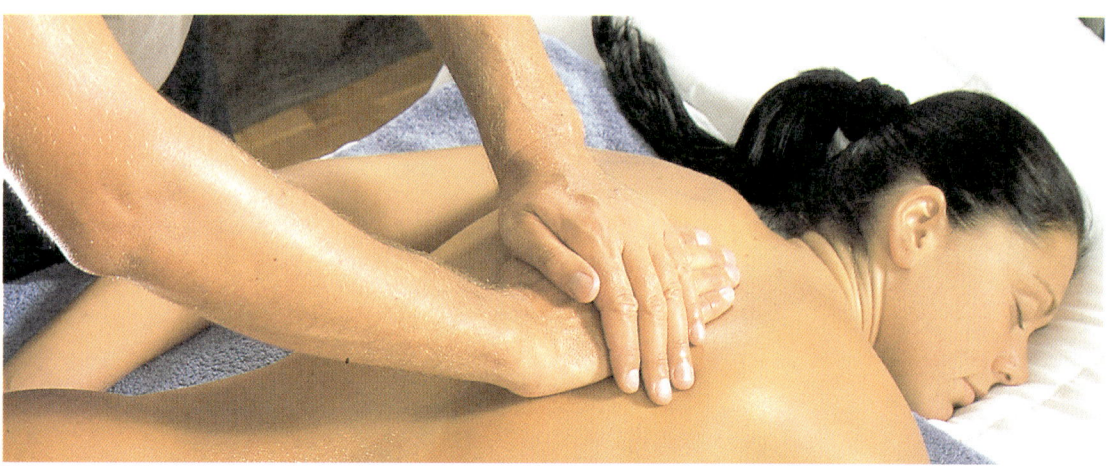
16. *Hacer círculos de 15 cm de diámetro con una palma sobre la otra, en sentido horario y en el centro de la espalda (en el cuarto chakra, ya que es el recipiente de las emociones, el afecto y la protección) para generar mucho calor.*

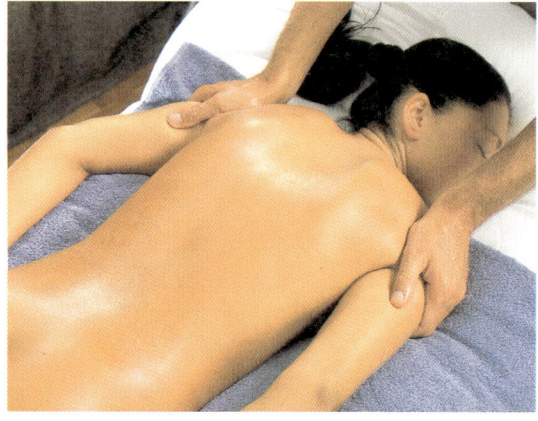
17. *Estimular el hombro con presiones y amasamientos para activar la sensación de «yo puedo arreglármelas solo».*

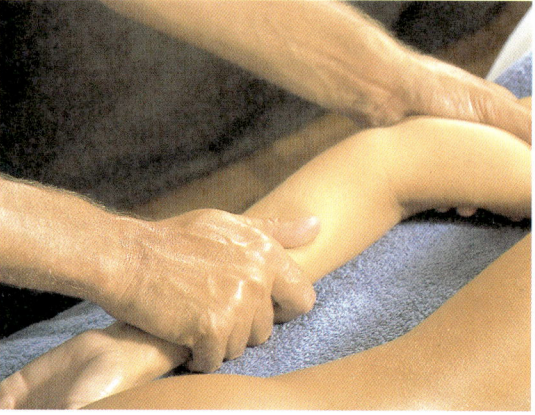
18. *Estimular dinámicamente ambas manos con presiones en los brazos, para activar la sensación de «yo actúo».*

Boca arriba

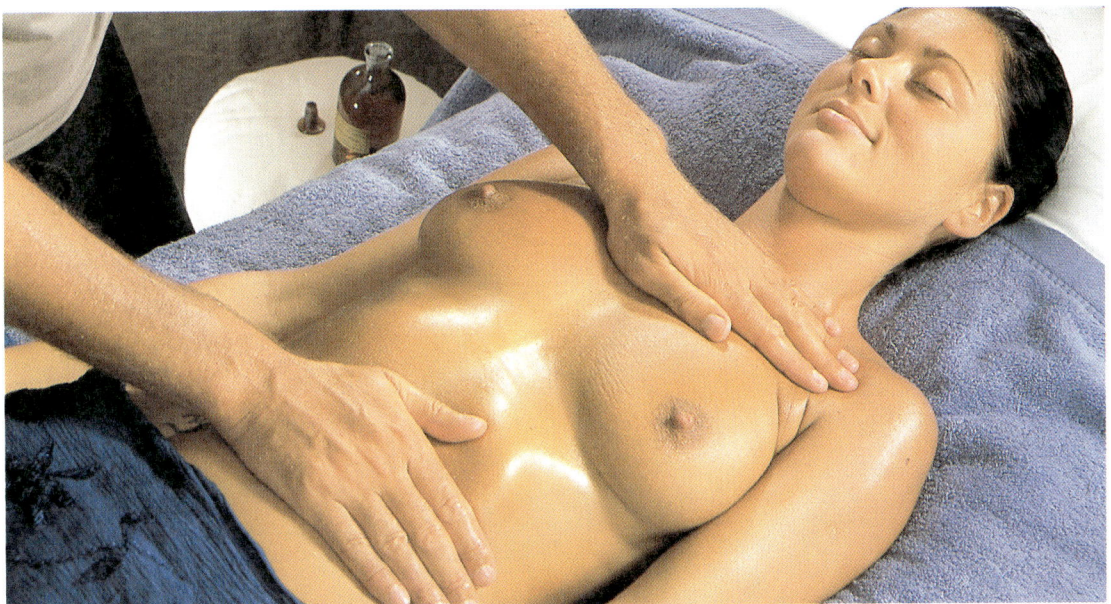

19. *Empapar el cuerpo de aceite y distribuirlo en actitud de protección (lenta y conscientemente).*

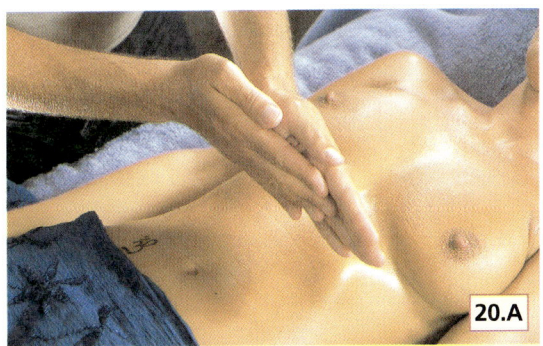
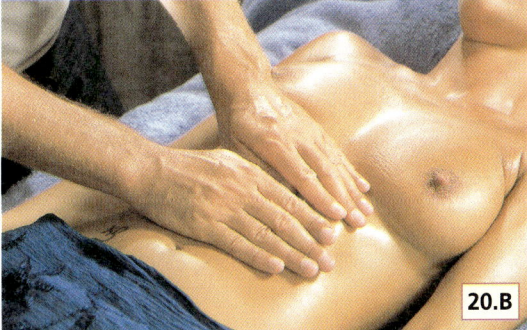

20. *Frotar ambas manos hasta generar calor y aplicarlo en la zona del plexo solar (tercer chakra, el recipiente de la autoestima y la voluntad personal).*

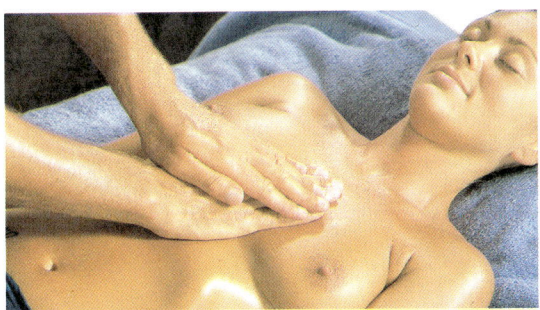
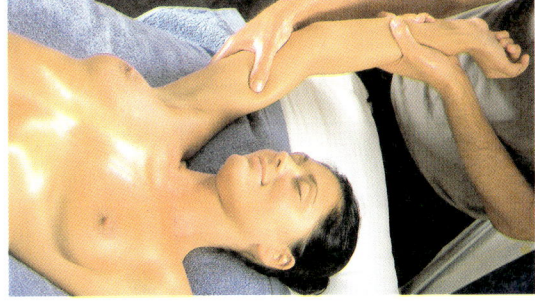

21. *Hacer círculos horarios en el centro del pecho o cuarto chakra.*

22. *Situando al paciente con los brazos sobre la cabeza, estimular desde los hombros hasta las manos aplicando la técnica del guante.*

23. Hacer movimientos continuos semicirculares, subiendo y bajando. Uniremos el plexo solar con el plexo cardíaco y finalizaremos en los hombros.

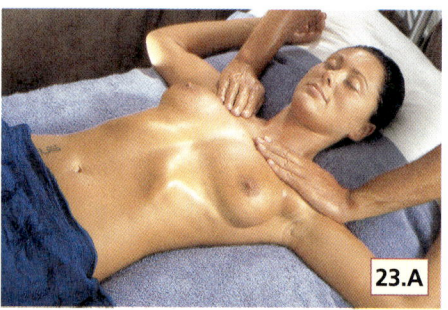

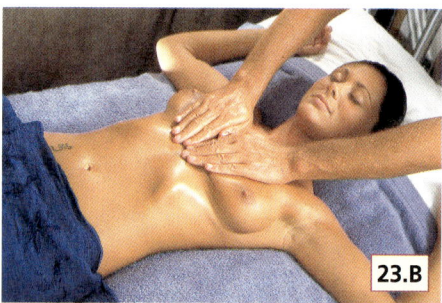

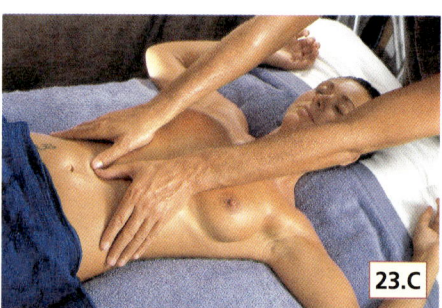

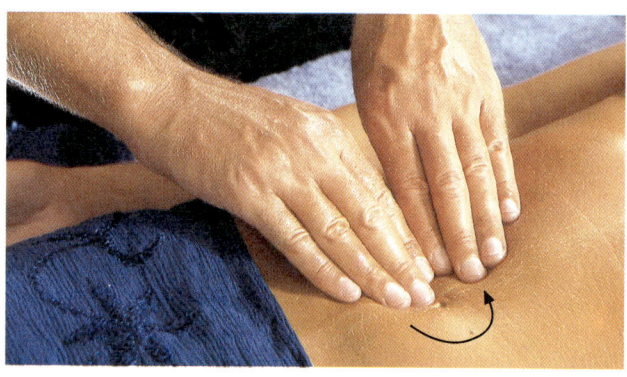

24. Con las yemas de los dedos, hacer pequeños círculos alrededor del ombligo para despertar la sensación de haber cortado el cordón umbilical psicológico o la dependencia de la madre.

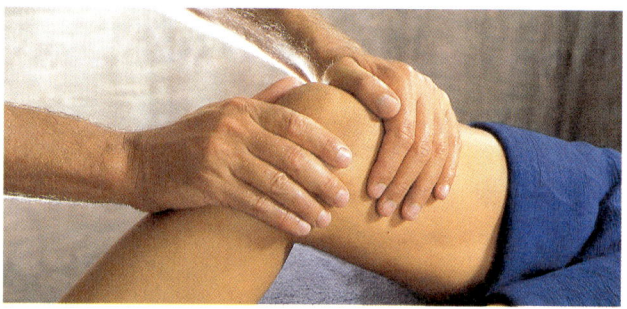

25. Frotar las rodillas, ya que están vinculadas a la flexibilidad de carácter, al miedo a la muerte y, en los hombros, a la pérdida de vitalidad por eyaculaciones descontroladas.

Dejaremos que el paciente goce los efectos y los cambios que el masaje le ha producido y, con música suave de fondo, le guiaremos a través de la siguiente meditación:

> *Respira profunda y lentamente, como si fueras un bebé. Visualízate caminando descalzo por un túnel oscuro que te lleva hacia una ráfaga de luz, cálida y conocida que puedes ver al final. Siente la atracción de la luz; siente que eres capaz de ir por tus propios medios. Tú puedes ir hacia la luz. Eres ternura y a la vez poder. Tú tienes el poder en ti mismo. La luz te envuelve, te protege y te llena de cariño.*
>
> *Descubres que eres una semilla de luz que comienza a germinar hasta convertirse en árbol. Siente las raíces en la tierra; el equilibrio del tronco; la apertura y manifestación de las ramas que crecen. Eres raíz, tronco, ramas y frutos. Siéntete seguro y firme, pero también flexible y danzarín con el viento.*
>
> *Vuelve a sentir todo tu cuerpo lentamente, con la sensación que la meditación te ha aportado.*

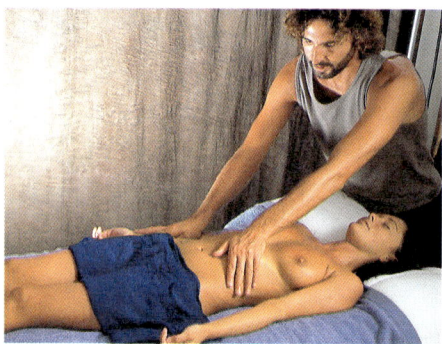

26. Por último, realizaremos la relajación final deslizando las manos en forma envolvente por todo el cuerpo.

2. Técnicas para personalidad sumisa

> ACEITE ADECUADO: Menta o eucaliptus.
> TIEMPO DE CADA TÉCNICA: De 3 a 4 minutos.
> OBJETIVO: Despertar el «yo me expreso».

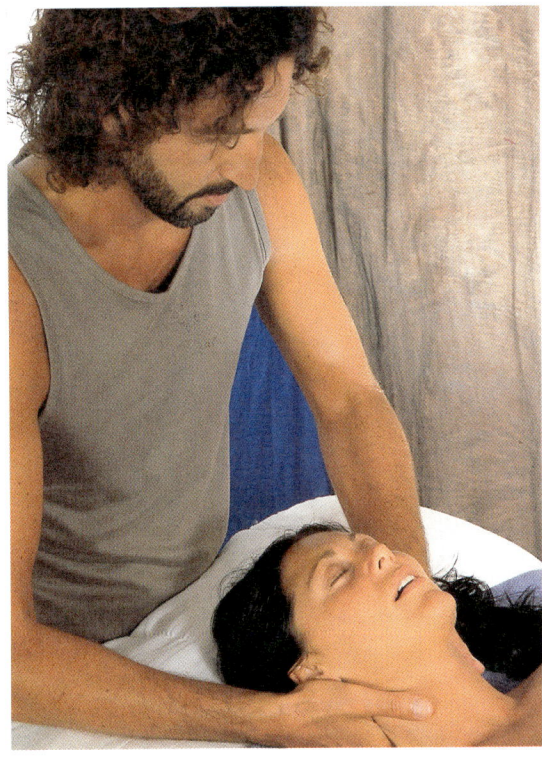

1. *Estirar el cuello con ambas manos y con movimientos suaves y alternativos, mientras el paciente exhala sonoramente todo el aire por la boca.*

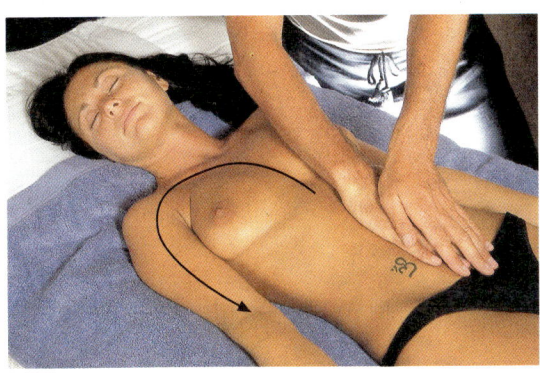

2. *Hacer movimientos de limpieza energética partiendo del hara y subiendo con ambas manos (una a cada lado) hacia el centro del pecho, los hombros, los brazos y finalizando en las manos.*

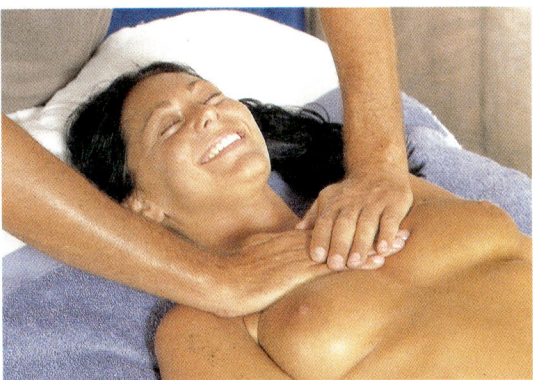

3. *Presionar de forma moderada el centro del pecho. Al hacerlo, el paciente repetirá las vocales con cada exhalación y en voz alta: aaaaaaaaa, eeeeeeeee, iiiiiii, oooooo, uuuuu. (A veces esta técnica genera mucha risa, por lo que es doblemente terapéutica).*

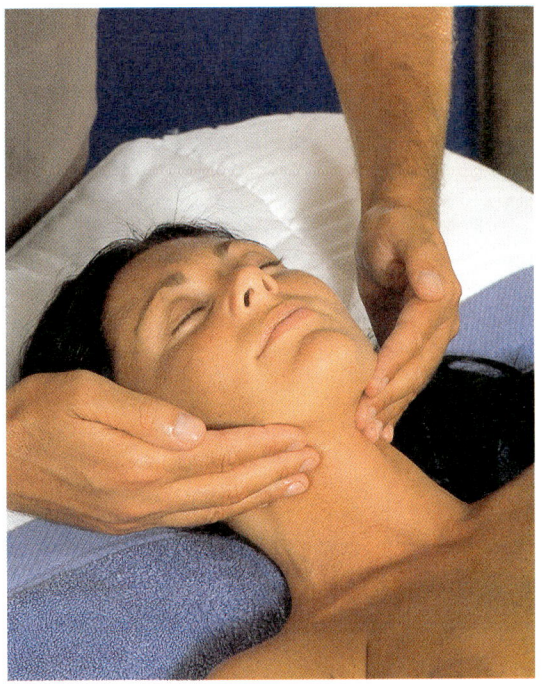

4. *Realizar movimientos de apertura en la zona de la garganta (plexo laríngeo, quinto chakra). El aceite de menta o de eucaliptus abrirá esta zona, liberando la represión y la falta de expresión.*

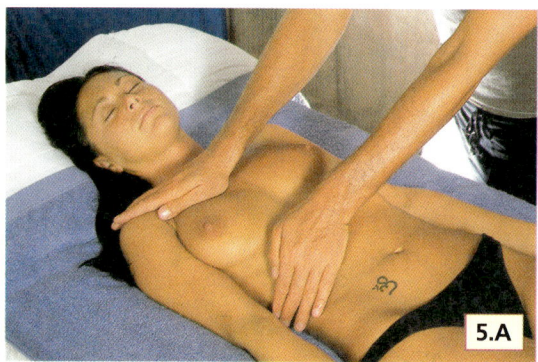 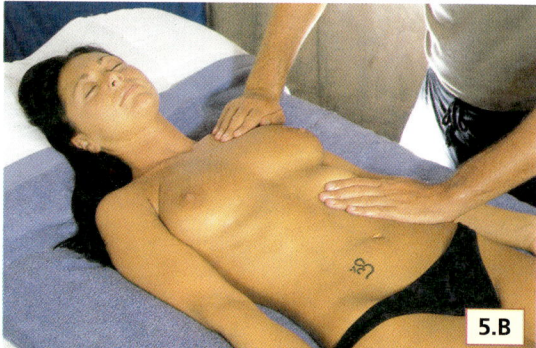

5. Trabajar con ambas manos a la vez, de modo que una mano abra la zona de la clavícula hasta los hombros, mientras la otra abre la boca del estómago.

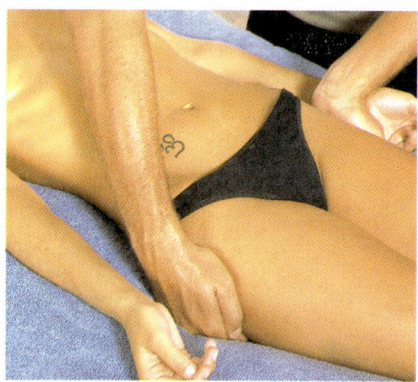

6. Amasar de abajo hacia arriba la cadera, la cintura y parte de los glúteos. Esta zona ha sido muy reprimida en las mujeres, por lo que masajearla hace que recuperen la sensación de «yo siento mi energía de vida».

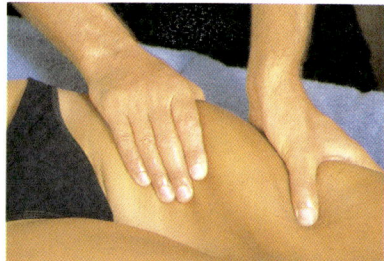

7. Amasar la zona alta del cuádriceps, con una mano por el lado interno y la otra por el lado externo.

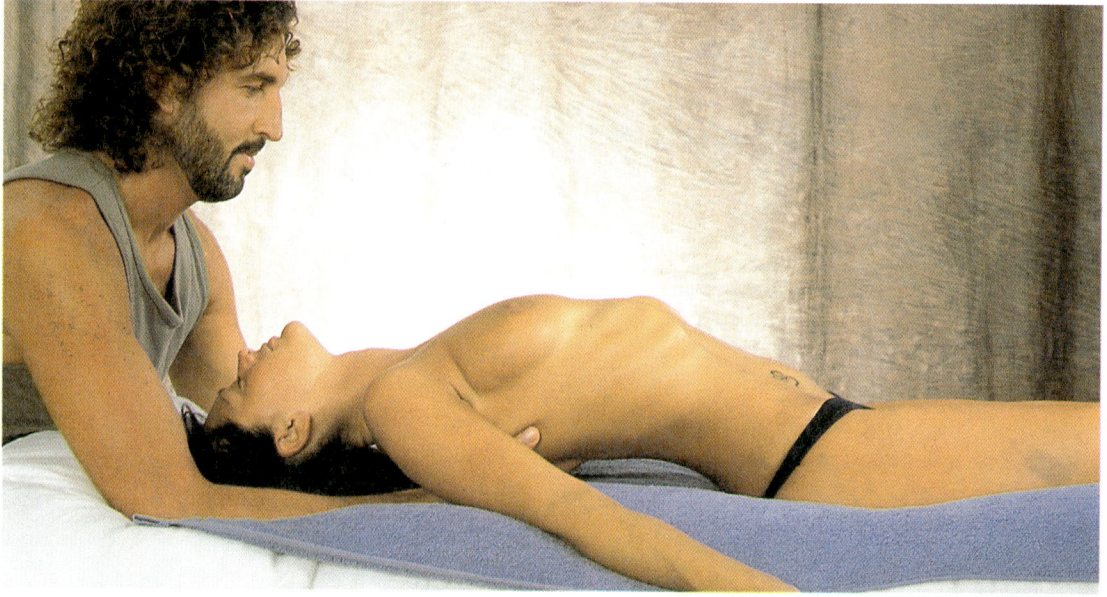

8. Colocando las manos por debajo de la zona media de la espalda, hacer movimientos de vaivén (de unos 15 cm de largo). Este movimiento permite que el pecho se expanda, respirando profundamente y movilizando la energía aletargada de las emociones.

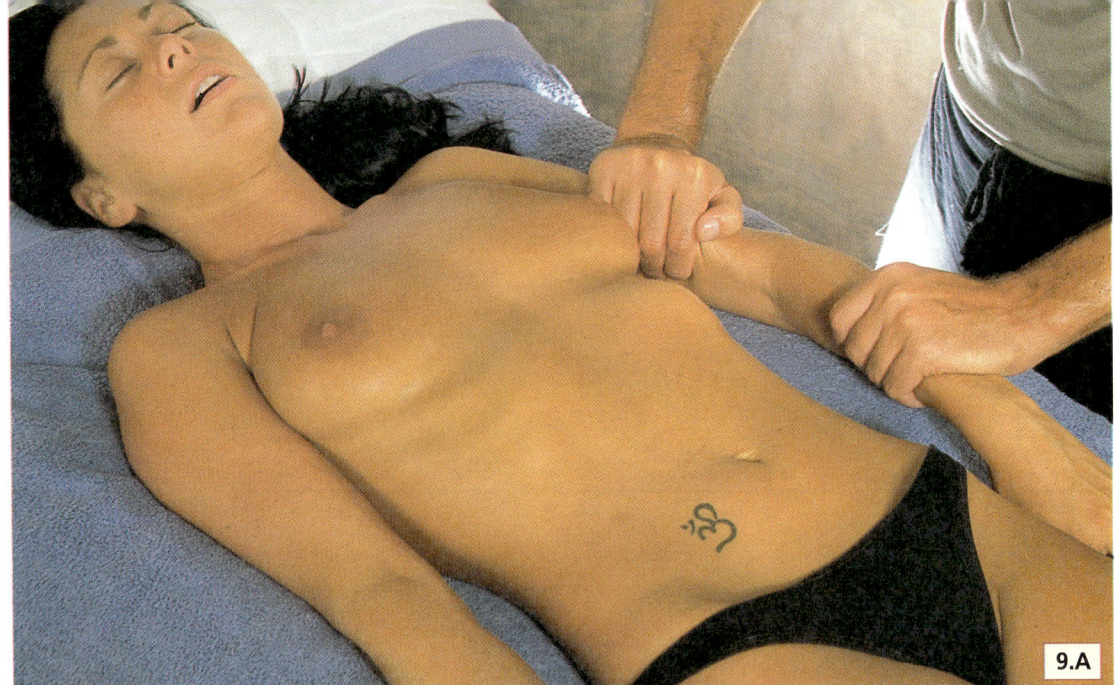

Debes saber que cuando se respira por la boca se conecta directamente con el cuarto chakra, permitiendo que se disuelvan las corazas emocionales y que se abra la sensación oceánica de unidad con la vida. En cambio, las respiraciones nasales solamente están vinculadas con el cerebro, lo que estimula el tercer ojo y el intelecto.

Tras una pausa, haz retornar al paciente a la respiración profunda y, con música suave de fondo, guíale a través de la siguiente meditación:

> *Respirando muy suavemente, visualízate buceando en un océano de aguas tranquilas y transparentes. Observa los peces, los bancos de coral, las algas y todo el misterio del mundo submarino. Con mucha calma, imagina a todas las personas que no te dejan expresarte; míralas directamente a los ojos y transmíteles quién eres. Hazles sentir que tú naciste libre y que quieres usar tu energía creativa. Danza en el agua y muéstrales todo lo que puedes hacer: moverte, expresarte, fluir.*
>
> *Después, subid todos juntos a la superficie. Allí podrás respirar el aire y ver el sol y el cielo. Mirando directamente a los ojos de las personas que te reprimen, diles lo que sientes y lo que quieres hacer. Hazles saber que serás tú mismo porque tú te permites a ti mismo ser quien eres. Tienes un don para comunicarte y lo harás siempre con amor y confianza en tu poder interior. Dios está dentro tuyo.*

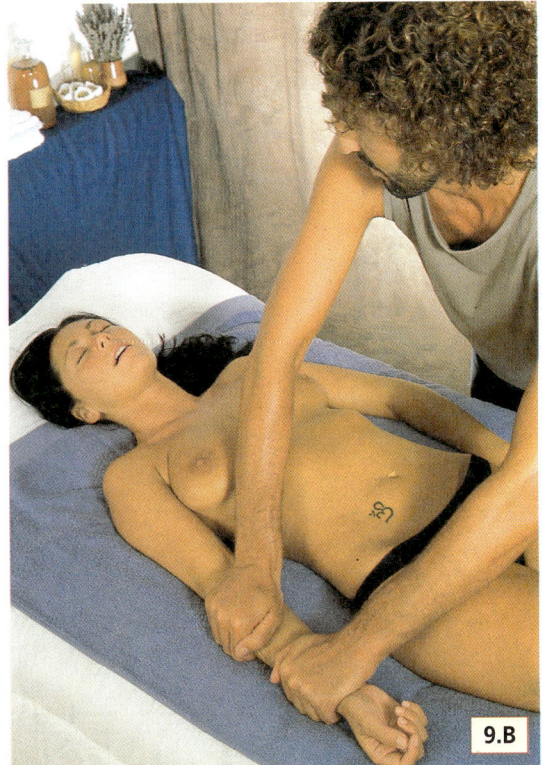

9. Presionar fuertemente todo el cuerpo, zona a zona, durante 10 minutos. Es importante que la presión sea bastante fuerte, aunque sin llegar a causar dolor. Esta técnica va acompañada de la «respiración» del corazón, consistente en inhalar y exhalar por la boca a un ritmo parejo y profundo.

3. Técnicas para personalidad dominante o controladora

Boca arriba

> ACEITE ADECUADO: Lavanda.
> TIEMPO DE CADA TÉCNICA: De 2 a 3 minutos.
> OBJETIVO: Despertar la sensación de «yo me entrego al amor y a la sabiduría del Universo».

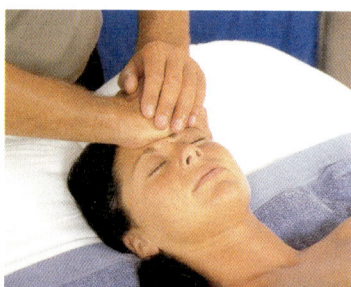

1. *Efectuar movimientos circulares antihorarios sobre la frente del paciente con una mano sobre la otra.*

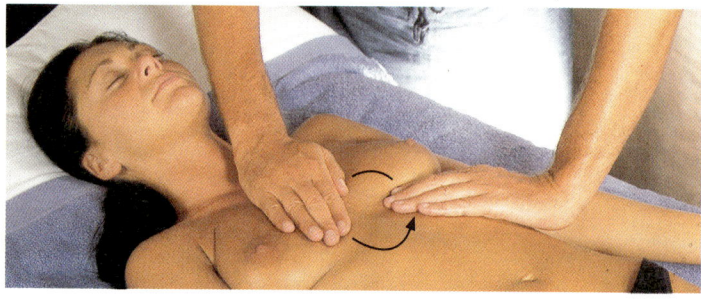

2. *Realizar movimientos rotatorios sedantes en todo el pecho y la caja torácica. Guiar al paciente para que exhale lentamente el aire por la boca y despierte su sensación de «entrega».*

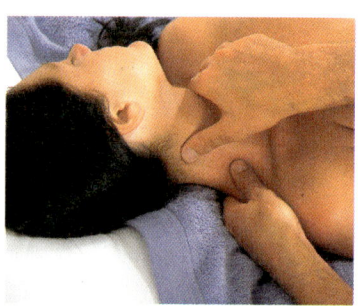

3. *Aliviar las tensiones cervicales con la técnica de la escalerita (una mano tras otra alternativamente), moviendo suavemente la cabeza.*

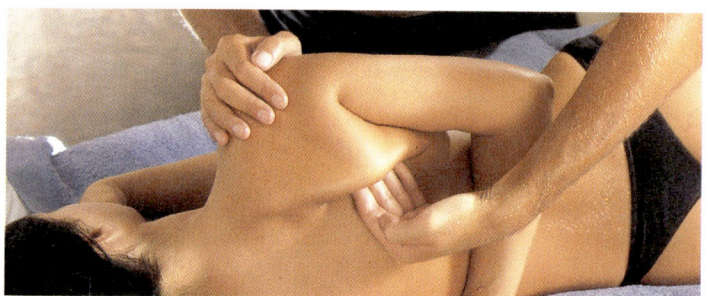

4. *Trabajar de costado la apertura escapular con los pulgares y, después, con toda la mano. Ésta es una zona donde el ser humano deposita y construye su armadura, sus corazas emotivas, sus defensas y sus represiones emocionales.*

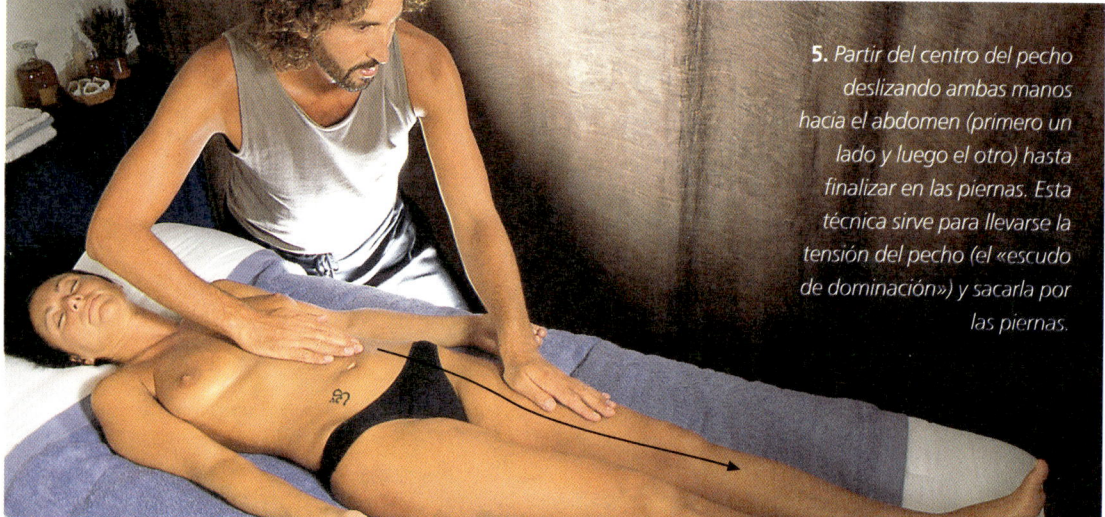

5. *Partir del centro del pecho deslizando ambas manos hacia el abdomen (primero un lado y luego el otro) hasta finalizar en las piernas. Esta técnica sirve para llevarse la tensión del pecho (el «escudo de dominación») y sacarla por las piernas.*

Boca Abajo

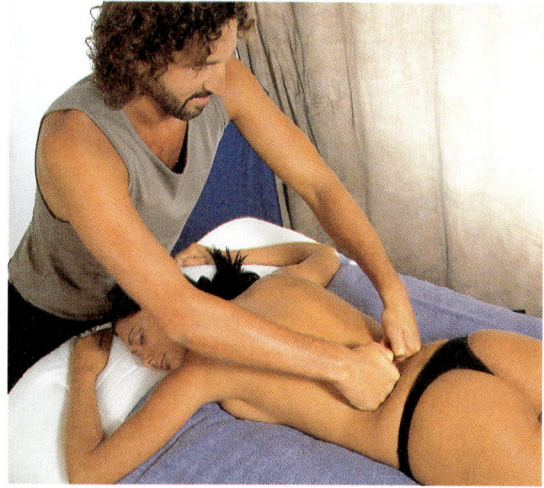

6. *Como si fueses un tractor que va sembrando el campo, desliza los nudillos desde el cuello a toda la espalda para irrigarle sangre.*

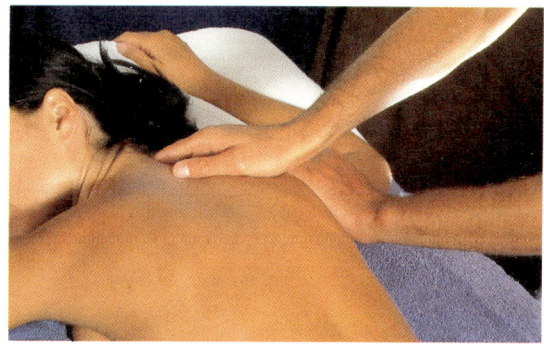

7. *Con una mano sobre la otra, recorre desde el cuello hasta el hombro.*

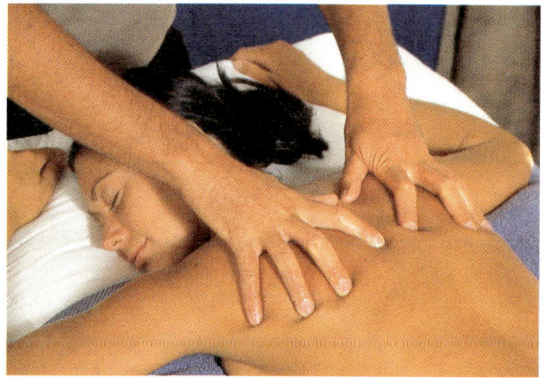

8. *Como un rastrillo, baja con los dedos abiertos por toda la espalda hasta el sacro.*

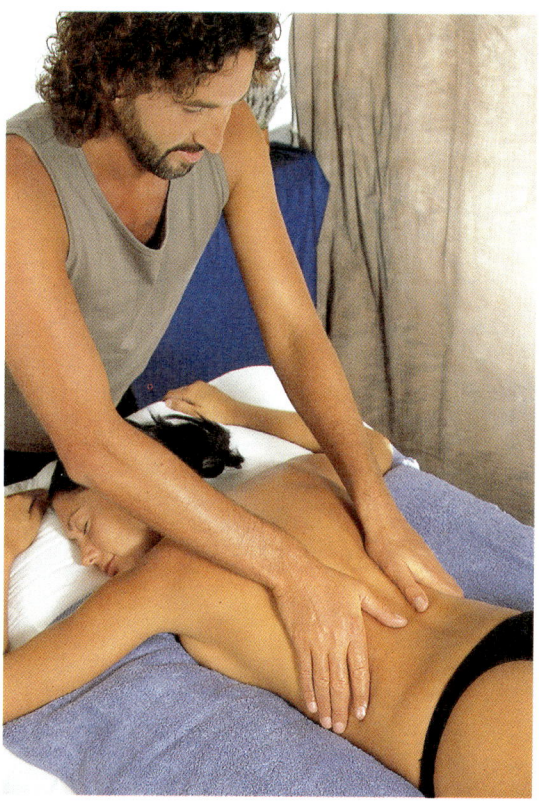

9. *Haz presiones muy suaves por el lateral de toda la columna.*

Deja al paciente que goce los efectos y cambios que el masaje le ha producido y, con música relajante de fondo, guíale a través de la meditación:

> *Respira muy suavemente mientras sientes que eres un bebé. Alguien muy querido te acuna y te mece. Todo tu ser se encuentra protegido y a salvo, bañado en el placer mismo. Eres placer y estás unido a todo lo que existe. Todo está en armonía para que te entregues relajada y dulcemente a los caminos de tu destino.*
>
> *Silenciosamente, sin hacer nada, la primavera llega y la hierba crece por sí misma. Éste es un momento en el que no tienes que ser nada más que agua que baja de la montaña y relajarte profundamente. Todo está en orden. Todo está preparado que vueles, flotes y te entregues a este momento de profunda paz.*

4. Técnicas para una personalidad rígida y estructurada

Boca abajo

> Aceite adecuado: Sándalo.
> Tiempo de cada técnica: De 1 a 2 minutos.
> Objetivo: Despertar la idea de «yo confío en el fluir y en el cambio natural de la vida».

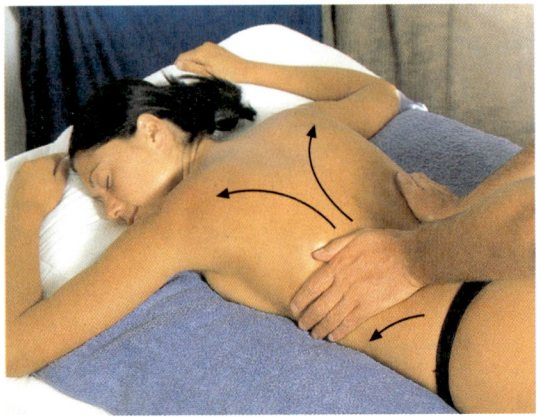

1. «*Abrir*» *la espalda con movimientos amplios desde el centro del sacro hacia afuera y hacia arriba.*

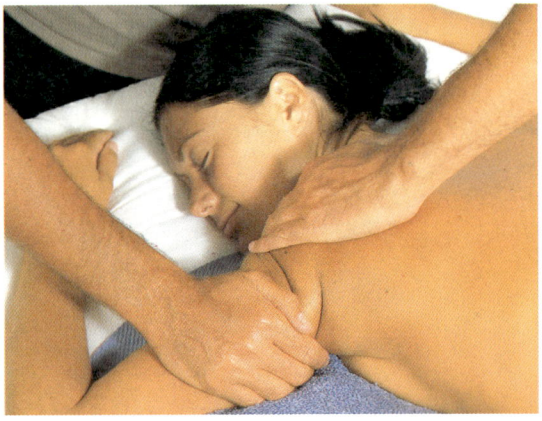

2. *Movilizar y destensionar los hombros con movimientos semicirculares.*

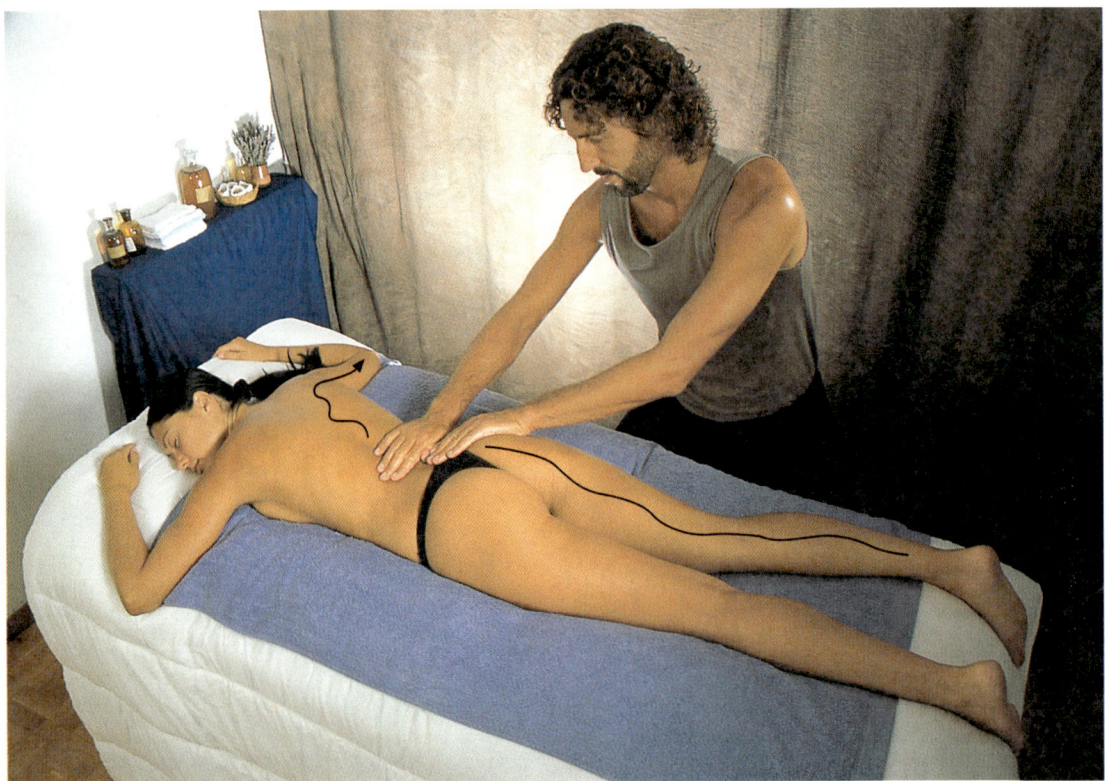

3. *Con una mano sobre otra, realizar movimientos ondulantes, de abajo hacia arriba, semejantes a los que realiza una serpiente. Abarcar desde las piernas hasta la espalda.*

MASAJE SENSITIVO

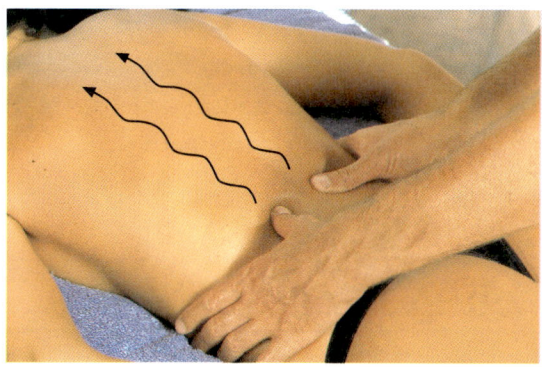

4. Con ambos pulgares, hacer movimientos ondulantes, de abajo hacia arriba, junto las vértebras y sin tocarlas.

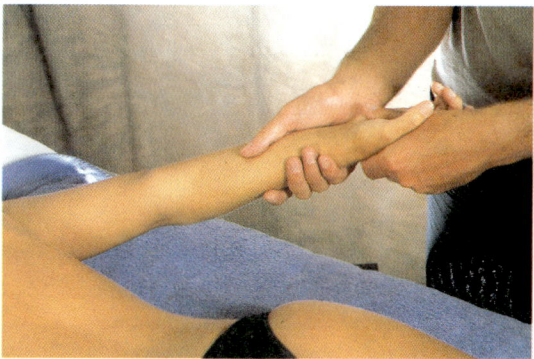

5. Sacudir los brazos del paciente (uno por vez), tomándole de las manos.

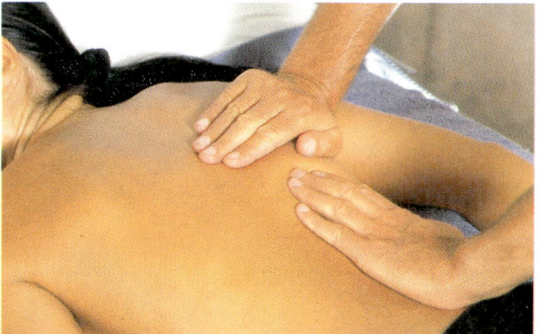

6. Hacer presiones sostenidas en toda la espalda y los brazos.

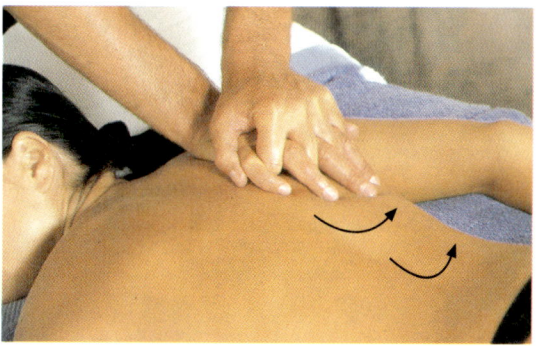

7. Con una mano sobre la otra y ejerciendo movimientos lentos pero fuertes, destensionar la zona de la espalda.

8. Aflojar el cuello. Una mano sube y otra baja.

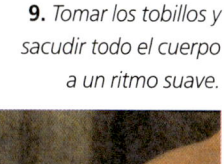

9. Tomar los tobillos y sacudir todo el cuerpo a un ritmo suave.

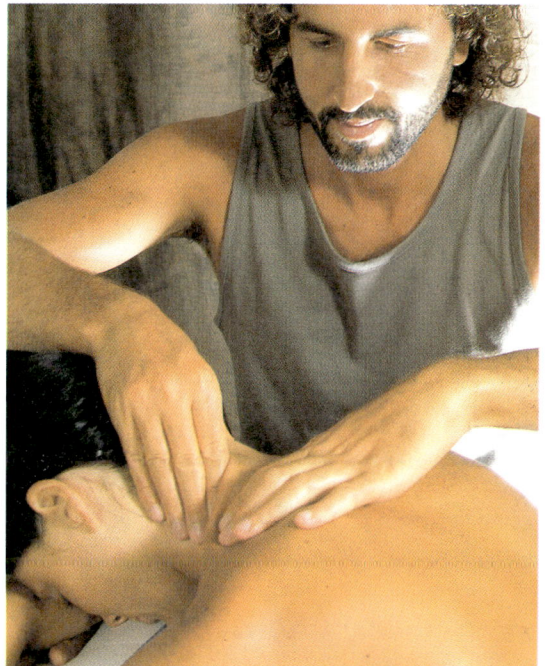

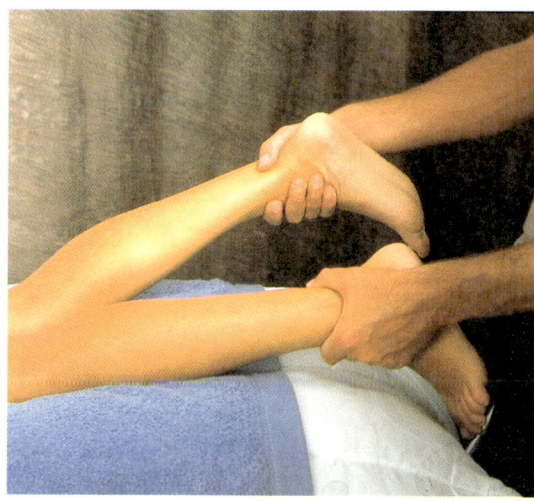

207

Boca arriba

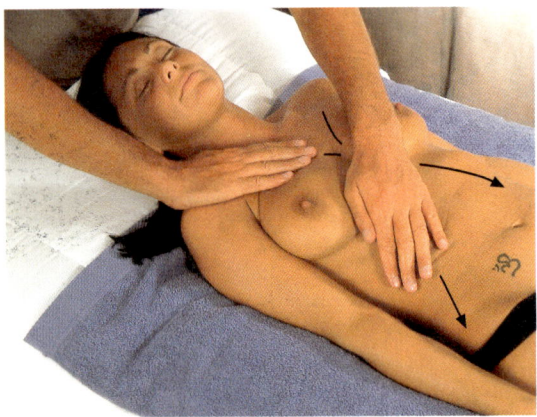

10. Realizar movimientos en forma de «X» en el centro del pecho.

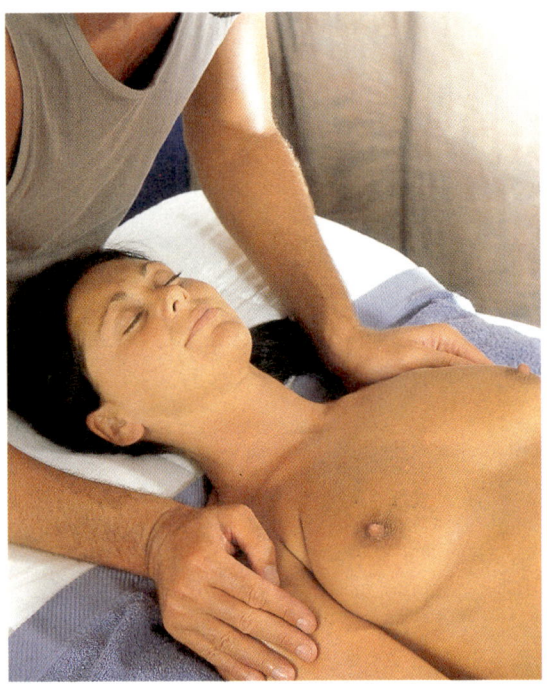

11. Hacer un estiramiento de los hombros hacia abajo.

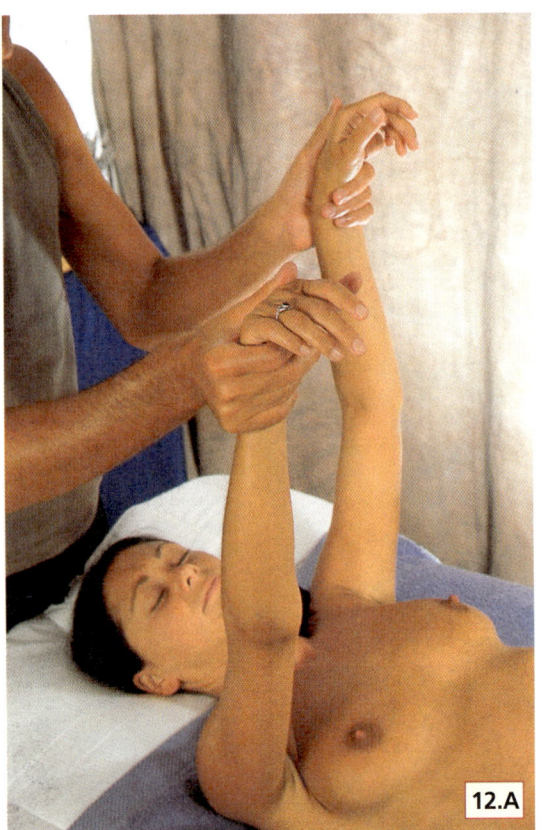

12.A

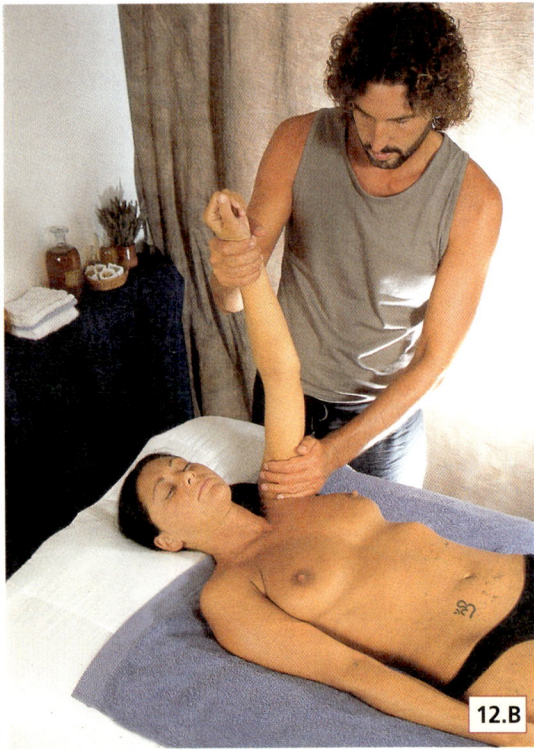

12.B

12. Sacudir verticalmente el brazo en forma de «L», generando un movimiento suave.

Trabajo sobre las articulaciones

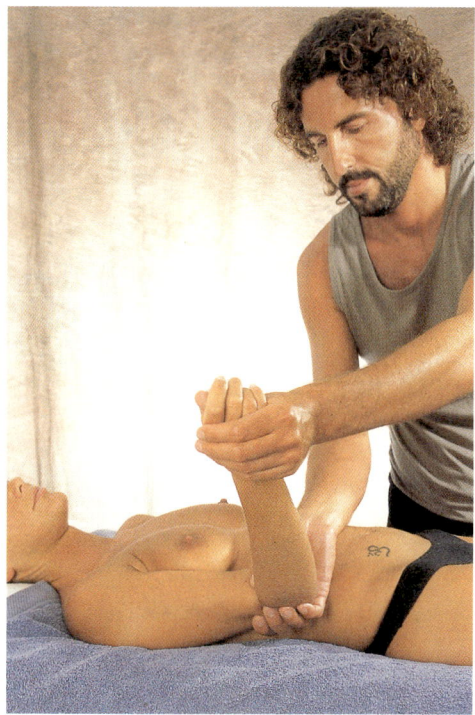

13. *Hacer una rotación del antebrazo.*

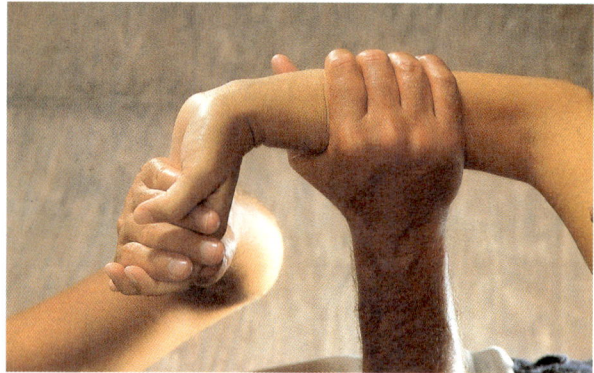

14. *Movilizar la muñeca.*

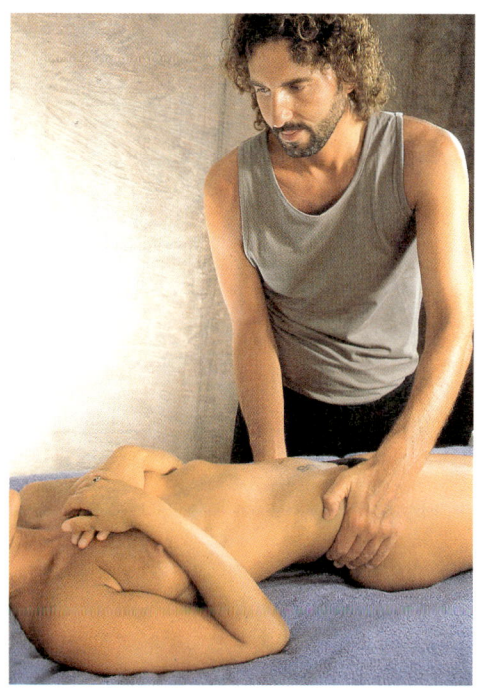

15. *Movilizar la cadera en vaivén.*

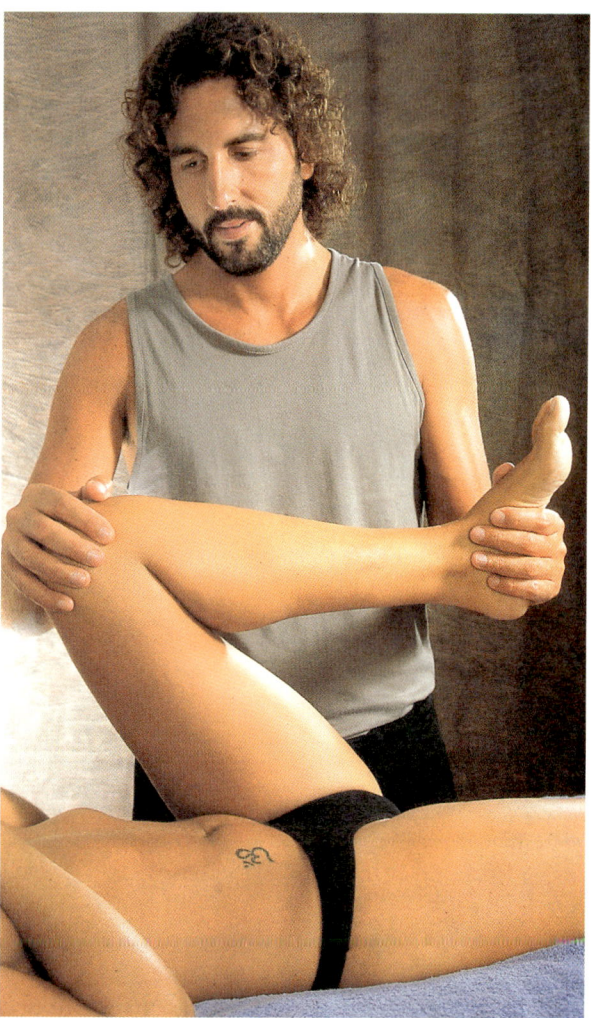

16. *Movilizar las rodillas hasta el pecho.*

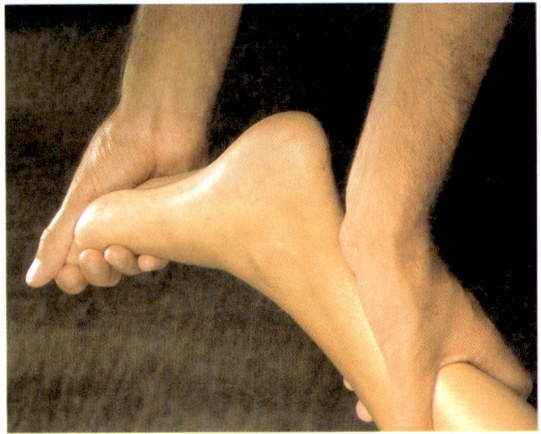
17. *Rotar los tobillos.*

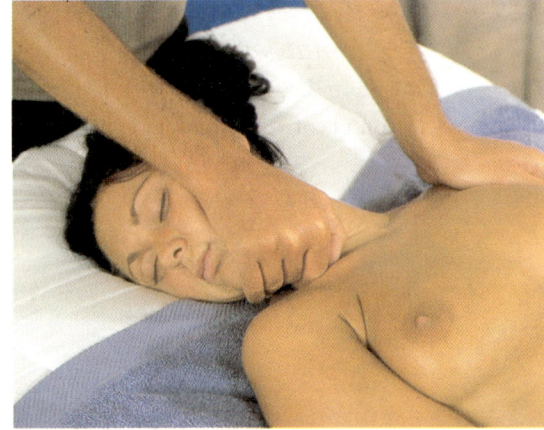
18. *Estirar el cuello suavemente.*

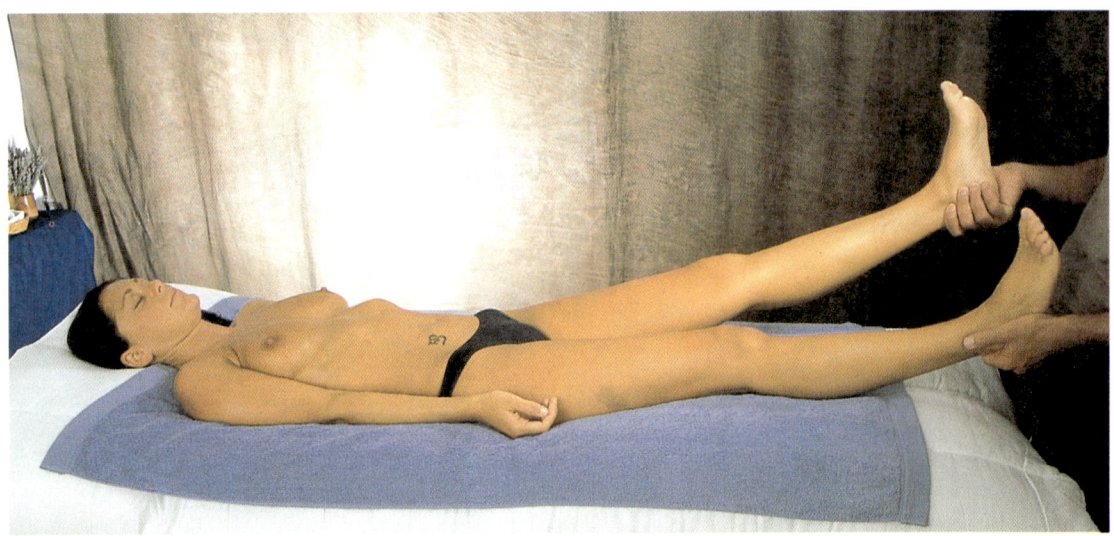
19. *Sacudir las piernas tomando ambos tobillos a la vez.*

Dejar que el paciente goce los efectos que el masaje le ha producido y, con música suave de fondo, guiarle a través de la siguiente meditación:

> *Respirando muy suavemente, visualiza un verde y frondoso árbol. El viento lo acaricia y el árbol se balancea lentamente. Puedes sentir cómo se mueve de un lado a otro. Es flexible, joven y vital. Se adapta al viento, al movimiento y a lo nuevo. Es más, ves que el árbol no se mueve sino que danza. Danza con el sol, con el cielo. Danza y celebra que, aunque está en ese sitio fijo, puede moverse.*
>
> *Tú lo sientes porque eres una libélula y estás a punto de pasar por tu transformación de libélula a mariposa. Siente cómo te mueves apoyándote en el árbol. Pasas de un estadio a otro; cambias, renaces, desarrollas tus alas... Y vuelas libre por el espacio. Todo fluye en tu ser de mariposa.*
>
> *Siente la alegría de volar, cambiar y dejarte llevar por el viento. Goza de tu vuelo...*

5. Técnicas para personalidad cerebral o racional

Guiar la respiración del paciente por la boca para que contacte con el corazón (inhalación y exhalación).

> ACEITE ADECUADO: Rosa con manzanilla.
> TIEMPO DE CADA TÉCNICA: De 3 a 4 minutos.
> OBJETIVO: Abrir el sentir y serenar el pensamiento.

Boca arriba

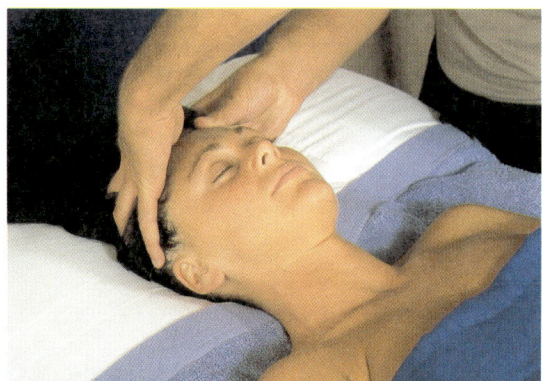

1. Masajear la cabeza un largo rato (de 4 a 5 minutos).

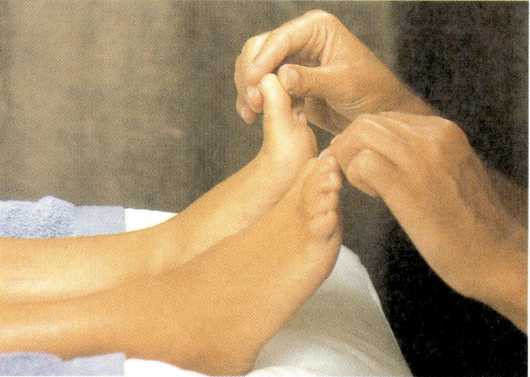

3. Movilizar los dedos gordos de los pies con círculos desiguales (por ejemplo, 5 en la izquierda, 3 en la derecha, 2 en la izquierda...). Esta técnica permite sedar la energía de la cabeza «obligando» a soltar el control. El cambio abrupto de la cabeza al pie es beneficioso para que el paciente comience a sentir otras zonas de su cuerpo además de la cabeza.

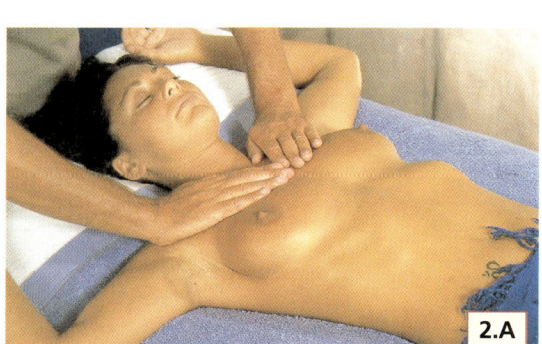

2. Realizar un movimiento expansivo desde las clavículas y el pecho hasta el vientre, y luego subir por los costados externos.

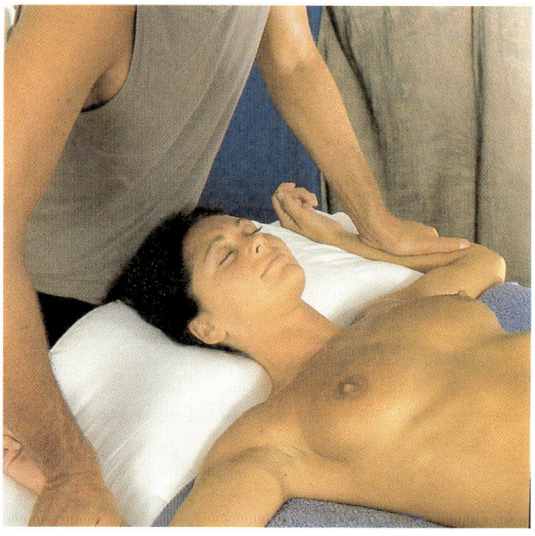

4. Apretar los brazos con presiones firmes para que tome conciencia de otras zonas y se produzca la unidad cuerpo-mente.

5. *Masajear las manos con deslizamientos.*

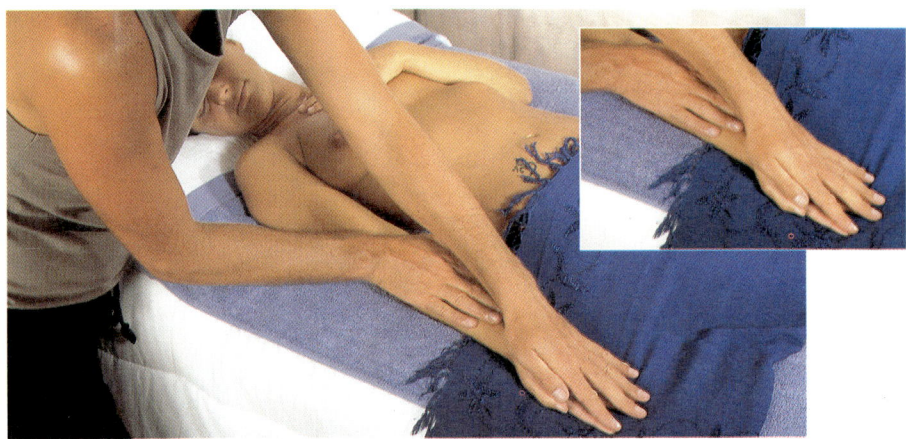

6. *Masajear delicadamente todo el contorno de los párpados (sin emplear aceite). Los movimientos de los ojos están vinculados con los movimientos de la mente: ojos quietos, mente en calma; ojos movedizos, mente inquieta.*

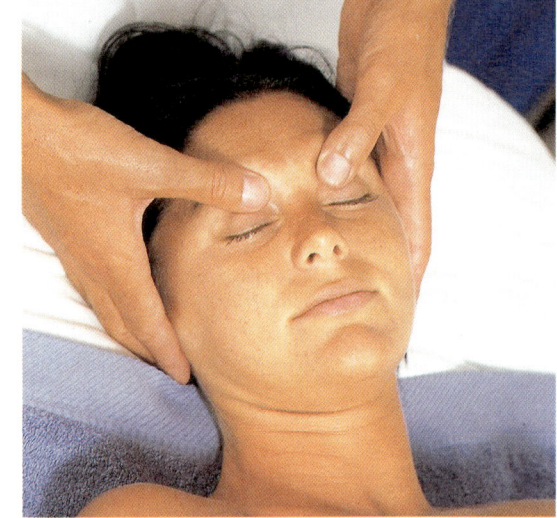

7. *Liberar las murallas de la pelvis con movimientos ondulantes, como una bailarina árabe.*

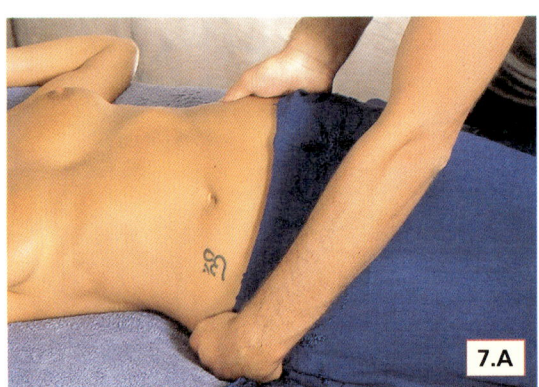

7.A

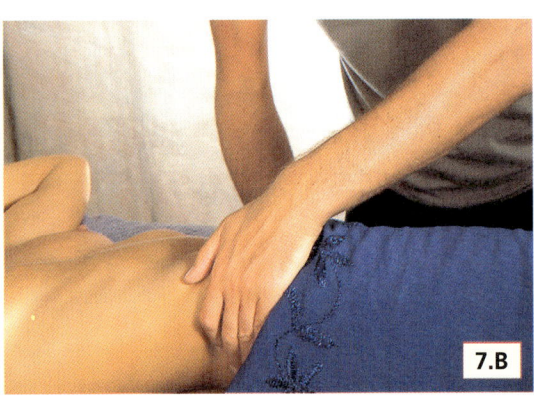

7.B

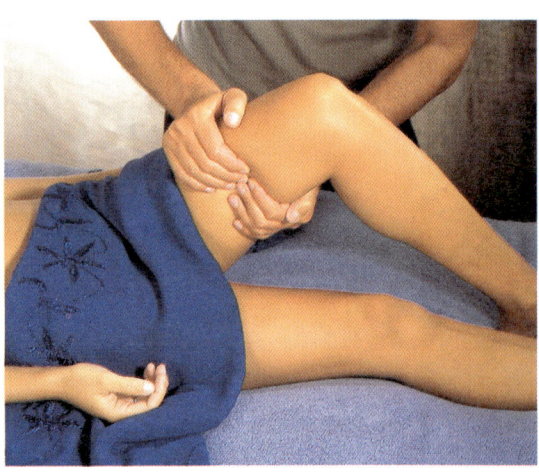

8. *Realizar presiones en las piernas.*

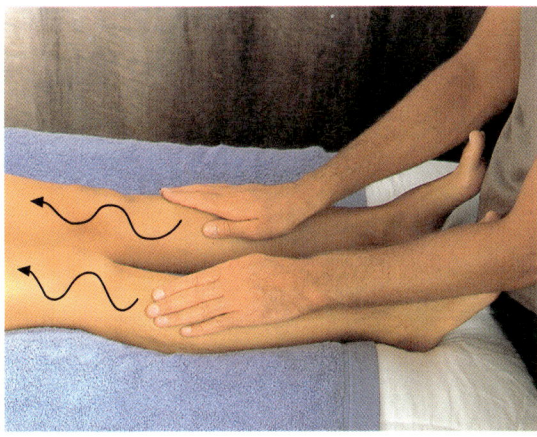

9. *Hacer un movimiento de zigzag en las piernas.*

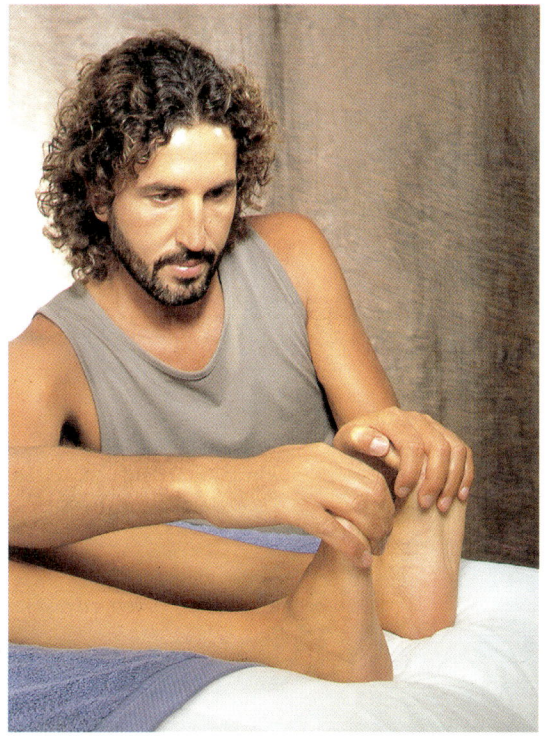

10. *Hacer estiramientos del pie.*

Boca abajo

La respiración se efectuará únicamente por la nariz.

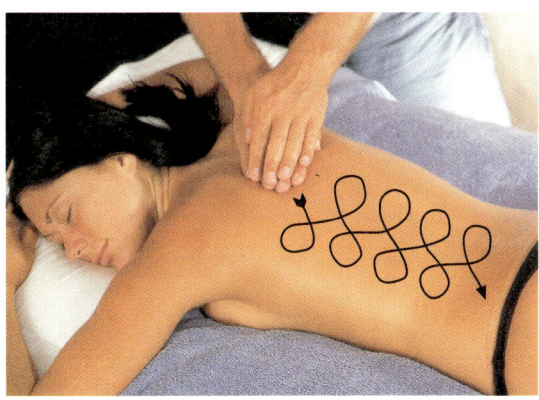

11. *Dibujar cinco movimientos pequeños en forma de «8» laterales en todo el ancho de la espalda, desde el cuello hasta el sacro.*

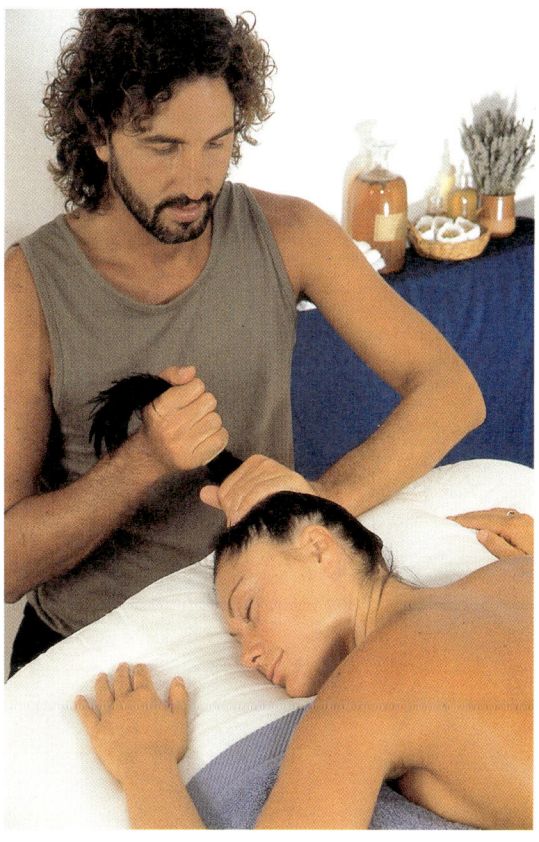

12. *Estirar los cabellos y luego sacudir las manos.*

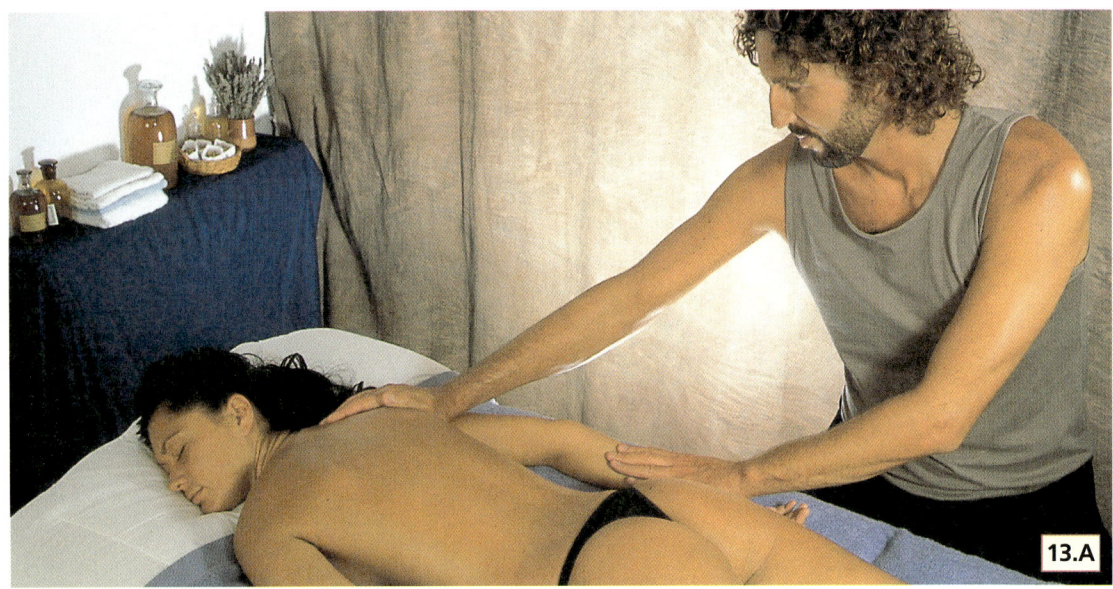

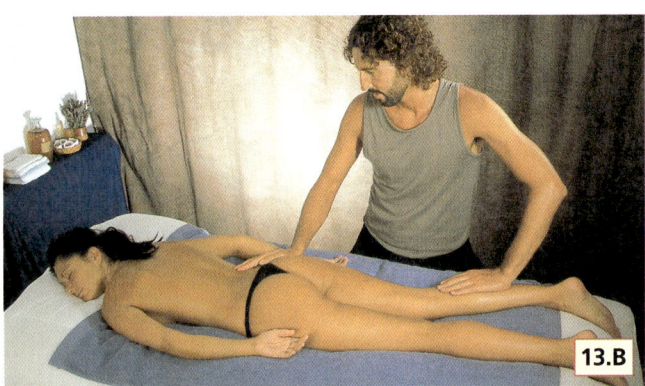

13. *Desliza y mueve tus manos varias veces, recorriendo desde las piernas hasta los hombros. Luego vuelve en sentido inverso.*

Deja al paciente que goce los efectos y cambios que el masaje le ha producido y, con música suave y relajante de fondo, guíale a través de la siguiente meditación:

> Respira muy suavemente y visualiza con fuerza un círculo verde y rosado en el centro de tu pecho. El verde es profundo y el rosado es dulce. Imagina un círculo que gira en tu pecho con esos colores tan hermosos. El pecho se agiganta y los colores crecen en intensidad, a la vez que sientes que la imagen de tu cabeza desaparece, se esfuma, se torna difusa.
>
> No sientes tu cabeza, sientes tu pecho. Permites que algo diferente se manifieste. Te sientes cómodo en tu pecho. Te sientes a salvo, como si un código secreto comenzara a abrirse en tu interior. Surge el placer y el círculo gira; tu conciencia está en ese círculo sin pensar, sin analizar, sin preocuparte. Estás en tu hogar interno. El corazón que tenías cuando eras un niño ha retornado. ¿Te acuerdas de cuando soñabas? ¿Te acuerdas de cuando vivías para jugar?
>
> Escucha otra vez cómo retorna esa voz dentro tuyo. ¿Sientes al niño que eras y que no se preocupaba por el mañana? Goza el reencuentro, goza el momento. No tienes cabeza, eres puro corazón. Es una vivencia tuya. La vives, la sientes...
>
> Escucha tu diálogo de corazón a corazón con el niño que has sido. Ya es tiempo de abrazarlo otra vez...

Epílogo

TENGO UN MENSAJE PARA TI

Espero que el recorrido del libro sea como subir a un árbol cargado de frutos.

Ansío que aprendas y practiques los distintos métodos de trabajo y los vuelques como si cada persona que los va a recibir fuera tu ser más querido.

Trata a cada receptor con delicadeza y atención, tal y como te gustaría que te hicieran un masaje a ti, ya que posee tu misma esencia.

Tienes variedad de alternativas; úsalas, prueba su efectividad y disfruta. Y, ya sea dando o recibiendo, que el masaje te lleve a comprender que somos energía en evolución hacia la energía suprema; hacia el sol espiritual que se mantiene vivo por toda la eternidad.

PARA COMUNICARSE CON EL AUTOR

Guillermo Ferrara
http://www.masajeytantra.com.es
e mail: tantra09@hotmail.com
Tels. 93 202 10 86 y 651 099 597

Cursos de formación de masaje holístico, tantra y sexualidad sagrada, meditación, danza y yoga.

ACERCA DEL AUTOR

Guillermo Ferrara se dedica al estudio y práctica vivencial del Tantra, del Yoga y del Masaje Holístico desde hace más de diez años. Ha escrito numerosos artículos y difunde, a través de conferencias y cursos especializados, el arte de la vida holística y meditativa, enfocando el aspecto integral de esa sagradas enseñanzas.

Como profesor realiza cursos y encuentros sobre estos temas en España, Europa y América, todo ello orientado hacia el conocimiento de la energía interna, a mejorar la calidad de vida y el desarrollo espiritual.

Dirigió la revista «Terapias Naturales» y ha organizado diversos Congresos de Terapias Naturales para la difusión del naturismo.

Viajó a la India para absorber la sabiduría de la cuna del Tantra y la espiritualidad.

Ha formado numerosos profesores de masaje, tantra y yoga, y también ha atendido innumerables consultas personales.

Es autor de los libros: «La búsqueda del destino» (1997), «El Arte del Tantra» (2002), «Yoga en Pareja» (2003) y «El Libro del Yoga».

Reside en Barcelona.

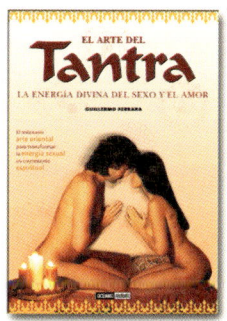

El Arte del Tantra
192 pág.

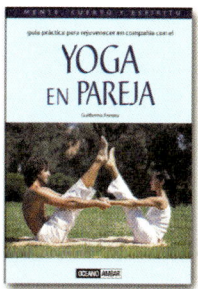

Yoga en pareja
144 pág.